慢性病药学监护
方法和案例分析

张建萍 ◎ 主编

李 健 季 波 ◎ 副主编

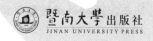

暨南大学出版社
JINAN UNIVERSITY PRESS

中国·广州

图书在版编目（CIP）数据

慢性病药学监护方法和案例分析/张建萍主编；李健，季波副主编 . —广州：暨南大学出版社，2024.6
ISBN 978 - 7 - 5668 - 3832 - 2

Ⅰ. ①慢…　Ⅱ. ①张… ②李… ③季…　Ⅲ. ①慢性病—用药法　Ⅳ. ①R452

中国国家版本馆 CIP 数据核字（2024）第 000898 号

慢性病药学监护方法和案例分析

MANXINGBING YAOXUE JIANHU FANGFA HE ANLI FENXI

主　编：张建萍　副主编：李　健　季　波

出 版 人：阳　翼
策　　划：黄圣英
责任编辑：冯　琳　颜　彦　林　琼　詹建林
责任校对：刘舜怡　王燕丽　黄亦秋
责任印制：周一丹　郑玉婷

出版发行：暨南大学出版社（511434）
电　　话：总编室（8620）31105261
　　　　　营销部（8620）37331682　37331689
传　　真：（8620）31105289（办公室）　37331684（营销部）
网　　址：http://www.jnupress.com
排　　版：广州尚文数码科技有限公司
印　　刷：广东信源文化科技有限公司
开　　本：787mm×1092mm　1/16
印　　张：16.25
字　　数：392 千
版　　次：2024 年 6 月第 1 版
印　　次：2024 年 6 月第 1 次
定　　价：69.80 元

前　言

美国临床药学（clinical pharmacy）经过 60 年的发展，至 20 世纪 90 年代进展到面向全社会的药学监护（pharmaceutical care）阶段。药学监护是指药师为获得明确的治疗效果以改善或维持患者生命质量而负责任地提供的药物治疗服务。药学监护强调药师以患者为中心开展药学实践。慢性非传染性疾病简称"慢性病"或"慢病"，指从发现之日起超过 3 个月的非传染性疾病。中国是世界上老年人口最多的国家，慢病导致的疾病负担很重，我国面临严峻的慢病管理形势。药师通过对慢病患者开展药学监护，帮助患者获得药物治疗的最大收益、降低药物治疗带来的风险，提高或维持慢病患者的生活质量和健康水平，同时节省医疗费用。

国家高度重视慢病防治工作，《中华人民共和国国民经济和社会发展第十三个五年规划纲要》和《"健康中国 2030"规划纲要》均提出了实施慢病综合防控战略的任务要求，并明确了降低重大慢病过早死亡率的发展目标。到 2030 年，要基本实现高血压、糖尿病患者管理干预全覆盖，实现全人群、全生命周期的慢病健康管理，总体癌症 5 年生存率提高 15%，最终达到世界卫生组织（WHO）全球非传染性疾病所致的过早死亡降低 25% 这一目标。近年来，在国家政策和社会需求的共同推动下，国内各级医疗机构和大型连锁社会药房普遍为慢病患者提供了基于药学监护方法的药学服务，例如药学门诊、药物治疗管理服务。

本书聚焦于慢病药学监护方法学和十二种常见慢病的药学监护方法学和案例分析。大部分章节执笔者为广东省三甲医院的药学部主任和一线临床药师，个别章节由暨南大学临床药学专业硕士研究生在导师指导下完成。本书特邀美国辛辛那提大学药学院郭剑飞教授撰写第二章"美国药物治疗管理的背景和发展现状"。2003 年美国国会通过法案要求美国老年人医疗补助计划（Medicare）为参保老人提供药物治疗管理（medication therapy management，MTM）服务。

本书是为医药学院校临床药学和药学相关专业研究生和本科生、医院临床药师、社会药房药师编写的一本专业参考书。学术价值体现在以下几个方面：第一，为在校学生提供系统学习药学监护方法学的教材和参考书；第二，为国内医疗机构临床药师、社区药师开展慢病药学监护提供参考书；第三，为广大药师提供常见慢病药学监护方法学指导，并提供案例详解。

各章执笔者如下：

第一章　药学监护方法学和慢病患者依从性管理　　　张建萍、李健

第二章　美国药物治疗管理的背景和发展现状　　　　郭剑飞

第三章　药学门诊　　　　　　　　　　　　　　　　许静、陈杰

第四章　用药教育和宣传工作在药学监护中的模式及意义　彭海莹、钟超

第五章　2 型糖尿病药学监护和案例分析　　　　　　　张欣濠、钟黛云、张建萍

第六章　高血压药学监护和案例分析　　　　　　　　　李平、叶飞强

第七章　高脂血症药学监护和案例分析　　　　　　　　张晓娟

第八章　房颤药学监护和案例分析　　　　　　　　　　刘晓琦、王来友

第九章　冠心病药学监护和案例分析　　　　　　　　　刘贺萍、李晋

第十章　缺血性脑卒中二级预防药学监护和案例分析　　罗晓媛、谢又佳

第十一章　成人哮喘药学监护和案例分析　　　　　　　梁虹艺、袁进

第十二章　慢性阻塞性肺疾病药学监护和案例分析　　　谢菲、季波

第十三章　原发性骨质疏松症药学监护和案例分析　　　何柳柳、卢丽清

第十四章　抑郁症药学监护和案例分析　　　　　　　　文志勇、孙银香

第十五章　类风湿关节炎药学监护和案例分析　　　　　黄思超、罗玉鸿

第十六章　癌痛药学监护和案例分析　　　　　　　　　王化明、万宁

感谢参加本书编写的所有编者。感谢研究生陈颖、张欣濠、何柳柳、孙健荣、郑佳慧对完善各章格式所做的努力。

受编者学识所限，书中的疏漏之处在所难免，恳请广大读者批评指正。

张建萍

2023 年 5 月于暨南大学

目 录
CONTENTS

第一章

药学监护方法学和慢病患者依从性管理

慢性非传染性疾病简称"慢性病"或"慢病",指从发现之日起超过3个月的非传染性疾病,它不是特指某种疾病,而是对一组起病时间长、缺乏明确的病因证据,一旦发病即病情迁延不愈的非传染性疾病的概括性总称。慢病以心脑血管疾病、糖尿病、癌症和慢性阻塞性肺部疾病为主。在我国,居民因慢病死亡的人数占总死亡人数的比例高达86.6%,造成的疾病负担占总疾病负担的70%以上,已成为影响国家经济社会发展的重大公共卫生问题。国家高度重视慢病防治工作,《中华人民共和国国民经济和社会发展第十三个五年规划纲要》和《"健康中国2030"规划纲要》均提出了实施慢病综合防控战略的任务要求,并明确了降低重大慢病过早死亡率的发展目标。到2030年,要基本实现高血压、糖尿病患者管理干预全覆盖,实现全人群、全生命周期的慢病健康管理,总体癌症5年生存率提高15%,最终达到WHO全球非传染性疾病所致的过早死亡降低25%这一目标。这一任务的完成包括三个主体:政府主导建设"健康中国"、社会倡导建设"健康社区"、人民共同建设"健康之家"。"健康中国"是一个需要国家、社会、个人共同参与、协同合作的现代化国家战略,在此基础上实现"全民参与,共建共享"。基层医疗机构、社会药房将是慢病管理的主力与主战场,它们卫生资源上充分利用,地理位置上接近,关系上亲密,服务上便捷。

第一节　药学监护方法学

一、药学监护的定义

药学服务(pharmaceutical services,PS)是指在整个医疗过程中,在任何场所,在预防疾病、药物治疗之前和过程中以及治愈后恢复等任何时期,药学工作者应用药学专业知识、专业技能和相关工具,向社会公众(包括医护人员、患者及其家属、其他关心用药的群体等)提供直接的、负责任的与药品使用相关的各类服务。

药学服务的发展主要经历了三个阶段:传统的药物销售阶段、20世纪60年代中期兴起的直至目前大力开展的临床药学（clinical pharmacy）阶段和 20 世纪 80 年代中期提出的以患者为核心的药学监护的更高层次阶段。

美国学者 Mikeal 在 1975 年提出了药学监护最初的定义，Hepler 和 Strand 在 1990 年更新了药学监护定义。药学监护是以患者为中心的药学实践，药师在参与药物治疗中，直接、负责地提供与药物治疗相关的监护，其目的是改善患者生命质量。这一定义包括如下的含义：

1. **与药物治疗相关**

药学监护是药师直接提供给患者的与药物治疗相关的专业服务。它不仅仅是保证药物的供应，还应包括参与对个体患者的用药决定（即是否需要使用药物治疗的决定），以及对药物的选择、给药剂量、给药方法、治疗药物监测的判断和应对个体患者的咨询。

2. **监护**

其核心内涵是一个人对另一个人健康的关心和照护。在药学监护中，要求一位药师与一位患者建立起一种直接的关系，药师应与其他专业人员及患者进行直接联系，来设计、实施和监测治疗计划，让患者在知情的情况下参与治疗，并获得确切的疗效，改善患者的生命质量。

3. **生命质量**

药学监护的终极目标是改善患者的生命质量。对患者生命质量的全面评估应包括主观和客观两个方面，目前已有一些用以评估患者生命质量的手段，且仍在发展，药师应对此保持关注和加以熟悉，并在患者知情的基础上让患者参与治疗，以实现改善患者生命质量的目标。

4. **结果**

药学监护的目标是实现正面的治疗效果。治疗效果包括治愈疾病、消除或减轻疾病症状、阻止或延缓疾病进程、预防疾病或症状发生。为达成这些治疗效果，药学监护需做到以下三个关键：确认潜在的或实际存在的与药物治疗相关的问题，解决实际存在的与药物治疗相关的问题，预防潜在的与药物治疗相关的问题。

5. **责任**

实施药学监护要求药师承担对药物治疗结果应负的责任。在药学监护中，药师与患者间直接的关系是一种职业契约关系，患者将安全与健康托付给药师，药师接受委托，通过胜任以患者最大利益为目标的专业实践来完成委托。作为医疗卫生体系中负责任的成员，药师必须为其提供的监护作出证明，并对自身行为和决定以及对患者造成的后果负责。

二、药学监护与临床药学的区别

药学监护是在成功进行临床药学工作的基础上发展起来的，但与临床药学在某些方面又有所区别，药学监护与临床药学的区别见表 1 - 1。

表 1-1 药学监护与临床药学的区别

内容	临床药学	药学监护
施行者	临床药师	医疗机构临床药师和社会药房药师
工作目标	药物使用的合理性	改善患者生命质量
工作范围	住院病房	医院病房、药师门诊、社会药房
委托人	医生	患者
专业活动面	窄	广泛
服务对象	部分患者	全体患者

由此可见，药学监护是药学的又一次革命，它着重强调对患者生命质量的改善和药师对患者一对一的责任，及药师在药物治疗中负有的责任，药学监护过程中患者的核心地位应当明确并予以尊重。药学监护不是简单的临床药学服务的集合体，而是一个系统过程，用来确定和解决药物治疗问题、决定患者需要的最佳药疗方案与服务方式。只有药师、医护人员和管理人员通力合作，患者才能切身感受到药学监护的益处，从药物治疗问题的困境中解脱出来。

三、药学监护的主要步骤

提供药学监护需要多学科、各专业人员合作，但药师应起主要作用，药学监护过程可概括为以下三个主要步骤。

（一）评估患者的药物治疗需要

1. 药师需要完成的工作内容

要从治疗药物的适应证、疗效、安全性及依从性方面来评估，根据这些资料，药师要着手解决这些药物治疗问题（drug therapy problem，DTP）。在进行药学监护过程中，药师需要完成下面三种工作：①确定患者已出现的和隐匿的 DTP；②解决患者已出现的 DTP；③预防患者 DTP 的发生。

2. 药物治疗问题的具体内容

（1）患者经历了一次不良事件或风险，其形式可以是主诉、症状、诊断、疾病、损伤、功能丧失或综合征，其可能是心理的、生理的、社会的甚至是经济状态引起的；

（2）在这种不良事件和药物治疗之间存在着或怀疑存在着某种关系，这种情况可在事实上或潜在地干扰患者理想的治疗结果。

3. 药物治疗问题的分类

通常有七大类：①此时患者无临床指征（适应证），不需要药物治疗；②患者需增加药物来治疗或预防某一种疾病；③药品没有起效，不能产生患者所需的预期疗效；④给药剂量过低，患者未达到预期的治疗效果；⑤患者使用药物后产生副作用；⑥药物治疗剂量过大，导致患者遭受不良事件；⑦患者不能或不愿意遵从医嘱服药治疗。

药学监护要求药师能够解决药物治疗中的这些问题，保证患者的所有药物治疗符合适宜、有效、安全、方便的原则。

（二）制订患者的监护计划

通过评估患者对药物的相关需求来制订患者监护计划以实现药物治疗目标，解决药物治疗中出现的相关问题及预防药物治疗可能出现的相关问题。监护计划是一张程序表，说明药师将要做什么，患者将要做什么，该过程要完整记录实际用药情况和实际治疗结果，评价在满足治疗目标方面的进展，并重新评估新出现的药物治疗问题。

（三）长期随访和评价

在患者出院或结束阶段性治疗后，通过长期、定期随访评价，了解出院后患者的需求是否继续得到满足。

四、药学监护的具体实施

1. 建立药师和患者之间的联系

在药物治疗过程中，药师要与患者接触并承担义务，也需要对患者病情进行适当的检查。

2. 收集、综合、解释有关的资料

在作出药物治疗决定之前，药师就应尽可能提供这方面的服务，以避免因医生作出的不合理决定而产生不良后果。有关患者的资料可分三类，见表1-2。

表1-2　实施药学监护应收集的患者资料

临床特点	药疗情况	疾病过程
性别、年龄	现病史	当前的医疗问题
社会史	既往史	严重程度
民族、种族	药敏情况	预后
生育史	药物中毒	损害情况
心、肝、肾功能	不良反应	功能水平
营养状态	给药途径和技术	患者自我感觉
患者的期望	对药疗的感觉	

3. 建立患者用药档案

详细记录患者服用的所有药物，包括处方药、非处方药、中药和保健品的剂量、用法和用药结果等。

4. 列出患者与药物相关的问题

包括目前的及潜在的问题，先解决最有风险的问题，要特别注意疾病的症状和危险因素及它们与药物治疗的联系或潜在的联系。

5. 制定期望的药物治疗目标

药师要与医生一起针对每一个药物治疗问题，制定期望的药物治疗目标，包括合适的药物和剂量、无明显不良反应，并与患者一起确定量化的可评价药物疗效的可测指标，包括患者的症状、生命质量的改善、实验室检查指标等。对患者来说，药物治疗目标还包括其所期望改善的程度、改善的时间因素，即在治疗期间应该获得多大的改善，以及多长时间得到改善。

6. 确定可行的替代性治疗

适用于以下情况：①患者有过敏或中毒的历史；②以前服用的药物对患者无效；③缺乏有效的监测手段来保证安全用药；④患者喜欢或者想要某种制剂；⑤替代药品的价格相对较低。

7. 选择并确保"最好的"药物治疗方案和个体化治疗计划

与医生一起确定适宜的可选择的药物治疗方案，最终确定最佳药物治疗方案并将方案个体化，目的是保证患者得到其最适合的方案并解决其药物治疗相关问题。药师对患者要予以指导，与患者一起决定最适宜的药物剂量、剂型、用法及日程安排，必要时需要患者家属或照护人员等的配合，以保证个体化方案的贯彻和监督。

8. 设计治疗药物监测（therapeutic drug monitoring，TDM）计划

为保证患者的血药浓度维持在有效范围内，设计 TDM 计划，包括采集血样或尿样的时间、血药浓度的解读等。

9. 对个例进行长期随访监测，把药学监护长期贯彻下去。

对慢病患者进行长期随访，随访患者用药后产生的疗效和不良反应，随访患者的依从性，评估患者是否出现了新的药物治疗问题。

第二节 慢病患者用药依从性管理

一、依从性的定义和分类

"依从性"是指患者的服药行为或者生活方式的改变程度与医务人员推荐的特定方案一致。用药依从性是指患者药物的使用与特定的方案相符。根据患者是否故意不依从医务人员的建议，可将不依从分为"有意不依从"和"无意不依从"两种类型。"有意不依从"是指患者有意识地不遵循医务人员的建议。而"无意不依从"是指患者因其自身无法控制的因素而不依从药物治疗方案，即患者并非故意或有意识地不遵从商定的建议。患者可能是由于外在的原因（例如药品的供应中断等）、内在的原因（例如记忆障碍等），或外在原因和内在原因相结合（例如，对于一些认知障碍患者来说药品的包装令其困惑，或近视患者无法看清标签，或手不灵活的患者无法打开药品的包装等）。无论是有意不依从还是无意不依从，都可能导致患者完全遗漏药物，或者给药剂量、给药时间、给药间隔和/或持续时间没有遵从处方的建议，这可能会影响治疗计划中的一种或多种药物。医务人员必须识别出患者的不依从是无意的（例如，遗忘或者在药物治疗方案管理方面存在困难）还是有意的（由于患者不愿意或没有能力复配处方，或不愿意开始或继续按照医务人员推荐的方案服用药物），才能制定提高患者用药依从性的有效干预措施。

二、用药依从性的测量

对患者的依从性进行评估是很重要的。如果不能确定患者是否依从或在多大程度上依从规定的治疗方案，可能会导致药物无效。然后，医生可能会对处方进行不必要的调整，包括增加给药剂量或给药频率，从而导致潜在危险增加。药师对慢病患者开展药物治疗管理服务时，需要依次评估患者服用的所有药物来确认每种药物是否适用于病情、是否有效以及是否达到治疗目标、服用多种药物时是否安全、患者是否有能力或愿意按医嘱服药（依从性）。药师可以通过以下问题判断患者的用药依从性：①患者服用药物是否过于频繁或者一次服用的剂量过大？②患者没有达到治疗目标是不是因为没有按照处方服药？③患者负担得起目前的药品费用吗？药价是否影响患者的依从性？④有没有减轻患者经济负担的替代治疗方法？⑤有没有不必要的治疗可以停止，以减轻患者经济负担？⑥患者是否存在经济的、心理的、社会的或者药学的原因所导致的某种疾病或症状？

上述问题有助于药师判断患者是否存在用药依从性问题和导致依从性问题产生的主要原因以及制定提高患者依从性的措施。

除此之外，药师开展慢病患者依从性管理，可以借助工具定量或半定量评价患者用药依从性，从而有针对性地进行干预，帮助患者提高依从性。目前评价用药依从性的方法主要有四种，可分为客观测量方法和主观测量方法，客观测量方法包括直接测量、药片计数、电子监测装置，主观测量方法主要指药师或医生的评估和患者的自我报告。

（1）直接测量。

通过测量患者血/尿中的药物或其代谢物浓度或标记物浓度来推算患者的服药情况以及直接观察患者的服药行为，从而评估其依从的程度。该方法最为直接，但是由于设备和技术条件限制，不适用于社会药房。

（2）药片计数。

药片计数法是根据两次就诊期间患者还剩下多少药物，从而估计患者实际服用了多少药物，计算两次就诊之间服用的剂量单位数与一次就诊给予的总剂量单位的比值，以此判断患者依从性。药师如果对患者进行事先未预约的家访，采用该方法可以获得较准确的结果。为了避免患者有意倾倒或贮藏药物以使自己表现出较好的依从性，可以在药瓶中装入随机数量的多余药片。

（3）电子监测装置。

电子监测装置是一种附加在处方药包装中的依从性监测设备，它能够记录药物取出情况，有视听提醒、数码显示，通过实时监测，反馈依从性。药物事件监测系统（medication events monitoring system，MEMS）是药物依从性研究中最常用的电子药瓶（electronic medication packaging，EMP），这种客观测量的方法非常准确，能够确定不依从是偶然性的还是经常性的，并且能够详细说明依从情况下的每日剂量数。用电子药瓶记录患者用药情况最常用的是 MEMS，该系统主要由三部分组成：瓶盖内嵌入电子芯片的药瓶、转换器及数据处理软件。通过电子芯片记录特定时间内患者服药的总数、时间和日期，判断患者服药的时间和间隔是否正确，从而评估患者依从性。

（4）药师或医生的评估和患者的自我报告。

药师或医生最常采用主观方法评估用药依从性，包括指导患者进行用药记录、动机性访谈以及发放调查问卷和量表。①患者用药记录：指导患者记录其服用每种药物的日期及具体时间，药师或医生根据这些记录来评估依从性。该方法是唯一能够记录患者如何遵循其处方方案的自我报告工具，需要患者的配合和要求患者有一定的文化水平。②动机性访谈：是一种以患者为中心的方法，帮助患者理解和解决矛盾心理，从而促进其行为改变。该方法通过与患者沟通，引导患者思考依从用药存在的困难和解决办法。这种方法结合了依从性评估和后续干预，不仅能评估患者是否存在用药依从性问题，还能让药师或医生采取措施进行干预。③调查问卷和量表：最常用的是用药依从性问卷（MAQ）和 8 项 Morisky 用药依从性量表（MMAS-8），见表 1-3、1-4，在所有慢病患者中都具有很高的有效性和可靠性，评分较快，简单易操作，适用人群范围广。

表 1-3　用药依从性问卷（MAQ）

条目	内容
1	您是否有忘记服药的经历？
2	您是否有时不注意服药？
3	当您自觉症状改善时，是否曾停药？
4	当您自觉症状恶化时，是否曾停药？

每个问题回答"是"或者"否"，回答"是"得 1 分，回答"否"得 0 分，根据得分情况将依从性分为高（0 分）、中（1~2 分）和低（3~4 分）3 个等级。

表 1-4　8 项 Morisky 用药依从性量表（MMAS-8）

条目	内容
1	您是否有时忘记服药？
2	您在过去的 2 周内，是否有一天或几天忘记服药？
3	治疗期间，当您服用药物却感觉更不好时，是否未告知医生而自行减少药量或停止服药？
4	当您外出旅行或长时间离家时，是否有时忘记随身携带药物？
5	昨天您服药了吗？
6	当您觉得自己的病情得到控制时，是否有时会停止服药？
7	每天服药对于一些人来说是很不方便的，您是否觉得按照计划坚持治疗有困难？
8	您是否觉得要记住按时按量服用所有药物很难？

其中前 7 个问题的答案为"是"或"否"，回答"是"得 0 分，回答"否"得 1 分，其中第 5 题回答"是"得 1 分，回答"否"得 0 分。第 8 题的答案采用了 Likert 五点计分法，答案为"从不""偶尔""有时""经常""所有时间"，分别得 1 分、0.75 分、0.50 分、0.25 分和 0 分。总分为 8 分，根据得分情况将依从性分为高（8 分）、中（6~7 分）和低（<6 分）。

目前尚无评价用药依从性的最佳标准。直接测量虽然客观准确，但费时且费用高，因此不具有实际操作性。药片计数也存在低估依从性的可能。电子监测装置虽然结果客观准确，但价格高，目前仅限于在科学研究中使用。自我报告过于主观，结果不够可靠。一些量表测量工具主要用于直接评估用药依从性，或通过测量相关因子间接反映依从性。几种常用依从性测量方法的适用范围和优缺点详见表 1 – 5。

表 1 – 5 四种依从性测量方法的特点

测量方法	适用范围	优点	缺点
直接测量	单剂量治疗和间歇给药的患者	最准确，可以提供物证	具有侵入性，不可量化依从性，存在与食物、药物等的相互作用，昂贵，要求执行者具备一定的技术
药片计数	常规临床实践	成本低，简单，适用于各种处方，高度准确	不适用于不能计数的剂型和临时给药，容易低估患者依从性，无法识别患者服药模式
电子监测装置	人数较少的研究	高度准确，可识别服药模式和部分依从性	昂贵，需要特定的技术支持，携带不便，使患者产生压力
主观测量方法	常规临床实践，不适用于研究	低成本，实时反馈，使用灵活，可识别依从性障碍，已经经过充分验证	最不可靠，敏感性和特异性较差，结果易受访问者和患者的影响

同时使用两种以上的测量方法比使用单一测量方法评估的准确性更高，测量方法之间可以互相验证准确性，优缺互补。单一测量方法只能评估具有低至中等依从性水平的患者。主观测量在确定患者遵守或预测患者不依从性的想法和障碍方面更有用。客观测量可以提供更准确的数据，说明患者在药物治疗方案中的表现。根据不同情况同时采用主观测量方法与客观测量方法进行评估可以提高结果的准确性。

三、慢病患者依从性的影响因素

为了提高患者的依从性，必须了解影响依从性降低的多种因素。2003 年版的 WHO 依从性报告将影响患者依从性的因素分为五类：社会经济因素、与医疗团队和现有医疗系统相关的因素、疾病相关因素、治疗相关因素和患者相关因素。

1. 社会经济因素

虽然社会经济地位并不是一个独立预测依从性的因素，但是在发展中国家，社会经济地位低可能会迫使患者在治疗和不治疗以及优选治疗方案和次选治疗方案之间进行选择。据报道，社会经济地位低、贫穷、不识字、受教育程度低、失业、缺乏有效的社会支持系统、居住条件不稳定、离医院较远、交通费用昂贵、药价高、环境改变、文化差异、不懂医药知识和存在家庭问题等均会对依从性产生显著的消极影响。

2. 与医疗团队和现有医疗系统相关的因素

关于医疗团队和医疗系统相关因素对依从性影响的研究相对较少。虽然患者与医疗服务提供者关系良好可以提高患者依从性，但仍有许多因素会产生负面影响。这些因素包括医疗保健不发达、健康保险计划报销不足或没有报销、落后的药物分销系统、医务人员缺乏慢病管理的知识和培训、医务人员工作过度、缺乏激励措施和绩效反馈、咨询时间短、提供患者教育和随访的能力不足、无法建立社区支持和自我管理能力、缺乏依从性的知识以及提高依从性的有效干预措施。

3. 疾病相关因素

与病情相关的因素代表了患者所面临的与疾病相关的特殊需求。患者的依从性与症状的严重程度、残疾程度（身体、心理、社会和职业）、进展速度和疾病严重程度以及现有的有效治疗方案有关。这些因素会影响患者的风险认知、对后续治疗及依从性的重视。在糖尿病或艾滋病中合并抑郁症，或药物和酒精滥用等，也是依从性行为改变的重要因素。

4. 治疗相关因素

目前确定的治疗相关因素包括：给药途径、治疗复杂性、治疗期的持续时间、药物副作用、所需的行为改变程度、药物的味道和药物储存的要求等。给药途径不方便、药物种类繁多、治疗周期长、药物毒副作用大、所需行为改变程度大以及药物的气味不佳和药物储存不方便等都会对患者的用药依从性产生不利影响。

5. 患者相关因素

与患者相关的因素包括：①人口因素：年龄、种族、性别、教育、婚姻状况等。具有较高教育水平的患者对疾病和治疗有更好的理解，因此依从性更高。婚姻状况可能会影响患者对药物的依从性，配偶的帮助和支持可能是已婚患者比单身患者用药依从性更好的原因。②心理社会因素：包括患者对治疗的信念、动机、态度。对需要的治疗了解不够、对临床医生或药物治疗信心不足、心理问题、低改变行为动机会对患者依从性产生负面影响。除此之外，患者的健康素养也是一个很重要的影响因素。健康素养是指个人有能力获得、处理和理解做出适当健康决策所需的基本健康信息的程度。健康素养高的患者往往具有更高的依从性。

四、提高患者依从性的干预措施

治疗过程的参与者主要包括患者本人、照护者、医护人员和药师。这一过程按顺序可以分为六个阶段：

（1）处方者诊断、制订治疗计划和开具处方。当个体被诊断出患有疾病、综合征或受伤，又或者可能受益于预防性的干预治疗时，根据诊断和患者的意愿制订治疗计划，治疗计划可能包括也可能不包括药物。

（2）患者或照护者决定是否开始治疗。可能会影响行动决定的几个因素包括患者（和/或照护者）的意愿和信念、在健康问题上的智力和情感参与以及对此采取行动的动机等。

（3）药物的供应和分配。供应取决于药品的生产和/或进口，并且分销可以由生产商、进口商或批发商代理进行。分销商储存药品并将其运输交付给发药者，发药者通常是药师。

（4）调剂药物。这可能是药师与患者的第一次接触。药师保证药房中存储有必要数量的药物，解释说明处方，从药房中选取指定的药物，并将其分发给患者。

（5）治疗初始阶段。患者可能在照护人员的指导下开始服用新药。预期是患者在开始时能够正确地服用药物，但是几个因素可能会影响患者对处方方案的依从。初始阶段是基础性的，并且具有影响力：如果患者在这一阶段就认为服用药物会令其不愉快（因为药品难以服用或产生副作用等），那么患者可能不愿意继续服用。患者的服药行为可能反映患者对用药产生效果的期望，而不是服药的经验。为了评估药物的效果或发现副作用，患者服用药物的剂量可能比推荐剂量低，患者也可能会服用更高的剂量以寻求更快或更强烈的效果，两者都是不依从的表现。

（6）治疗持续阶段。患者继续服药，无论是否按照规定的剂量、时间、给药间隔、持续时间和其他用药指导（如饭前、饭中或饭后）服药。许多因素影响用药的持久性，包括患者在开始服用药物时的反应、患者和/或照护者的意志和记忆、药物是否易于定量服用、药物的持续可获得性、药物的一致性和差异性等。

这六个阶段在时间上既是连续的也是部分重叠的，并且一个阶段中的步骤执行方式不可避免地会影响后续阶段。例如，医生和患者之间关于诊断和处方的沟通质量会对行动决定、治疗的初始和持续阶段产生很大的影响。在患者需要长期服药的情况下，如慢病患者每次复配处方时都会重复这几个阶段。然而在非首次调剂的情况下，第一阶段将关注患者病情的监测和再评估，而不是疾病的诊断。除非处方发生变化，否则对于再复配的患者可以不考虑第五阶段。总之，在制定提高依从性的措施时，从治疗的六个阶段依次考虑是有益的。

药师在调剂处方药时有机会直接与患者和/或照护者沟通，从而可以评估患者的需求和意愿并提供及时的教育，这已被证明可以提高患者依从性。因为患者的特征和意愿才是实际调剂的重要决定因素。

依从性差或者非依从性不仅影响着慢病的控制，而且容易造成患者伤残，影响患者劳动能力和生活质量，增加社会和家庭的经济负担。对于慢病患者来说，提高用药依从性尤其重要，只有让他们充分认识自己所患疾病的性质，认识到慢病需要长期治疗，消除认识误区，他们才会真正高度重视，积极配合医生和药师进行防治，保证或提高疗效、减少副作用，降低慢病的危害。提高患者的用药依从性，主要有以下几类方法：

（1）制定卫生系统层面的政策和法规，旨在确保人们能够获得可负担且高质量的必需药物，同时给予适当的管理和依从性支持。

在很多国家和地区，药房都是卫生系统的重要组成部分。药房不仅能提高药品的合理使用，而且有助于阻止不合格药品和假药流入市场。卫生系统层面的药学政策可以保证高质量必需药品的供应以及政府、卫生服务提供者和消费者的成本控制。在国家乃至跨国层面，均有记录表明药房关注用药不依从能对患者产生人文和经济效果，有利于推动提高依从性相关政策的制定和资金的投入。除此之外，药品的说明书、包装、标签和控费机制都有可能影响患者依从性。

（2）对医务人员进行教育和培训，特别是那些负责开具处方药、调剂药品和负责随访持续需要药物治疗患者的医务人员。

如果针对医务人员特别是药师的教育、培训计划涵盖了依从性问题和宣传技巧，就可以更有效地提高老年患者的依从性。现代大学药学课程均涵盖三个基本学习领域：认知领域，包括心理技能和知识；情感领域，指态度；精神运动领域，包括动手技能和身体技能。药学学生通常没有接受过获取病史的培训，这是医学生所学习的主要技能之一。如果医学和药学学生能接受跨专业的学习，将使他们都获得询问病史和用药史的经验，这有助于帮助患者提高用药依从性。虽然针对咨询和患者教育的具体培训通常作为研究生课程或在学位课程框架之外的持续专业发展课程的一部分进行，但是对于合格的药师来说，大多数提高患者依从性的措施不需要特定的培训或认证。

一项由获得抗高血压药物处方资格的药师提供的加强药师照护的随机对照试验显示，与对照组相比，获得资格的药师对高血压患者提供的加强药学监护改善患者收缩压的控制和临床结局。

（3）为患者及其照护人员提供咨询和教育，了解他们的治疗理由，以及与药物和药物治疗方案有关的事项；这通常发生在药品调剂时，特别是对于新药的调配，但也可能发生在处方复配时。

患者自己决定是否或如何始终如一地遵循医务人员关于药物使用的协定建议，并且他们的行为会受到伴侣、照护者或其他家庭成员的极大影响。因此，向患者及其身边的人提供咨询和教育能极大提高患者对自己健康状况的了解、参与和管理。

药师咨询服务是最常报告的用于提高依从性的措施。咨询通常发生在调剂新药和补充药物以及随后的随访时。药师的咨询应从两个层面考虑：①药师调剂药品时的常规建议；②超出此建议的认知服务。认知服务的一个重要组成部分是动机访谈。一般来说，动机访谈的目的是讨论患者对药物的担忧，帮助他们管理药物的副作用，并解释用药依从的重要性，引导患者思考依从用药存在的困难和解决办法。在咨询期间，药师还负责与患者和照护人员讨论药物的变化。这些变化包括：增加或去掉原来给药方案中的药物，改变规定的给药剂量或给药频率，更换药物品牌等，导致患者对所调剂的药物不熟悉。在药师不确定处方，或患者/照护人员向其提出有关处方的问题的情况下，开处方者也需要参与讨论。

患者咨询可以分为面对面的咨询和电话咨询。在药房面对面咨询期间，药师可以：①让患者讨论其对药物的担忧、想法和偏好；②评估用药依从性；③评估给药和监测设备的使用情况，并在必要时提供教育和指导；④尝试解决任何已发现的药物相关问题；⑤讨论健康状况的管理；⑥讨论可能影响药物使用和健康状况的生活方式因素，例如，吸烟、饮酒；⑦讨论获取、使用和储存药物的任何困难；⑧讨论药物的说明书以及改变药物（例如，从片剂到液体）是否有帮助；⑨获取用药史，包括处方药和非处方药以及膳食补充剂，并讨论任何潜在的副作用和相互作用；⑩整理用药清单并根据用药咨询发现的问题制订行动计划；⑪酌情提供书面信息（例如，患者信息传单）；⑫检查可能反映依从性的任何可用临床测量值（例如，糖尿病患者的血清 HbA1c 和血糖水平）。而电话咨询则提供了另一种给予有关依从性的建议的有效方式，特别是对于后续的随访咨询。但药师在提供电话咨询服务时，需要注意非语言沟通方面的缺失。

患者教育主要是通过开处方者和/或调剂者与患者之间的口头交流来进行的，通常还补充有书面材料或多媒体材料。这包括：①文本、图形、照片或图表；②视频以及音频的组合。在患者教育计划中使用多种媒体有以下优点：①多媒体形式比传统的口头或书面传达更容易让识字水平低的患者接受。②如果患者存在可察觉的或已知的语言障碍，相比在一对一咨询时寻找口译服务，多媒体材料更容易被翻译为患者易明白的语言。③与口语交流不同，患者可以根据适中的速度获取信息。④可根据需要重复展示、传达信息。⑤提供患者教育的当代信息和通信技术平台是可移动的和/或联网的，使患者和其照护人员能够在需要的时间和地点访问，且成本低。⑥可以定制或提供个性化信息，以满足个体患者的特定需求。

（4）在第一次调剂后进行随访，主要通过面对面咨询或电话，或检查剂量管理辅助工具。这提高了患者的依从性，并提供了询问药物相关问题的机会。

与患者住在一起的照护人员可以改善患有认知障碍的患者的依从性。在许多情况下，照护患者的责任落在家庭成员和其他非正式照护者（即那些没有照护报酬的人）身上。非正式照护者的身体、社会、情感和经济负担是巨大的，有人认为专业顾问或同龄人的支持可以减轻这种负担。电话显然是一种为照护人员提供支持的方便媒介，特别是在照护人员与患者不方便离家的情况下。

（5）在正式药物审查或随访讨论期间减轻用药依从的负担。这可能涉及精简处方以减少多重用药（多种处方药或非处方药）、改变给药时间、改变剂型和发放说明书以有助于药物的使用，以及管理与药物有关的问题。

多重用药通常指使用五种或五种以上的药物，这种现象在社区老年人中很常见。研究表明，多种处方药的服用和复杂的药物治疗方案会对患者依从性产生不利影响，已发现依从性与给药频率成反比。在早期对改善多重用药老年人依从性措施进行系统评价发现，有三种措施是有效的，包括：定期的患者随访结合使用多剂量给药辅助系统；小组教育与个性的药物卡片相结合；药师的药物审查，主要是处方精简。

解决多重用药的一种有效方法是药物审查。药物审查是指在患者全科医生转诊时，由经过认证的药师对其药物进行全面的临床审查，可以在患有慢性病的老年患者的药房或家中（或疗养院）进行。目的是识别、预防和解决实际或潜在的药物相关问题并优化药物治疗。除了给患者带来直接好处外，该服务还为参与患者照护的医疗人员提供信息，提升医疗专业人员的知识储备和对药物的理解，并促进医疗团队成员之间的合作关系。药物审查明显是有效的，特别是当药师和患者的医生之间关系良好时，药物审查可能是最有效的。但是实施起来存在一定困难，因为药师服务费用申请手续烦琐或不充分，并且由于药物审查需要得到患者的同意，所以对认知受损的患者进行药物审查也可能存在困难。但是如果可以克服这些流程上的困难，药物审查将为管理多重用药提供非常好的机制。

（6）包装和提供给药辅助工具。这使得患者服用药物更容易，并且可用作给药提醒系统，从而提高患者依从性。它们还使医务人员能够监测个体患者的药物使用情况。

给药辅助工具是一种协调管理药物的装置，适用于片剂或胶囊形式的任何固态药物，目的是确保患者在正确的时间，以正确的剂量，通过安全和卫生的方式接受正确的药物。目前使用的给药辅助工具主要包括：①吸塑包装——用薄铝片密封，内含片剂或胶囊的带有口袋或泡的塑料片，并且每个泡上都标有服用的日期。②电子给药辅助装置——整合到处方药包装中以提高依从性的电子装置。它具有听觉或视觉提醒功能、按照实际规定的剂量调配药物，与手机或电脑等设备的软件系统关联以及在漏服药物时向照护人员或医务人员发出警报等功能。它对独居的老年人具有特别的作用。

药师还可以提供用药提醒，最常见的方式是通过电话或电子邮件。手机提醒特别适用于长期服用多种药物的患者。

（7）促进复配处方和正在使用的药物的供应系统。

目前用于提高依从性的干预措施也是多种多样，可以用"持续""协调"和"努力"这些词语概述。总的来说，干预措施的重要内容可归结为以下三个方面：

第一，医疗团队所有成员与患者和照护人员的有效沟通。

有效的沟通包括：①让患者（和照护人员、其他合适的人员）参与治疗和药物选择的决策过程；②评估患者的认知能力和健康素养水平，并指导患者参与讨论以确保患者能够参与决策过程；③建立并维持医疗团队成员之间的联系，特别是药师与医生、护士的联系，以便药师可以获得所有相关的临床信息；④使药房能够在对患者的药物、依从性教育和咨询方面发挥关键作用，以加深患者对治疗计划的理解，并消除可能导致故意不依从的任何不明确的因素；⑤利用现代科技，尤其是移动电话，与患者（或照护人员）进行随访联系，以确定患者是否正确服用药物，以及服药是否存在困难或副作用；⑥实施以药房为主导的服务，以支持服用新药的患者。

第二，让老年患者尽可能容易正确地服用药物。

这需要做到以下几点：①从一开始就尽可能简化药物治疗方案；②审查药物治疗方案（例如通过药师进行家庭药物审查）以识别和管理多重用药；③提供给药辅助工具，帮助患者（或照护人员）在正确的时间以正确的剂量服用正确的药物，并记录他们已经服用或没有服用的药物；④使家庭成员能够支持患者依从其用药方案；⑤为患者服用药物以及获取和补充重复处方提供提醒器，提醒器可能在患者未能按时服药或调剂重复处方时发起提醒。

第三，持续努力。

上述任何干预措施都不是靠患者自我维持的，需要药师持续提供服务，满足患者需求：①每当机会出现时（例如，在重新补充处方时）重复这一信息；②反复询问患者服用该药是否造成任何问题，并处理出现的问题，最好与开处方者商量；③定期观察患者的给药方法，必要时进行纠正［如哮喘或慢性阻塞性肺疾病（COPD）患者使用吸入器的方法］。

患者的依从性管理是目前慢病管理中较为重要的一部分，以往对依从性的定义较为局限，过分强调患者对于医嘱的遵从，没能将其与药师或医生的工作相结合。而实际上，依从性与患者、教育理念以及医患关系都密不可分，患者良好依从性的形成需要包括社会药房、药师在内的多方医务人员或医生的共同努力。在评估患者用药依从性的基础上，对于用药依从性差的患者可以采用以患者为中心的综合干预措施帮助其提高用药依从性，并没有单一有效的、可操作的、经济的方法来帮助患者按照规定治疗。针对治疗方案，患者、医务人员和医疗保健系统的多层次方法可以结合并放大任何单一方法的影响。因此我们需要在多个层面上思考，并认识到每个患者的最佳方法是独特的，并根据他们的个人需求量身定制。

参考文献

［1］国务院办公厅. 国务院办公厅关于印发中国防治慢性病中长期规划（2017—2025 年）的通知［EB/OL］.（2017 - 01 - 22）. http://www. gov. cn/zhengce/content/2017 - 02/14/content_5167886. htm.

［2］江丽姣，于倩倩，尹文强，等. 我国居民慢性病变化趋势分析：基于国家五次卫生服务调查报告［J］. 中国卫生事业管理，2018，35（11）：874 - 876，880.

［3］秦文哲，徐凌忠，毕鹏飞. 老年慢性病患者用药依从性研究进展［J］. 中国卫生事业管理，2018，35（5）：350 - 353.

［4］侯凯旋，闫素英. 慢病患者用药依从性量表的研究［J］. 中国医院药学杂志，2018，38（2）：192 - 196.

［5］LAM W Y，FRESCO P. Medication adherence measures：an overview［J］. Biomed research international，2015.

第二章

美国药物治疗管理的背景和发展现状

美国国会于 2003 年通过了《老年人医疗补助现代化法案》（Medicare Modernization Act of 2003，简称 MMA），该法案要求 Medicare（美国老年人医疗补助计划，面向 65 岁以上的老人）的 D 类承保者（Medicare Part D Insurers）为其受保者提供药物治疗管理服务，以便达到提供医疗教育、增强患者依从性、监督不良反应事件和不合理用药的目的。

MTM 项目是由美国医疗救助保险和美国医疗补助计划服务中心（The Centers for Medicare and Medicaid Services，简称 CMS）批准实施的。自从 2006 年以来，全美药房、医疗机构和保险机构为 MTM 项目提供了具体的定义及其指导方针，MTM 已经成为医疗机构尤其是临床药学和药房工作活动中重要的一环。

第一节 药物治疗管理服务简介

一、MTM 定义

因为立法机构没有给出 MTM 的明确定义，所以服务条款的细节是由保险承保者（如保险公司）决定的。药房和其他医疗服务机构随后为 MTM 提供额外的推荐和指导。共有 11 个全国性药房药学系统机构对于 MTM 的定义形成了一个指南。在美国，MTMS 被定义为一个或者一组依赖于药师与医生和其他医疗保健专业人士相互合作的服务。其服务用来使个体患者的用药合理及医疗结果最优化。这些全国性药房机构包括美国管理保健药学协会（Academy of Managed Care Pharmacy，AMCP）、美国药学院协会（American Association of College of Pharmacy，AACP）、美国传统药剂学协会（American College of Apothecaries，ACA）、美国临床药学协会（American College of Clinical Pharmacy，ACCP）、美国顾问药师协会（American Society of Consultant Pharmacists，ASCP）、美国医院卫生系统药师协会（American Society of Health-system Pharmacist，ASHP）、美国各州药学协会国家联盟（National Alliance of State Pharmacy Association，NASPA），以及美国社区药师协会

（National Community Pharmacists Association，NCPA）等。

　　MTM 的专业活动和责任可以由药师或其他合格的医疗保健专业人员来提供和承担。MTM 服务包括但不限于以下 9 个方面的内容和 5 个操作要点。9 个方面的内容分别是：①完成或者得到患者健康状况的必要评价；②制订一个医疗计划；③选择、创建、修改或完善管理治疗过程；④监测和评价患者对治疗的反应，包括有效性和安全性；⑤完成一个较为复杂的医疗评估以便确定、解决并且预防相关医疗问题发生，包括不良反应事件；⑥记录医疗实施过程，并且将重要信息提供给该患者的其他主要医疗服务提供方；⑦提供教育和培训，以便增强患者对其医疗方案的理解，从而使他们的医疗方案更合理化；⑧提供相关信息、支持服务和信息来源，以便加强患者对其治疗过程的依从性；⑨协调、整合 MTM，将其更好地提供给患者。5 个操作要点分别是：①特定患者医疗服务；②面对面进行交流；③确定患者需要 MTM 的流程；④基于服务的收费级别；⑤增强医疗的连续性与结果和结果评价。

二、MTM 的理论模式

　　基于以上对 MTM 的定义，MTM 的理论模式可以被总结为如图 2 - 1 所示。MTM 干预作为一种控制手段，应该侧重在使开处方者和处方调配者的行为最佳化。处方调配者可以运用其专业判断、MTM 标准与开处方者进行药物治疗沟通，以减少或者预防患者由于不适当的药物应用造成的发病和死亡。该理论模式期望药师可以和医生、护士及其他医疗从业者合作，以达到治疗结果和结局的最优化，减少总的医疗费用。

　　在治疗过程中，医生等处方提供者为患者提供处方和相关知识，以便患者对医疗过程有更清楚的认知，药师在调配、分发处方药品时也为患者提供教育与咨询，使患者加深对合理用药的认知。此外，药师或者护士要及时干预医生的不合理处方，医生也要将最新治疗信息反馈给药师。而且，药师、护士、医生之间要经常沟通、协作，通过提供医疗教育、增强患者依从性、监控不良反应事件和不合理用药，达到使患者治疗效果最佳化的目的。

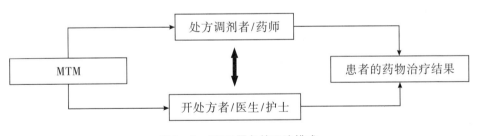

图 2 - 1　MTM 服务的理论模式

三、MTM 的核心要素

　　美国药师协会（American Pharmacists Association，APhA）和美国连锁药房协会（National Association of Chain Drug Stores，NACDS）于 2004 年共同颁布了《药师 MTM 服务模式要点指南》（第 1 版）。第 1 版药师 MTM 服务模式描述了基础或核心元素，主要提

供社区药房药师服务模式。随后于 2008 年又共同颁布了《药师 MTM 服务模式要点指南》（2.0 版）。药学实践中 MTM 服务模式（2.0 版本）需要不断完善，重点提供 MTM 指引，使患者或其照护者可以积极参与管理其用药方案。MTM 核心要素及工作模式由代表药学实践各领域专家设计（见图 2-2），非强制执行，其目的在于确保药师服务的有效性和效率的最大化，并不断努力提高患者的药疗结果。

MTM（2.0 版本）规定了一个框架，并给出了 MTM 服务的核心要素。其核心要素如下：

（1）药物治疗评估（Medication therapy review，MTR）：确定所有患者的药物治疗方案，医疗相关问题的解决方案优先。

（2）干预和/或提出参考意见（Intervention and /or referral）：医疗服务人员提供咨询服务和药物治疗干预，以解决药物治疗相关问题。必要时，药师也可向患者推荐医生和其他医疗人员。

（3）个人用药记录（Personal medication record，PMR）：完成个体患者的处方、非处方药治疗，包括中草药和食品补充剂的使用清单。

（4）药物相关活动计划（Medication-related action plan，MAP）：建立相应流程规范文件，加强患者与药师的沟通。

（5）文档记录和随访（Documentation and follow-up）：将患者药物治疗的相关信息与需求或患者转诊的要求形成统一格式的文本记录，以便患者 MTM 随访。

这五项核心要素为提高患者治疗效果提供了一个有效机制，药师可以与其他医疗服务者合作，关注并解决与患者相关的药物治疗问题。

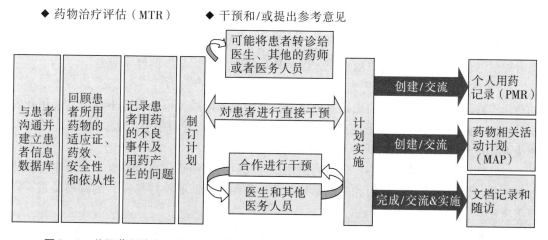

图 2-2　美国药师协会和美国连锁药房协会推荐的 MTM（2.0 版本）核心要素和工作模式

另外，2008 年，美国管理保健药学协会通过医生组织、药师组织和政府机构的反复讨论，制订并发布了 MTM 指南 2.0 版。该指南强调以下几点：①以患者为中心；②各学科间以专业组为基础加强合作；③注重沟通；④对患者数量和个体患者治疗与管理的前瞻性分析；⑤治疗管理申请的灵活性；⑥以证据为基础的医疗服务；⑦促进

MTM 服务与提高。相对于 11 个全国性药房机构给出的指南，AMCP 的指南更侧重医疗过程的协调性、结果评价、患者认知、MTM 服务的进步和以专业组为单位的各学科间的合作。

此外，AMCP 又给出了补充意见：①MTM 应该用于所有项目，而不仅是满足 Medicare 中的 D 类标准，以便增强医疗管理；②除非有合理的数据证明面对面交流的必要性，即效果好于其他药师—患者干预模式，否则 MTM 不应该强制使用面对面交流；③在患者认知和信息补充方面，应该使用更多的特定标准；④MTM 项目不仅应该用于个体患者，也应该用于衡量整体患者的合理用药水平。

第二节　药物治疗管理服务与相似概念的比较

MTM 应该是基于药学监护的理论框架开发的，但 MTM 与药学监护是两种不同的活动。药学监护是由 Hepler 和 Strand 在 1990 年提出的一种理念，描述了如何负责任地提供药物治疗，以达到提高患者生活质量的明确结果。药学监护包括药学实践理念、患者监护过程，以及支持以患者为中心的患者监护实践的药学监护管理系统。药学监护具有广泛的定义，包括药物的制备、储存和分配以及包括在 MTM 中的认知服务。

一、与以患者为中心的药师服务的比较

以患者为中心的药师服务（pharmacists' patient care process）是由美国药学从业者联合委员会（Joint Commission of Pharmacy Practitioners，JCPP）联合 13 个全国性药学团体针对现代药师服务在 2014 年提出的新的行动纲领。药师是医疗保健团队的基本成员，可以为患者提供以患者为中心的高质量监护，以及具有成本效果的基本的健康服务。

JCPP 认为药师在合理用药方面经过了独特的培训，也具有一定经验，并在许多不同的药学实践环境中提供广泛的患者监护服务。这些服务可减少不良反应事件，改善用药安全性，优化药物使用疗效和提高患者健康状况。药师以患者为中心的监护过程是以 1990 年由 Hepler 和 Strand 提出的药学监护模型为基础的。

在药师的患者监护过程中，药师与医疗保健团队的其他提供者合作，采用以患者为中心的方法，以优化患者的健康和药物治疗结果。使用循证药物治疗原则，药师需要进行以下五项任务：

（1）收集：药师收集有关患者的必要的主观和客观信息，以了解患者的相关医疗/用药史和临床状况。

（2）评估：药师评估所收集的信息，分析患者治疗在患者整体健康目标范围内的临床效果，以确定主要问题并实现最佳监护效果。

（3）计划：药师、其他医疗保健专业人员和以证据为基础并具有成本效益的患者或照护者合作，制订个性化的、以患者为中心的监护计划。

（4）实施：药师、其他医疗保健专业人员和患者或照护者合作实施监护计划。

（5）随访监测和评估：药师监督和评估监护计划的有效性，并根据需要，与其他医疗保健专业人员以及患者或照护者合作改进监护计划。

二、与药品使用评估的比较

1993 年，根据 1990 年版综合预算和调解法案（Omnibus Budget Reconciliation Act of 1990，OBRA'90 法案），美国各州政府必须在 Medicaid（美国医疗救助计划，针对低收入人群）中应用药品使用评估（drug utilization review，简称 DUR），以便降低开支，减少药品不良反应和不合理用药，以达到处方的最优化目的。

DUR 和 MTM 的目的很相似，都是让医疗专业人员给患者提供指导或者相关教育，使患者更好地理解自己的医疗过程，以便达到更好的治疗目标。但它们之间亦有区别，区别如下：①每个州政府必须实施 DUR 项目，而联邦政府只在部分 Medicare 项目中实施 MTM；②DUR 主要针对低收入人群 Medicaid 项目中的患者，而 MTM 虽然也对部分 65 岁以下患者提供服务，但实际上它主要针对的是 Medicare 中 D 类保险受益人的服务；③此外，MTM 对保险提供者而言，存在经济刺激，但 DUR 不存在这个问题。

三、与疾病过程管理的比较

疾病过程管理（disease state management）被美国疾病管理协会（Disease Management Association of America，简称 DMAA）定义为"一个患者治疗效果明显的医疗协作干预和交流系统"。这些项目的成员包括医生、护士、营养师、药师，他们为患者提供教育认知和工具方法，以便改善特定疾病状况。这些项目在实践中往往融合了疾病过程管理和 MTM 服务，这使区分和解释项目运行的结果变得比较困难。但是，相对于州医疗管理而言，MTM 的范围更广阔，因为其考虑了患者的当前医疗用药和医疗状况。此外，MTM 的关注重点在于用药，而疾病过程管理往往还注重营养和运动方面。

第三节　药物治疗管理服务的优势

MTM 已经在许多国家得到广泛认同与应用，包括美国、英国、澳大利亚等国。MTM 可以增加患者对合理用药的认知和对医疗过程的依从性，加强对不良反应事件的监控，以便增强药师和其他医疗服务提供者之间的交流与合作。药师负责评价患者使用的药物（包括非处方药物和食品补充剂）和用药期间药物引发的任何相关问题。MTM 就是被设计用来使患者通过用药得到最大利益的过程。

这种最大利益主要体现在降低患者医药开支、提高患者疗效与安全性及满意度两个方面。Ramalho 在 2008 年对美国明尼苏达州某一 MTM 服务项目的 9 068 名受众进行经济性及患者满意度的回顾性分析。所有 MTM 受众节省直接治疗费用共 2 913 850 美元，平均每次医疗服务节约 86.45 美元。2008 年第四季度，MTM 服务的平均费用为 67 美元，其投入回报率为 29%，充分表明 MTM 服务在降低患者医药开支方面效果显著。

与此同时，对 MTM 受众进行的问卷调查结果表明，大多数受众对该项服务比较满意。97.1% 的受访者表示同意或非常同意药师向患者提供药品使用教育服务并指导患者达到其最佳治疗目标；95.3% 的受访者认为参与 MTM 服务使得他们的整体健康水平得到提高；98.1% 的受访者愿意向其亲友推荐 MTM 服务；99.0% 的受访者认为在 MTM 服务中，药师帮助其了解药品使用并达到了治疗目的。

在过去的十多年里，参与到 MTM 中的药师越来越多。药师临床实践模式也有显著增长，包括个人实践、药师—医生协作、附属医院门诊医疗和许多直接针对患者医疗服务的实践模式。美国的行业标准发展组织（National Standards Development Organization）已经制定了系列 MTM 相关实践标准，并且药房专业组织也在 MTM 进步过程中起到了很大作用。MTM 不仅可以使药物治疗结果最优化，还可以减少浪费和并发症、降低成本。MTM 的价值已经在很多前沿评估文献中得到反复证实。

一项研究描述了明尼苏达州的家庭 MTM 服务融入大型城市医院的门诊监护。医生、护士和药师可以让患者在家中接受 MTM 服务。从 2012 年 9 月至 2013 年 12 月，共有 18 位认证药师提供 MTM 服务，53 名患者获得 74 次家访，其中 50% 的患者是由医生介绍来的。MTM 服务主要针对三个方面：患者的药物依从性问题、沟通障碍，以及与家庭照护人员进行药物调剂咨询服务的需要。这种做法表明，家庭 MTM 服务可与医院门诊设施配合。

另外一项在马里兰州开展的研究评估了内分泌医生实践诊所的 MTM 计划是否可以在患者出院后 6 个月内减少医疗服务费用。研究将 2012 年 7 月至 2013 年 9 月的 28 例 MTM 干预的糖尿病患者与 73 例无干预的糖尿病患者进行了比较。研究显示，出院后 30 天，患者重新入院率没有差异。干预组成本较低，但差异无统计学意义［成本效果比（C/E）= 0.65，6 个月时 $p = 0.13$］。

另外一项 MTM 研究于 2011 年在加利福尼亚进行。共有 277 位 Medicare 医疗保险患者参加了意愿支付（WTP）调查研究，以确定影响愿意付款金额的社会人口学和临床特征。277 名患者对于 MTM 的 WTP 为 33 美元。

我们相信 MTM 的好处不限于 Medicare 中 D 类患者群，付费患者和保险管理（managed care）患者也能通过 MTM 得到益处。同时，药师服务也可以从保费赔付者处得到回报与报销。

第四节　药物治疗管理服务存在的问题和改善措施

到目前为止，MTM 提供的结果通常是有限的。尽管 MTM 有很多潜在优势，但是亦存在很多问题。这些问题主要集中表现在以下三个方面：①报销问题；②证据基础不足问题；③利益相关者（比如保险支付者）对 MTM 的接受程度。

为 MTM 服务项目付费应该是服务提供者的劳动报酬，付费标准应该与 MTM 的服务时间、疾病的严重程度和提供服务所需的资源相关，虽然 MTM 付费已被纳入美国老年医疗保险制度，但美国各州政府对 MTM 服务受益人的服务费规定存在一定差异。为更好地解决药师服务费用问题，美国药师协会、美国临床药学协会、美国医院卫生系统药师协会等组织均积极争取将其纳入更多的医疗保险中，以便更好地发展临床药学服务，提高患者合理用药水平。

MTM 服务涉及执业药师和其他专业医务人员广泛的专业服务与责任。为了规范药师提供的服务行为，减少 MTM 的异质性，在服务进行前需选取有资质的药师或专业医务人员对即将提供 MTM 服务的药师进行相关资质培训。

在药房专业实践中，药师在 MTM 服务方面也存在许多问题。说服部分药师拥护 MTM 比较困难且需要时间，因为该服务仍缺乏有效的报销系统。而得到保险支付者对 MTM 的认可是一个缓慢的、渐进的过程。确保 MTM 的实际报销比率仍是一个全国性的阶段目标。

因此，药师应该利用每一次机会为业界和相关组织展示 MTM 的价值，包括向患者、医疗从业者和保险支付者展示其工作的重要性，药师的这些努力必将对增强社会大众对 MTM 的认识起到重要作用。

第五节　药物治疗管理服务的发展概况

一、MTM 产生前的临床药师活动

MTM 在美国的产生是美国临床药学发展较早的结果，是在体系机制较为成熟的基础上发展的。目前临床药师行使临床药物治疗的权利也仅限于提供临床治疗建议，如需修改处方，必须与医生协商征求其同意。

早在 20 世纪六七十年代，美国的临床药学开始得到发展。其时临床药师开始向社会介绍药物使用评价（drug use evaluation/drug utilization review，简称 DUE/DUR）的概念，针对患者的用药处方数据进行以下评估：①药物相互作用；②药物过敏和交叉耐药敏感；③重复药物治疗；④孕妇用药禁忌；⑤用药剂量过度或剂量不足；⑥药物治疗时间过长等等。在 1990 年随着美国综合预算和调解法案的通过，DUR 正式应用于美国医疗救助计划项目。

二、美国临床药学的协同药物治疗管理服务模式

自 1997 年以来，美国临床药学协会逐渐发展出协同药物治疗管理服务模式（collaborative drug therapy management by pharmacists，CDTM）。根据其定义，药师临床实践标准的核心是优化协同药物治疗管理，就是强调以患者为中心的服务模式和以团队为基础的照护机制，从而实现积极的经济、临床和人文治疗结果。在基于医疗合作团队的环境中，临床药师服务的经济价值应该给予确认，并在此基础上发展成为今天的 MTM 模式。在此过程中，美国的药师经历了长期探索与发展。

三、美国药师服务法律

美国华盛顿州于 2015 年 5 月通过了一项法律,要求在华盛顿提供商业或私人医疗保健计划,将药师纳入其服务提供者范畴。此外,法律规定,如果服务属于药师的实践范围,医疗保险将向药师支付患者监护服务报酬。这是美国第一个州政府法律专门要求医疗保险为药师服务提供报销补偿。州政府医疗补助和公职人员健康计划即使没有法律规定,也打算参加这一项计划。自 2017 年以来,俄亥俄州允许药师给没有处方的 13 岁或以上年龄的人群提供免疫疫苗接种,只要这些疫苗属于疾病控制和预防中心(U. S. Centers for Disease Control and Prevention,CDC)批准推荐的疫苗即可。而且允许药师给 7 岁以上的人群接种流感疫苗,无须处方。

四、MTM 教学和培训

临床药学学科建设与发展须继续建立 MTM 教学研究和培训制度,并扩大医疗机构对 MTM 的使用机制,完善相关立法及其协作机制,从而进一步发展 MTM。目前,美国许多药学院建立 MTM 培训中心,积极培养在职药师开展 MTM 服务。美国许多药师协会在各州争取立法,要求药师拥有医疗服务提供者权和药品处方权。美国药学专业要求学生必须熟悉如何对患者开展 MTM 服务,包括分析了解患者的疾病情况,以及获得基于证据的药物治疗信息,从而设置治疗目标,建立患者个人医疗用药记录、用药行动计划和治疗计划等。

参考文献

[1] American Pharmacists Association and National Association of Chain Drug Stores Foundation. Medication therapy management in community pharmacy practice:core elements of an MTM service (version 1.0) [J]. Journal of the American pharmacists association,2005,45 (5):573 – 579.

[2] American Pharmacists Association and National Association of Chain Drug Stores Foundation. Medication therapy management in pharmacy practice:core elements of an MTM service model (version 2.0) [J]. Journal of the American pharmacists association,2008,48 (3):341 – 353.

[3] Academy of Managed Care Pharmacy. Sound medication therapy management programs,version 2.0 with validation study [J]. Journal of managed care pharmacy,2008,14 (1 Suppl. B):S2 – S22.

[4] Joint Commission of Pharmacy Practitioners (JCPP). Pharmacists' patient care process [EB/OL]. (2014 – 05 – 29) [2017 – 02 – 01]. https://jcpp. net/patient-care-process/.

[5] REIDT S,HOLTAN H,STENDER J,et al. Integrating home-based medication therapy management (MTM) services in a health system [J]. Journal of the American pharmacists association,2016,56 (2):178 – 183.

[6] 夏莹,郭剑非,边博洋. 美国医疗保险药物治疗管理介绍 [J]. 中国卫生经济,2011,30 (4):75 – 77.

第三章

药学门诊

药学监护是指药师应用药学专业知识向公众（含医务人员、患者及其家属）提供直接的、负责任的、与药物使用有关的服务，以提高药物治疗的安全性、合理性、有效性与经济性，实现改善与提高人类生活质量的理想目标。近年来，随着社会迅速发展、生活水平提高，医疗事业也顺应时代变化而进行改革，改革的成功需要医疗环境中的每个人共同努力，特别是对药师及其所提供的药学服务提出了更高的要求。自 2009 年新一轮医改启动以来，为保障患者用药"安全、有效、经济、适当"，我国医院药学服务模式加快了由"以药品为中心"向"以患者为中心"的转变。除了在门诊药房开展处方调剂服务和审核医嘱服务外，开设药学门诊也成为药师为门诊患者提供药学服务的有效方式。

在美国，改善药物使用是一项重要的公共健康目标，也是国家公共卫生计划——"健康人类 2020"的倡议。发达国家已通过实践证明，药师开设药学门诊，直接面向患者开展药学服务，对提高药物治疗水平、降低药物治疗费用具有显著作用。尤其在心内、消化、肿瘤、妇产等专科咨询中，药师在解决患者药物治疗相关问题上发挥着重要的作用，可以改善患者的预后，使治疗相关的不良事件影响最小化以及帮助患者更深入地了解药物的不良反应，解答患者用药困惑及安抚患者由于药物治疗引发的焦虑。

随着公立医院综合改革逐步推进，医疗机构药学服务工作面临新的机遇和挑战。为适应改革要求，进一步加强药事管理，有必要促进药学服务模式转型，以维护人民群众健康权益。药师通过开设药学门诊，直接面向患者开展药学服务，不仅对患者医疗具有显著作用，对推动临床药学加速发展、助力医院药学转型也具有重要意义。

第一节　药学门诊简介及服务价值

一、药学门诊定义

药学门诊（pharmacist-managed clinic，PMC）是药师在医院或社区门诊，以提高患者生活质量为目的，对患者进行病情及用药评估，实施治疗药物管理、处方精简、用药教育指导及随访等系列相关药学服务。从药物治疗管理、慢病管理角度，药学门诊实际上是药物治疗管理门诊（medication therapy management clinic，MTMC），是医院药学的重要组成部分，是药师与其他医疗工作者协同合作的一种新形式。

早在 1995 年，美国退伍军人事务部发布指南，专业临床药师在门诊为患者提供抗凝或其他慢病治疗服务，在退伍军人事务部内允许专业临床药师有独立处方权。1996 年保险公司和药师组成 Asheville 项目，为糖尿病患者及其他慢病患者提供药学服务。1998 年 10 月，圣地亚哥海军医学中心药学部的 7 位药师成立了门诊药师委员会。1999 年，美国医院药师协会（American Society of Hospital Pharmacists，ASHP）发表《药师在初级医疗中作用的声明》，明确药师在协作药物治疗管理（collaborative drug therapy management，CDTM）中的作用，CDTM 是指在患者自愿参与并签署知情同意书、医生授权许可的情况下，通过资格认证的药师与医生签订书面协议，独自承担为患者进行药物治疗的责任，包括评估患者的病情，为患者开立或执行与药物治疗相关的医疗检验，评估患者对治疗的反应，为患者选择适当的药物治疗方案，等等。2000 年，日本名古屋大学医院设立了华法林抗凝治疗门诊，之后日本的各大医院陆续开设针对哮喘、慢性阻塞性肺疾病、阿尔茨海默病、血胆固醇过多、慢性丙型肝炎、癌症化疗姑息治疗、慢性肾脏病、持续性非卧床腹膜透析等方面的药学门诊。2007 年，法国格勒诺布尔市的肺动脉高压咨询中心开展了药师协同护理计划。2009 年，美国退伍军人药房福利管理部门和精神卫生服务办公室联合召集不同学科的专家学者组成了一个讨论小组，针对精神健康问题进行交流，决定建立药师氯氮平管理门诊。实践显示，药师门诊的工作卓有成效，受到了大部分医疗工作者的认可并正在不断完善和发展，在推动医疗事业的进步上具有巨大潜力。

为满足广大患者在药物治疗方面的需求，为患者提供更专业、更细致、更全面和可持续的药学专业技术服务，原国家卫计委《关于加强药事管理转变药学服务模式的通知》建议有条件的医疗机构可以开设药师咨询门诊，为患者提供用药咨询和指导；《国家级区域医疗中心设置标准》（综合医院）规定中有关药学服务能力的其中一项指标是药学门诊每年度服务患者≥200 例；原广东省卫计委发布的《广东省高水平医院评价指标（综合医院、妇幼保健院）》要求药学门诊≥2 个专业；为推动医疗机构药学门诊的开设，广东省药学会印发了《关于推进药学门诊工作的通知》。以上政策的颁布已在全国掀起千层浪，旨在鼓励有条件的医疗机构开设药师咨询门诊，鼓励药师从幕后走向台前，直接面对患者展开服务。2017 年 7 月取消药品加成后，中山大学附属第一医院率先在广东省开设收费药学门诊，《广州日报》、广东电视台及《光明日报》对此进行专访，引起全国药学界热烈反响，北京、上海、广东等五十多家三甲公立医院先后探索开设收费药学门诊，并继续进行"大面积尝试"，截至2022年底，广东省包括广州、深圳、珠海、佛山、湛江、茂名等绝大部分三甲医院已正式开设药学门诊，部分二甲或社区医院也开设了药学门诊，在广东省的影响下，北京、上海、天津等国内城市的三甲医院陆续全面开设药学门诊。

二、药学门诊协议处方权

处方权有广义与狭义之分。狭义的处方权是指医生开具处方的权利。广义的处方权除包括医生开具处方的权利外，还包括医生开具各种医疗检查单的检查决定权等。为进一步发挥药师在疾病管理中的作用，1997年，美国临床药学会首次发表立场声明鼓励药师参与合作药物治疗管理。药师在一定范围内具有处方权，极大地促进了临床药师在糖尿病、心血管疾病患者的管理中发挥作用。除了对住院患者的处方权外，美国抗凝门诊中药师处方权的获得也是采用了同样的方式，即通过药师与医生达成一个书面合作协议。这个委托书必须得到医生、所在医院和州的药学专业委员会批准，而后医生将处方权委托给药师，药师可以在抗凝门诊为患者开具华法林、肝素等有限的药物处方。这就是发达国家医疗机构药师职责发展进程的新阶段——有限的药疗决定权。

国内一些临床药师积极探索CDTM在抗凝门诊、慢性阻塞性肺疾病治疗中的应用，药师利用自己的专业知识提升药物疗效，减少药物的不良反应，广东省以中山大学附属第一医院为代表的多家医院具备能够开各种医疗检查单的权限，广州医科大学附属第一医院药学部对药师协议处方制度的构建进行了实践探索。

三、药学门诊服务价值

大量研究证明药师提供门诊咨询服务可显著改善患者治疗结果，降低整体医疗保健费用。据统计，在美国，药物治疗管理可以减少50%~60%的药物相关不良事件以及450亿美元的直接医疗费用。Lauren等回顾性评价比较了药师抗凝门诊和传统医生管理的INR（国际标准化比值），结果显示，药师抗凝门诊INR的稳定性均比传统医生管理的要高。Okamoto等对二者的临床疗效、经济效益以及患者的反馈进行了比较。结果表明，药师凭借专业知识可以帮助医生选择临床效益最大的药物并在有效控制血压的同时减少用药成本，降低不良反应。

药学门诊的服务价值可以通过对患者进行用药监护及解决患者用药问题体现，通过降低医疗成本和改善医疗质量进行评价。开设药学门诊的必要性有两点，一是药师的重要职责是提供以合理用药为中心的临床药学服务，在评估用药史、药物过敏史、药物相互作用、药物不良反应及优化用药方案等方面，具有比医生更专业的知识体系及服务理念。二是临床合理用药是当前药学服务中的重点工作。临床医生尤其是外科医生在用药方面需要临床药师的指导，尤其是对复杂的、多药共用、具有潜在药物相互作用、用药安全指数低的药物使用问题；对长期需要用药的慢性病患者，医生也希望有专业临床药师分担繁重的工作。再者，从经济学角度，药师参与药物治疗管理可节约医疗资源，而药师通过为患者提供服务，不仅可获得经济报酬，更可获得职业成就感和个人满足感。

四、药学门诊实施范围和服务对象

广东省二级及以上医疗机构可设立药学门诊，或者设立在医联体的框架下协作的药学门诊、互联网慢病长处方用药药学门诊。有条件的医疗机构可试点药师跨医疗机构药学门诊服务。

药学门诊服务对象主要是以下五种：

（1）患有一种或多种慢病的患者，包括慢性肾脏病、移植术后、高血压、冠心病、高脂血症、糖尿病、痛风与高尿酸血症、癫痫、哮喘、慢性阻塞性肺疾病、骨质疏松、消化性溃疡、慢性肾脏病（3~5 期）、系统性红斑狼疮、类风湿关节炎、甲状腺疾病等需长期服药的患者。

（2）特殊人群患者，包括老年人、儿童、妊娠期和哺乳期妇女等。

（3）正在服用高风险药物或治疗窗狭窄的药物，如抗凝药物、免疫抑制剂等的患者，需药物浓度监测/基因型指导个体化用药的患者。

（4）服用 5 种或更多药物（包括处方药和非处方药、中草药以及其他保健品）的患者，需要药物治疗管理服务的患者。

（5）在用药方面有疑问的患者。

第二节　药学门诊分类

药学门诊的开设旨在从预防疾病、保证药物疗效、减少不良反应、合理分配医疗人力资源、降低医疗成本、提高国民健康的角度服务患者。药学门诊既可以减轻医生的工作负担又可以保障患者的医疗需求，是近年来发展十分迅猛的一种新型医疗方式。目前国外已经开展的药学门诊包括抗凝药学门诊、肺结核药学门诊、高血压药学门诊、氯氮平药学门诊、丙型肝炎药学门诊、糖尿病药学门诊、降低心血管风险药学门诊、脂质管理药学门诊、HIV 药物管理药学门诊、红细胞生成刺激药物管理药学门诊、哮喘药学门诊、心力衰竭药物管理药学门诊、卧床护理药学门诊等，以药学专科门诊居多。我国临床药师在药学门诊的开展方面也做出了许多有益的尝试，许多三甲医院依据本身专科发展的特点以及需求开展了药学门诊初步探索，包括设立药学综合门诊、医师和药学联合门诊、药学专科门诊等，以适应深化医改形势、寻求可持续发展的工作模式，为患者提供全方位的药学服务。

一、药学综合门诊

药学综合门诊是目前我国收费药学门诊的主要形式，是在原来药物咨询工作基础上发展起来的，咨询内容范围较广，服务对象多为老年人，少数为孕哺乳期妇女。药学服务内容包括慢病长期用药、多重用药及保健用药咨询等，服务病种以高血压、2 型糖尿病等为主，近年来国内引入美国药物治疗管理服务（MTM），药师综合门诊由于其服务的对象改变也将过渡到药物治疗管理药学门诊。药学综合门诊便于药师与患者形成良好的互动关系，加强情感上的交流，但往往咨询内容范围较广，涉及多学科及多重药物，用药复杂，对药师专业知识和综合服务要求高。

二、医师和药学联合门诊

医师和药学联合门诊指由药师与医师在同一诊室或相邻诊室共同诊治某类疾病患者或者特殊用药患者的门诊形式。这类门诊有特定的专业服务方向，如疼痛患者门诊、肿瘤患者门诊，患者仅需挂号一次，由医师与药师先后为其服务，药师主要进行用药评估、药物重整或精简及用药教育方面的工作，医师重点进行病情评估及拟订治疗方案。患者对于医师和药学联合门诊相对容易接受，药师医疗责任风险低，但是药师对医师依赖性强，只有在医师和药师具备良好合作关系的基础上才能开设，目前开设此门诊的医院不多。

三、药学专科门诊

药学专科门诊是主要基于某一类药物治疗管理或针对某一病种的用药由药师主导的专科门诊，如器官移植术后患者、心脏瓣膜置换术后使用华法林患者门诊，往往药师有较大的患者群，在患者中影响力大，社会认可度高，独立性强、主动性好，能较好体现药师专业价值。目前抗凝治疗管理门诊是非常成功的实例，抗凝药学门诊主要针对需要抗凝治疗（特别是华法林治疗）的患者提供药学服务，如福建医科大学附属协和医院抗凝药学门诊，药师管理的患者在 5 000 人以上。

四、其他类型的门诊

多学科联合门诊指由多个临床科室医生，及药学、护理及医技部门等专家组成的团队，针对诊治疑难或治疗困难的疾病，为患者提供精准的一站式诊疗服务，这类门诊最能体现专业技术含量，往往请具有高级职称的医务人员参加，如中山大学附属第一医院多学科门诊，要求具有副高以上职称的药师参加。多学科联合门诊针对的患者有其特殊性，一般为疑难疾病或治疗困难的患者，常要求治疗团队协作、分工明确，药师以解决用药难点及分析不良反应、药物相互作用，优化给药方案为主，收入比其他门诊高。

有资质的互联网医院还开设专科化的在线药学咨询门诊，指导患者科学合理用药，提供用药知识宣教，解决患者药物使用中遇到的问题；通过开设微信公众号、开发患者客户端等，方便患者查询处方信息、药品用法用量、注意事项等；探索开展对慢性病患者的定时提醒、用药随访、药物重整等工作，重点对象是同时患有多重慢性病的老年患者，以保障其用药安全。

第三节　药学门诊基本要求与工作职责

一、药学门诊配备要求

（一）硬件及技术支撑

（1）配备固定诊间及相应设施，应标明药学门诊，注意保护患者隐私。

（2）配备专用电脑及院内系统，能够查询患者信息、门诊及住院诊断、检验、检查、用药处方等资料。

（3）有条件的医疗机构应配备药师工作站，为患者建档管理；配备药物查询软件、药物治疗学相关专业书籍及相关药品使用演示教具等。

（4）设立精准用药门诊等特殊药学门诊类型的医疗机构，需具备相关的检测条件。

（二）药学门诊的出诊药师人员要求

（1）应当取得中级以上药学专业技术职务任职资格。

（2）经过临床药师规范化培训、药物治疗管理服务培训或者医疗机构主管部门的培训并取得资格证书。

（3）从事临床工作5年以上，具有较丰富的临床用药经验和合理用药知识。

二、药学门诊主要职责

（1）评估患者的疾病情况、过敏史、药物治疗方案等，利用药学专业学科知识，解答患者有关药品及用药的问题，帮助患者正确使用药品，提高用药依从性。

（2）为患者提供多重用药的处方精简服务或药物治疗管理服务，进行慢病管理的跟踪随访服务。

（3）根据患者药物浓度/基因型等情况，指导患者正确服用药物，提高用药依从性和疗效。

（4）提供患者用药教育，提高患者用药依从性，指导患者合理、安全用药，向公众宣传合理用药知识。

（5）鉴别药物不良反应并进行防范指导。

（6）指导特殊人群患者的用药，包括老年人、儿童、妊娠期和哺乳期妇女等患者的用药。

（7）为患者建立门诊用药病历或药历，进行随访，追踪用药疗效和安全，对患者进行用药个体化指导。

（8）可予以抗凝门诊或血药浓度监测门诊限定处方权，如开化验单、检查等权限，便于管理患者。

第四节　药学门诊工作内容

　　参考美国药物治疗管理服务模式，结合中国医疗机构的实际情况，药学门诊的服务内容包括：①药物治疗评估：建立患者信息档案（具体工作表格视工作内容而定，如涉及慢病管理的工作记录见附表1），回顾病史、用药史，评估药物治疗情况与药物不良反应等相关问题；②为患者制定个人用药记录：整理目前用药，制作个人用药记录表（见附表2）；③提出药物治疗的干预方案：针对患者目前药物治疗存在的问题（药物治疗相关问题，Medication Related Problems，MRPs）（见附表3），或需要调整的生活方式或饮食习惯，进行适当的干预措施；④提供个体化用药教育，解答患者关于用药的问题；定期随访等。

一、药学门诊工作流程

（一）获取患者用药信息，整理记录

（1）接诊患者，并填写门诊登记，确认患者身份。
（2）询问病史，包括现病史、既往史、既往用药史、药物过敏史、个人史等。

（二）评估、分析及制订患者用药方案

（1）回顾药物治疗史，评估药物治疗相关问题。
（2）整理目前用药情况，制作个人药物记录表或建立患者个人门诊药历。
（3）针对药物治疗存在的问题，进行权重排序，制定治疗目标和药学监护计划。

（三）提供用药建议、用药教育及随访

（1）提供用药建议和调整生活方式或改进饮食的建议，精简处方，或与患者的主诊医生沟通，进行药物治疗的干预。
（2）提供个体化用药教育，使患者能够正确用药。
（3）解答患者关于用药的问题，进行健康生活方式宣教等。
（4）核实患者对药师建议的理解和接受程度，并进行满意度调查。
（5）可应用信息化手段对患者进行随访管理。

二、药物治疗管理流程

（一）信息采集

（1）一般信息：基本信息、社会史、生活习惯、用药经历、关注问题、特殊需求等。
（2）疾病信息：现病史、既往病史、家族史等。

（3）药物信息：当前用药方案、既往用药史、过敏史、免疫接种史等。

（二）分析评估

评估和确认患者是否存在药物治疗问题，并对药物治疗相关问题进行权重排序。

（1）评估内容：药物治疗的适应证、药物治疗方案的有效性、药物治疗的安全性、患者的用药依从性。

（2）药物治疗相关问题分类。例如，药物治疗不足、药物治疗过度、无效药物、剂量不足、剂量过高、药物不良反应、用药依从性差。

（3）药物治疗相关问题权重排序。依据药物治疗相关问题的风险程度、患者的主观意愿，按紧急和重要程度分为高、中、低二个档次。

（三）计划制订

针对患者的药物治疗相关问题，与患者共同制定治疗目标和药学监护计划，必要时应与患者及其主诊医生共同讨论、确定并落实该方案。

（1）干预计划内容。

疾病指标检测：血压、血糖、体重、心率、血脂等参数。

药物治疗干预：包括药物治疗方案调整、依从性改善两部分。

（2）生活方式改善。

制定患者个体化生活方式改善处方，并设定相应的目标值、检测周期及实现时间。

（四）计划执行

（1）药师干预，包括：建议处方医生更改患者的治疗方案；采用一定的措施提高患者的依从性；引导患者生活方式的改变及其他服务。

（2）转诊，需要转诊的情况包括：出现需要诊断和评估的新问题；提供专业患者教育帮助其更好地管理慢性疾病；开展高危药物的药学监护；药物治疗剂量调整和方案变更。

（五）与医生交流

（1）口头交流。药师和医生面对面描述包括反映患者需求的任何主观和客观数据，并清楚地阐述患者个性化的解决方案。

（2）书面交流。药师提交记录给医生，清楚地描述所发现的存在和潜在的药物治疗问题、建议的干预措施（或新的治疗方案）及达到治疗目的的方法。

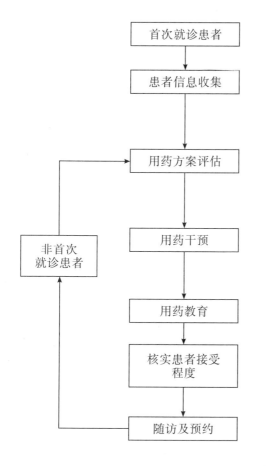

图 3 - 1　药学门诊的接诊流程

第五节　药学门诊规范化建设与质量管理

药学门诊作为医疗服务的重要组成部分，在实施过程中亦应当遵循以患者为中心、过程管理、标准化、经济性、安全性、数字化等原则，借鉴医疗质量分级管理的理念，做好基础质量管理、环节质量管理和终末质量管理。

一、基础质量管理

"人机料法环"是对全面质量管理理论中的五个主要因素的简称，即"人"指制造产品的人员，"机"指制造产品所用的设备，"料"指制造产品所使用的原材料，"法"指制造产品所使用的方法，"环"指产品制造过程中所处的环境。在实施药学门诊全面质量管理时首先应针对出诊药师、软硬件设施、文档、就诊工作流程、诊疗规范与技术标准、诊室环境与人文建设等几方面的基础质量进行管理。

二、出诊药师准入制管理及服务范围

国外参考了医生的胜任力标准，对从事直接的患者治疗的临床药师胜任力有着明确规定。目前在我国对药学门诊的开设缺少明确的法律依据，又无权威准入标准时，更应严格要求出诊资质，并制定岗位职责、考核标准及继续教育计划。广东药学门诊出诊以临床药师为主，收费标准多参考医生诊疗费标准，可借鉴国外的资质标准。药师具备对处方的审核、调配权。从安全、有效、经济的用药原则考虑，药师门诊可提供的服务应包括：药物信息咨询、患者用药教育、慢病用药管理、药物不良反应监测、处方精简建议、个体化用药方案设计等。

三、药学门诊硬件设施

药学门诊的服务以咨询方式为主，工作环境和空间布局对服务质量有着显著的影响。保障诊疗服务质量，除了具备咨询窗口所要求的电话、内外网电脑、药学专业书籍、文献查询数据库等简易的软硬件设施之外，药学门诊还需有独立的诊室、固定的出诊时间、方便获悉的挂号方式，以及用于患者教育的视频、宣传手册或特殊给药剂型的宣教教具等。为方便详细了解患者既往病史，还需配置门诊、住院、检查、检验及用药等查询系统。信息化系统为全面提升临床药学和药学服务质量提供保证，有条件的医院还可进一步完善药师工作站，用于药学门诊诊疗记录及患者档案管理。

四、建立标准化诊疗流程、接诊规范与路径化管理

药学服务同质化是指不同药师、不同医院或不同地区间药学服务的手段和方法日益趋同，使得患者可以从不同的医疗机构或从不同的药师处接受到规范化、标准化的药学服务，最大限度地保障患者药物治疗的质量和安全。制定有效的服务规范或质控标准，如药学门诊人员编制与岗位职责、出诊信息管理、各级药师出诊制度、就诊流程、医疗文书质量标准、药学监护标准、药学服务质量标准、患者投诉制度与流程等，对特定病种、特定药物实现药学监护路径化管理，建立完善的药学门诊标准化体系，实现药学门诊服务的同质化，有助于保证医疗质量和医疗安全，提高患者对药师专业能力的认可。

五、药学门诊的就诊环境与人文建设

药学门诊单次接诊时间明显比医生门诊长，因此，在"以患者为中心"的诊疗模式中，应通过营造独立、安静的就诊环境，保障患者隐私；通过掌握良好的沟通技巧，建立互相信任的医患关系；通过多样化的宣教工具，提高患者对疾病及药物治疗的认知度。我国缺乏药师专门法，因此药师在实施服务过程中还应强化法律风险防范意识。

六、环节质量管理

药学门诊实施包括多个环节，环节质量严重影响药学门诊的整体质量管理。环节质量管理的重点在于抓住重点环节、重点患者、重点病种或重点药物。在药学门诊服务过程中，应针对重点环节（如门诊药历等医疗文书）制定专项质量标准，定期联合其他职能部

门进行评价、分析；针对特定的药物、病种实施路径化、同质化管理；针对长期用药的慢性病患者，建立长期随访机制。

七、终末质量管理

终末质量管理是以医疗活动的数据为依据综合评价医疗效果的优劣，通过事后检查，不断总结经验教训，并反馈控制医疗过程。为促进药学门诊的质量，运用质量管理工具（如 PDCA 循环、品管圈等），依托现代化的信息工具，定期回顾性评价分析药学门诊的实施情况并持续改进，实现精细化管理。药学门诊可以参考评价的指标：药物治疗品种数及费用、疾病主要监控指标改善情况、患者依从性、患者疾病用药认知情况、药物不良反应、患者满意度等。

第六节　展望

我国医疗保健体系具有中西医结合、药品剂型品规复杂、药占比高、不同区域用药品种和用药习惯差异大等特点。药品使用的安全性、有效性和经济性必须依靠药师的专业服务才更有保障。在我国，绝大部分的药品是由医疗机构药房发放到患者手中，患者对医疗机构的药学服务普遍具有迫切需求。但长期以来我国"以药养医"的政策使药师的专业技术服务价值被药品加成掩盖，药师的工作没有得到恰当的激励，严重限制了医疗机构药师职业价值的体现。2017 年我国公立医院全部取消药品加成，这是医院药学转型的关键时刻。开展药学门诊工作，并针对药师提供的专业技术服务收取相应的费用，对推动临床药学服务工作可持续发展、推进医院药学转型具有重要意义。

药学门诊可以为患者提供专业的用药指导、生活方式指导、药物重整和药物不良反应的鉴别与防范、用药随访、精准用药及全程化用药管理等服务。在临床实践中，临床医生往往强于诊断，但对于药物的不良反应、药物的吸收和代谢机理、药物和药物乃至食物之间的相互作用，可能就往往缺乏把握。比如孕妇用药，一些妇产科的医生难免不能全面掌握深层次的药理学知识，而开设药学门诊的药师则可以从药物的专业角度起到良好的补充作用，从而有效解决上述问题。参与坐诊的临床药师亦应积极融入临床团队中，了解本单位目前临床治疗现状，通过国内外指南、共识、文献等掌握最新疾病治疗手段，并在实践中完善药学门诊工作。

另外，药师参与出院患者的随访可以降低高风险患者的总体再入院率，提高药物治疗的准确性。医生和药师在门诊合作指导抗菌药物的使用，可以使患者更合理地使用抗生素及抗病毒药物。国外药师不仅可以帮助医生提高药物的正确使用率，在提高患者用药依从性方面也更加专业，甚至可以降低患者总体再入院率。无论在公众健康还是医疗保险方面，药师均发挥着积极的作用。

实行药学门诊既是一种新的服务模式，也是制度下的一种创新行为，是一个不断主动探索的过程。药学门诊多模式的开展，无论在理论上还是实践上都具有相当的必要性，它将是药师与患者之间沟通的桥梁，它将不断激发临床药师的工作热情和积极性，是医院为患者提供深层次药学服务的一种有效方式，能持续有效地促进医院药学教育、科研的进步和发展，促进我国临床药学服务标准化、先进化，并为推动临床药学学科发展作出贡献。

参考文献

［1］ LAUREN G，CROSBY J F. A retrospective assessment comparing pharmacist-managed anticoagulation clinic with physician management using international normalized ratio stability ［J］. Journal of thrombosis and thrombolysis，2011，32（4）：426－430.

［2］ OKAMOTO M P，Nakahiro R K. Pharmacoeconomic evaluation of a pharmacist-managed hypertension clinic ［J］. Pharmacotherapy，2001，21（11）：1337－1344.

［3］ VIVIAN E M. Improving blood pressure control in a pharmacist-managed hypertension clinic ［J］. Pharmacotherapy，2002，22（12）：1533－1540.

［4］ 许静，刘燕，周慧，等. 药学门诊类别及规范化建设 ［J］. 安徽医药，2020，24（4）：810－813.

［5］ 陈杰，蔡乐欣，陈孝，等. 药学门诊药物治疗管理分级实施情况分析 ［J］. 今日药学，2020，30（10）：703－706.

［6］ 许静，陈孝，陈杰，等. 广东省医疗机构药学门诊实践调查与质量管理构思 ［J］. 中华医院管理杂志，2019，35（7）：571－575.

［7］ 马葵芬，陈奕何，姜赛平，等. 国外药师门诊的开设及作用评价 ［J］. 中国药学杂志，2018，53（1）：76－80.

［8］ 伍俊妍，吴凯珊，郑志华. 处方审核需关注：处方级联（Prescribing Cascade）［J］. 今日药学，2017（8）：551－554.

［9］ 曾英彤，杨敏，伍俊妍，等. 药学服务新模式：处方精简（Deprescribing）［J］. 今日药学，2017（6）：390－393.

［10］ 药学门诊试行标准 ［J］. 今日药学，2018，28（11）：721－726.

［11］ 周博雅，田月，韩容，等. 中国药学服务门诊开展及收费现状调查与分析 ［J］. 药品评价，2017，14（2）：8－13.

［12］ 国家卫生健康委办公厅. 医疗机构药学门诊服务规范 ［EB/OL］.（2021－10－13）. http：//www. nhc. gov. cn/yzygj/s7659/202110/f76fc77 acd87458f950c86d7bc468f22. shtml.

附表 1

药学门诊记录表

就诊日期：　　　　　　　　门诊药师：　　　　　　　　患者编号：

项目	内容
基本信息	姓名：　　　　　　诊疗卡号：　　　　　　住院号： 性别：□男　□女　年龄：　　　身高：　　cm　　体重：　　kg 受教育程度：□初中及以下　□高中　□大专　□大学本科　□硕士及以上 职业：□有固定工作　□农民　□学生　□退休　□其他 联系电话：　　　　　　家庭住址：
临床诊断	□肾病综合征　　□慢性肾功能不全　□高血压　　□冠心病　　□肝功能不全 □心脏瓣膜病　　□慢性心功能不全　□糖尿病　　□脑血管病　□高脂血症 □慢性阻塞性肺疾病　□支气管哮喘　□深静脉血栓　□高尿酸血症　□动脉硬化 □其他
用药史	药物过敏　　　　□是（具体药物：　　　　　　　　　　）　□否 用药依从性　　　□好　　　　　　　　　　　　　　　　　□差 怀孕或准备怀孕　□是（　　周）　　　　　　　　　　　□否 母乳喂养　　　　□是　　　　　　　　　　　　　　　　□否 计划手术　　　　□是（手术名称：　　　　　　　　　）□否
对药物的了解程度	用药目的　　　　□清楚　　　　　□不清楚 用药方法　　　　□清楚　　　　　□不清楚 用药注意事项　　□清楚　　　　　□不清楚 合并用药　　　　□清楚　　　　　□不清楚
病史简述	
咨询内容	□基因检测个体化治疗　　□血药浓度监测 □抗凝管理　　　　　　　□慢病管理　　　□其他 咨询问题：

（续上表）

项目	内容
治疗方案	
用药指导	□药物名称与用途　　　　　□用药方法　　　　　□不良反应/用药注意事项 □药物/食物相互作用　　　　□特殊存储要求　　　□其他 药师建议：
患者 满意度	您认为临床药师对药物的讲解　（　　） A. 很详细　　　B. 较详细　　　C. 一般　　　D. 不详细　　　E. 很不详细 临床药师是否解决了您的问题　（　　） A. 解决了　　　B. 部分解决　　　C. 没有解决 您对临床药师的服务　（　　） A. 很满意　　　B. 较满意　　　C. 一般　　　D. 不满意　　　E. 很不满意 　　　　　　　　　　　　　患者签名：　　　　　年　　月　　日
备注	本次门诊的费用是（　　）元
随访	
治疗小结	

附表 2

患者用药清单

姓名： 性别： 年龄： 就诊卡号/住院号： 就诊日期：

服用药物		用法用量			起止时间		注意事项
药品名称	规格	用途	剂量	用法	开始	结束	

出诊药师：

附表3

药物治疗相关问题（MRPs）的类别和常见原因

药物治疗相关问题（MRPs）	常见原因
没必要药物治疗	◎无明确的医疗指征（适应证） ◎只需一种药物治疗疾病却使用了多种药物 ◎疾病更适合使用非药物治疗 ◎使用药物治疗干预另一个药物治疗中可避免的不良事件
需要增加药物治疗	◎病情需要采取药物治疗 ◎需要采取预防性药物治疗以减少发生新的疾病风险 ◎病情需要增加药物治疗以获得协同或叠加效应
药物治疗无效	◎病情对药物产生耐受或抵抗 ◎药物剂型不适宜 ◎所用药物对于治疗当前病症无效
药物治疗剂量过低	◎剂量过低，无法产生预期疗效 ◎给药时间间隔太长以至于无法产生预期疗效 ◎药物相互作用减少了药物的有效剂量 ◎药物治疗的持续时间太短，不能产生预期疗效
不良事件	◎药物导致的与药物剂量无关的不良反应 ◎由于各类风险因素的存在，需要更安全的药物 ◎药物相互作用导致与剂量无关的不良反应 ◎给药方案更换频繁 ◎药物引起过敏反应 ◎存在危险因素，导致药物成为使用禁忌 ◎所用剂型不适宜
药物治疗剂量过高	◎药物剂量过高 ◎给药间隔过短 ◎给药时间过长 ◎药物相互作用导致毒性反应 ◎单剂量给药时间过快
依从性差	◎患者不理解说明书 ◎患者不愿服药治疗 ◎患者忘记服药 ◎药品对于患者来说太贵 ◎患者不能吞服或者不能自行服用药物 ◎患者买不到药物

第四章

用药教育和宣传工作在药学监护中的模式及意义

第一节　开展用药教育和宣传工作的社会背景

伴随人口老龄化的进展，慢性病发病人数和患病率均逐年上升，慢性病已经成为危害人类健康的主要问题，慢性病也称非传染性疾病（NCDs），具有病程长、病因复杂、合并症多等特点，是遗传、生理、环境和行为因素共同作用的结果。2020 年世界卫生统计报告指出，2016 年全世界约有 4 100 万人死于非传染性疾病，占总死亡人数（5 700 万）的72%。《中国居民营养与慢性病状况报告（2020 年）》显示 2019 年我国慢性病导致的死亡人数占总死亡人数的 88.5%，其中心脑血管病、癌症、慢性呼吸系统疾病死亡比例为80.7%。慢性病患者需要长期口服药品，随着治疗时间的延长以及多种药物的联合使用，患者特别是老年患者容易混淆药物导致其用药依从性降低，从而达不到临床治疗效果。

患者用药教育（patient education，PE）是指通过直接与患者及其家属交流，解答其用药疑问、介绍药物和疾病知识、提供用药咨询服务，是药学信息服务工作中最重要的内容之一，是药学信息服务发展的趋势，也是药师参与临床药物治疗的组成部分。药物滥用、少用、误用不仅会引起疾病不愈，甚至导致不必要的疾病和死亡。据世界卫生组织报告，全球有 1/7 的人死于不合理用药。在科学技术发达的美国，每年仍有 12.5 万心血管疾病患者由于用药不规范而死亡，造成 2 000 万个工作日和 15 亿美元工资的损失。在我国，因用药知识普遍匮乏导致公众用药不合理的现象更令人担忧。2012 年全国居民健康素养监测数据显示，具有合理用药基本医疗素养的人仅占 9.56%，不能正确阅读说明书的居民比例高达 85%。但即使如此，喜欢自我药疗的人仍不在少数。中国科学技术协会发布的一项调查显示，86.7% 的被调查者曾有自我药疗经历。在服药过程中，69.7% 的人曾随意增减疗程或自行更换药物。近 30% 的家长自作主张给孩子服用减量的成人药品或抗生素，有时还是多品种联合用药。我国非处方药协会统计发现，七成人自我药疗不合理。因此，安全用药、合理用药、精准用药已成为公众关注的话题。这几年政府在向公众普及相关医学、药学知识方面做了大量工作，但由于我国人口众多且整体医疗水平、文化素质相对滞后，因此，仅靠医院进行相关的用药知识普及是远远不够的。

另外，随着医药改革深入，不少医院寻求药房托管，客观上给药师服务带来了不少挑战。如何体现药师的专业和职业价值，更好地提升医药行业和社会公众对药师的认同感，是社会应该关注的问题。同时，随着生活水平的提高，公众对健康的需求越来越强烈，虽然国家在向公众推广、普及医学、药学知识方面做了大量工作，但由于我国人口众多，经济发展不平衡，患者在医院内获得的用药知识远远不足。药剂师走出医院药房，走进公众，面对面地进行用药知识的宣教活动显得格外必要。笔者在 2015 年先后走进社区，做了四期关于痛风知识的宣教后发现，高尿酸血症在我国有近 10% 的高发率，但严格按照医生医嘱用药的患者不到 30%。大多数患者表现为两种情况：一类是痛风发作时服用药物，缓解后认为已康复就自行停药；另一类则是过于紧张，中西药治疗双管齐下并改为全素食生活，导致营养不良。不少听课的居民发出这样的感慨："听了你们的讲课，今天才知道痛风跟风湿是两回事！这种课太好了，希望你们常来！"由此可见公众对药品知识的缺乏以及对健康的渴望，合理用药宣教工作走出医院、走向公众十分重要。

2016 年，习近平总书记在全国卫生与健康大会上发表重要讲话。他强调，没有全民健康，就没有全面小康。要把人民健康放在优先发展的战略地位，以普及健康生活、优化健康服务、完善健康保障、建设健康环境、发展健康产业为重点，加快推进健康中国建设，努力全方位、全周期保障人民健康，为实现"两个一百年"奋斗目标、实现中华民族伟大复兴的中国梦打下坚实健康基础。因此，向公众宣讲和普及合理用药知识，提高全民基本的医学素养，也是为了更好地将习近平总书记"把人民健康放在优先发展的战略地位"的精神落实到位。

第二节　开展用药教育和宣传工作的模式

一、模式分类

药师参与用药教育和宣传工作分为线下和线上两种方式。线上宣教依托网络、电视、电台媒体，可通过制作宣教视频、撰写科普文章、作为专家受邀上电视电台进行科普等多种形式开展。线下宣教类型多样，有医院内部宣教、走进社区或中小学校、义诊等多种形式。线上和线下宣教的相同点为医、药专业人士参与，向公众宣讲用药知识。线上宣教的优点在于组织相对简单，参与工作人员少，但受众面大；线下宣教的优点在于授课者可以与受众面对面沟通，根据现场反馈评估授课效果，便于调整。

二、能力要求

医院开展用药教育和宣传工作，无论是线上还是线下，对授课者的要求不仅是具备专业的药学知识储备，还要有以下能力：PPT 制作、演讲宣教、沟通、掌握当地方言等。在科普宣教时特别需要注意避免以下两个问题：一是授课内容太深奥，专业术语过多，群众难以接受；二是不了解听众的基本信息。笔者曾组织一次社区糖尿病宣教，听课群众均为六十几岁的当地居民，受教育程度低，只能听懂粤语，但是授课药师仅说普通话，很多听众反映听不懂，以致实际效果差。

三、宣教活动注意事项

1. 预先性

应根据当地疾病的流行情况，预先进行疾病预防及相关药物知识的健康教育，以达到防治疾病的目的。如春季气候冷暖不定，是流行性感冒的多发季节，可在冬季到来之前进行流感的预防及健康教育。

2. 通俗性

语言要通俗易懂，避免过度专业化，便于农村居民理解合理用药知识。

3. 针对性

药师依据调研问卷及患者提出的问题，针对不同年龄、不同性别人群的用药特点选择不同的合理用药教育内容。如根据中、老年女性多的情况，可调整授课内容，讲授更年期使用小剂量雌激素对更年期综合征进行替代治疗的方法和意义。依据社区居民老龄化现状，对老年人宣传心血管疾病的用药及注意事项。针对大多数家庭备药种类多的情况，可进行关于如何识别药品效期及过期药品的危害性等内容的授课。

4. 完整性

受社区居民文化水平所限，药师应注意每次内容不宜过多，但内容一定要完整，避免居民形成片面的、不正确的认知而错误用药。同时开展各种医疗讲座，增加居民对正确用药的关注度。

5. 持久性

对社区居民进行合理用药的健康教育是一项艰巨的任务，需要医生、药师持之以恒地开展，帮助居民了解防病治病、合理用药、疾病护理等方面的知识，营造良好的社会医疗氛围。形成具有地方特色的系列活动，配合有针对性的医疗、药学常识宣传手册，确保健康教育的实效性，达到服务患者的最终目的。

第三节　开展用药教育和宣传工作的效果评估

活动效果评估一直以来都是活动举办方和活动资助方以及有关主管部门关注和探讨的重点，但一直没有公认合用的模式。事前的评估作用在于推算出是否值得开展该活动，开展该活动的产出有多大，投入多少效益最佳等等；事后评估则是检验绩效，从而评估活动策划人和组织者的相关能力，并初步得出今后还能不能继续支持类似活动项目的结论。利用科普活动的相关要素，从经济和社会效益两个方面考虑，建立一个活动效果的评估计算公式，可给相关单位和部门提供活动效果评估的数量化参考。

一、科普活动评估要素

科普活动的效果要从两大方面来评价，一个是经济效益，另一个是社会效益。经济效益是一切经济活动的核心，是指在经济活动中各种耗费与成果的对比，一般的计算公式是"生产总值－生产成本"，经济效益是评价一项经济活动是否应进行的重要指标。科普活动一般来说是公益性的，不强调直接经济效益。但是，如果能在照顾公益的情况下产生直接收入和间接收入则更好。而社会效益评估是以国家各项社会政策为基础，对项目为实现国家和地方社会发展目标所作贡献和产生的影响及其与社会相互适应性所作的系统分析评估。

科普活动属于文化教育性质的活动，投入一般不大，主要以国家文化教育相关政策，如国务院发布的《全民科学素质行动计划纲要（2006—2010—2020年)》为基础来评估效果。科学素质是公民素质的重要组成部分。公民具备基本科学素质一般指公民了解必要的科学技术知识，掌握基本的科学方法，树立科学思想，崇尚科学精神，并具有一定的应用它们处理实际问题、参与公共事务的能力。提高公民科学素质，对于增强公民获取和运用科技知识的能力、提高生活质量、实现全面发展，对于提高国家自主创新能力、建设创新型国家、实现经济社会全面协调可持续发展、构建社会主义和谐社会都具有十分重要的意义。

综上所述，科普活动项目效果的评估要素应该包含投入总成本相关因素及经济效益和社会效益总收益等相关因素，即包含：投入的资金量、投入的人力量、投入的物力量；受益的人数、活动的经济收入、活动的宣传效果等。

二、直接经济效益和社会效益的计算公式

经济效益可以用"生产总值－生产成本"公式计算，但社会效益不是以金钱计量的，则不能如此简单计算。一般来说，直接总效益＝参与活动的公众人数/（总投入－总收入）

公式说明：

（1）总效益＝社会效益＋经济效益。

（2）总投入＝投入的财力（万元）+物力（折算成万元）+人力（用人数×日工资计算并折算成万元）。

（3）总收入＝相关商品直接销售收入（万元）+各种订单潜在收入（万元）+各种赞助资金收入（万元）+各种赞助物质收入（折算成万元）。

（4）如果要直接应用上面的公式进行活动评估，只有在总投入大于总收入一万元以上才可得到合理结果，在总收入足够大时，计算公式要改进。

三、间接效益评估

除了直接效益，一个有影响的活动还应该产生大量的间接效益。比如一个科普剧比赛，比赛现场观看比赛的观众是直接受益者，但很多参加比赛的剧目今后可能会去学校和社区表演，会扩展许多受益人，这就是该比赛活动的间接效益。此外活动的直接受益人可能会在今后的生活中影响到他们的亲戚和朋友，其亲戚朋友也因此成为间接受益者。同

时，媒体的报道也会将该科普活动的相关信息传达给大众，报道中的科普内容使浏览者也成为活动的间接受益人，而且还有可能激发他们主动到科普场馆参观学习的意愿，从而提高科普场馆的使用率。

第四节　开展用药教育和宣传工作的风险评估和规避方法

一、风险评估

1. 突发事件风险

在公众场所宣教时，由于参加人员较多，同时现场悬挂横幅并派发传单，有可能被巡查公安或保安误认为聚众并有不安全因素而强行疏散人群。

2. 活动规模风险

在社区举办宣教时，若事前宣传力度不够，前来参与听课的人不多，则无法达到预期效果。

3. 活动效果风险

宣讲主题不贴近公众，专家授课讲解深奥难懂，参与宣教的药师专业知识不扎实，无法面对面回答公众咨询的内容等，均会影响宣教效果。

二、规避方法

1. 突发事件风险的规避措施

组织宣教活动前一周必须与管辖宣教场地的主管部门如派出所、居委会、街道等部门进行沟通，以避免不必要的误会。

2. 活动规模风险的规避措施

在活动准备前期，应事先与社区、街道等做好沟通，请求支持和配合，以确保人数与预期一致。

3. 活动效果风险的规避措施

组织宣教的单位要针对公众的需求进行选题，并提前一个月报送组织单位进行审核。医学或药学专家授课的PPT内容要深入浅出，避免使用晦涩难懂的医学术语。参与宣教的药师要根据宣教内容做好知识储备。

第五节　现阶段中国医院药师在用药教育和宣传工作方面的模式

一、用药教育模式分析

（一）用药教育的方式

1. 语言教育

语言教育为常用的用药教育形式之一。语言教育具体深入，可以及时且准确地了解听课者掌握知识的情况，针对性强，减少了宣教的盲目性。授课方式可为一对一进行用药教育，也可采用座谈会、专题讲座等形式。

2. 书面教育

书面教育的内容主要包括文字和图片资料。书面教育可使听课者在反复阅读中加深理解，可以弥补语言教育中患者对宣教内容理解不够或者易遗忘的不足。提供的文字资料可以是一张或几张纸质的教育材料，也可以是宣传小手册等。印刷宣传册子要注意以下几个方面：一是字体不要太小，字数不要太多，方便老年人阅读；二是内容要通俗易懂、图文并茂，同时图片内容应与文字相关；三是宣传手册上不宜印有药厂企业的 logo，举例药品的生产厂家也应打马赛克。

3. 实物演示教育

实物演示教育是目前美国药学教育实践中推崇的一种方法，即对照实物进行说明。在中国，越来越多的药师在科普宣教中增加了实物演示教育，加强授课效果。如针对糖尿病患者，建议增加演示胰岛素注射器使用方法；针对哮喘患者，可手把手教其使用吸入剂、喷雾剂并说明注意事项；进校园宣教时，加入实物演示更可以吸引学生注意力，如泡腾片溶解演示、识别药盒药品效期演示等。

（二）用药教育的内容

1. 普遍性的用药教育

普遍性的用药教育主要指教育内容适用于每个进行药物治疗的患者。内容主要包括药品名称、药理作用、适应证、药物的使用说明、药物的疗程、药物的不良反应及防治方法、药物的储存等。

2. 特殊剂型的用药教育

对于一些特殊剂型，例如缓控释制剂、喷雾剂以及口服液等，患者如果不了解其使用方法，就很难达到应有效果，从而导致治疗失败，或者导致药物过快释放，造成严重不良反应。对于特殊剂型，例如喷雾剂的使用、胰岛素注射笔的使用，建议授课者使用实物演示方法，让听众边听边实操，当面解释听众的疑问，以求达到最佳效果。

3. **特殊人群的用药教育**

特殊人群主要是指老年人、妊娠及哺乳期妇女、婴幼儿以及肝肾功能损害者。这部分人群具有独特的病理、生理特点，以及不同的药代动力学和药效学特征。60 岁以上老年人的生理功能已严重减退，器官代偿适应能力较强，对药物的耐受性也较差。儿童处于骨骼发育时期，不应使用对软骨具有损伤作用的喹诺酮类药。实践证明，与公众面对面，针对特殊人群的需求就某一主题进行用药教育，会比泛泛地介绍药品概念、不良反应等内容更能提升听众兴趣和参与意识，因此授课效果较好。因此在准备宣教前，授课者一定要了解听众的基本情况，有针对性地选择主题。如针对老年人，可讲授药品与保健品的区别；针对妇女听众，可选择讲授女性更年期用药知识；针对幼儿家长，可选择讲授儿童发热、过敏性鼻炎、湿疹、腹泻等用药注意事项。

（三）用药教育和宣传活动的组织

在组织用药教育和宣传活动时，可由一家医疗机构自行组织，大型活动可联合多家医疗机构共同组织。

线下组织以宣教、义诊、宣传资料的发放为主，具体实施步骤如下：

（1）相关药学知识小册子的分发、宣传：在活动现场通过张贴宣传海报、派发合理用药宣传手册、让公众通过扫码方式关注宣讲合理用药的公众号等方法进行合理用药教育。

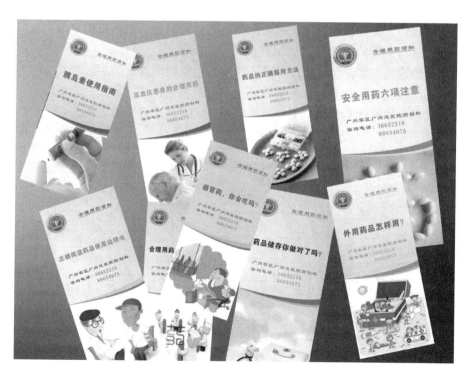

图 4-1　南部战区总医院制作的各种合理用药宣传手册

（2）举办慢病合理用药讲座：选择大众关注的慢病为主题，如高血压、糖尿病等，通过专家授课形式，辅以 PPT 和视频播放的展示方式，注意互动，控制现场。讲座内容主要包括：相关慢病知识介绍、常见慢性疾病用药要点等。

（3）进行义诊咨询服务：设立咨询台，邀请专家，发放宣传资料，宣传安全用药、药品贮存的基本知识等，以及在现场摆放一些与慢病相关的医疗小器械，教老年人使用各种气雾剂的操作方法等，同时在现场提供免费血糖测试、尿酸检验、血压测量等服务，为老年人提供健康咨询服务，指导有需要的慢病患者安全合理用药。

（4）现场调研：根据选题设置问卷进行现场调研，了解老年人所掌握的药品相关知识实际现状及需求，及时了解效果，手把手地教老人如何填写调查问卷。问卷内容包括：一般人口学资料，老年人健康、生活及心理状况，日常服用药品情况，讲座后知识获知情况等。

（5）技术路线：组织慢病宣教活动，特别是联合多家医疗机构组织大型慢病合理用药宣教工作时，重点应关注不同单位之间的任务分工、细节协调等具体事项，具体操作路线如图4－2。每次活动前至少提前两个月开始部署，内容包括确定宣教主题、参加的宣教单位、活动具体负责人等，并制订详细策划方案。策划方案中注意涵盖以下几个方面：一是根据宣教主题组建医学和药学专家队伍，落实具体授课人、授课课件。二是布置参与单位的不同分工任务，如横幅、小册子资料制作、饮用水的准备、联系讲座单位及会场布置。三是将宣教内容布置给所有参与宣教的单位，要求参加宣教的药师能熟悉掌握宣教内容，便于现场回答公众提出的问题。四是负责安排好交通，特别是专家的接送。五是联系相关的报社、新闻媒体，做好活动的相关报道，提高社会影响力。六是根据宣教内容联系相关厂家，在现场进行免费的血糖测试、尿酸检验、血压测量等。七是根据活动现场的环境，制订突发事件的应急方案，防止出现踩踏事件等。在宣教活动开始后，成员单位参与药师配合宣传册的派发与互动环节，积极调动公众参与积极性，并为其提供专业有效的安全用药咨询，活动结束后将活动视频、资料收集整理并汇编，反馈活动效果。

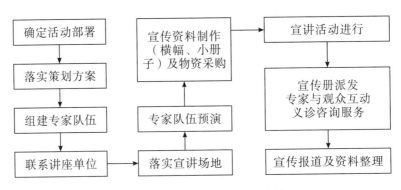

图4－2 宣教活动具体操作路线

二、线上科普宣教工作

（一）依托互联网撰写药学科普文章、制作用药教育视频等进行宣教

依托互联网，通过撰写科普文章、制作用药教育视频等方法，对公众进行合理用药宣教，优势在于：一是投入成本少，最少一名药师即可完成；二是受众范围广，一篇好的科普文章可以达到几十万人次的阅读量。为了提升药师撰写科普文章的能力和文章质量，广东省药学会做了大量工作：成立广东省药学科普专业委员会，组织药师撰写科普文章，组织各种能力培训、科普课件制作比赛、科普演讲比赛，邀请国内知名撰写科普文章的专家如胡晋红、刘宪军等讲述科普文章写作方法；成立科普论文编辑部，设编辑部主任一名，另请多个医院资深药学专家任科普论文的一审、二审，在公开发表前必须经过专家审稿把关，以保证文章的科学性、严谨性。2017 年，广东省有 148 篇科普文章先后被 PSM 药盾公益（今日头条）、PSM 网站刊登，有 97 篇在微信上被转载，有 12 篇被《中国家庭报》转载，不少科普文章拥有 4 万 ~5 万人次的阅读量。2017—2018 年，广东省药师志愿者们先后撰写 300 余篇科普论文发表在今日头条、悟空问答、岭南药学等公众号上，惠及 200 万人次以上。2018 年，广东省 PSM 药盾公益（今日头条）科普文章总数为 443 篇，比 2017 年增加 1 倍，其中阅读量破 10 万的科普文有 9 篇，占全国总数的 69%。

（二）创办药学科普公众号

近年来，互联网技术和手机服务快速发展，成为医疗服务提供者和患者之间交流的重要媒介之一，新技术可成为用来提醒患者服药非常有用的方法。短信息（short message services，SMS）在提高患者依从性等方面已经被广泛应用并取得较好效果。相较于短信息，微信可以通过手机、平板和网页快速发送语音、视频、图片和文字，堪称"多模态"媒介，在多领域得到广泛应用。微信公众平台为用药教育和药物咨询提供了良好的技术支持。因此，以微信公众号为依托向公众科普安全用药知识，已被越来越多的医疗机构使用。2023 年度，广东省 PSM 药师志愿者共投稿药学科普作品 1 558 篇（部分待刊出），其中视频 221 个，科普文章及其他 1 337 篇；2022 年度，广东省药师共发表科普文章 746 篇、视频 176 个，广东省投稿文章及视频在"PSM 药盾公益"公众号阅读量约为 64.82 万次，在 PSM 药盾公益（今日头条）阅读量约为 174.77 万次，各新媒体平台总阅读量达 478.43 万次。2023 年药盾公益全平台总阅读量超 10 万的文章共 6 篇；阅读量上万的文章共 90 篇。通过药学线上科普，公众可以更好地了解药学知识，从而更好地保护自己的健康。这有助于提高公众的健康意识，增强公众的健康素质。

三、创建"家庭药师培训基地"，推动用药监护向纵深方向进行

家庭药师的发展是大趋势，并且在新医改形势下，随着分级诊疗以及家庭医生签约服务制度的推进，家庭药师是家庭医疗团队中不可或缺的成员。家庭药师为患者提供精简处方、建立用药管理档案、提供用药咨询、指导患者合理用药等药物治疗管理服务。换言之，家庭药师存在的意义，即精准用药，帮助提高公众的合理用药水平，减轻患者经济负

担，节约医疗成本。比如，一位老年人可能同时患有高血压、糖尿病等多种慢性病，每天吃药十来种，但是不同疾病药物间是否会产生副作用？对此专科医生不一定了解，这时就需要药师的介入。家庭药师能为患者制订个性化的药物剂量与用药方案，从而提高患者疾病的治疗质量，减少患者出现与用药有关的损害，降低医疗的整体费用，全方位和全程保证患者的健康。不仅如此，家庭药师还可以与患者建立沟通渠道，了解患者的用药需求，帮助患者查核家庭药品的效期、储存条件和清理过期药品，尽量减少家庭药品和社会资源的浪费。药师还可以协助基层医疗宣传和教育患者正确用药，预防疾病，纠正人们不良的生活方式和饮食习惯，更重要的是有利于社会药房开展慢病患者的用药管理服务，提高患者用药的依从性以帮助慢病老人控制疾病的发展以及减少并发症的发生。目前，家庭药师的协作模式需有三级医院参与，向下连接基层二级、一级医院社区卫生服务中心，形成医联体下一体化的家庭药师药学服务模式。2018 年，广东首个"家庭药师培训基地"落户中山大学孙逸仙纪念医院增城院区，对推动医院药学服务模式转型、切实保障群众用药安全、加强家庭药师之间学习交流、提升家庭药师知识水平和服务能力、持续推进和完善家庭药师服务模式、提高全民用药科学素养具有重要意义。

四、举办继续教育培训班，提升药师自身素养

可以通过举办各种学习班的方式，对药师各方面技能进行全面培养，提高其自身素养。例如，为实现"安全合理用药，人人共享健康"的目标，推动安全用药知识的公共教育，提高药师药学知识水平和服务能力，更好地开展安全合理用药宣传，增强公众的安全合理用药意识，保障公众身体健康，广东省主办了多个国家级及省级继续教育培训班，如"药学科普与安全合理用药""家庭药师服务模式构建与实践"等，吸引了广州市三甲医院以及 43 家基层医院、社会药店等 1 000 多名药师参与。继续教育培训工作的不断推进，对促进医院药学服务模式转型，切实保障群众用药安全具有重要意义。

五、争取政府和社会团体支持

笔者通过组织及参与多场合理用药宣教活动发现，如果没有政府的支持，各种宣教活动始终是民间行为，存在各种局限性：一是在联系宣教场所时，身份常受到质疑，甚至被怀疑为卖保健品的，协商一场宣教工作，往往要经过多次努力；二是没有更多的经费支持，宣教人数、宣教规格等多方面受到限制。因此，建议对公众进行科普宣教时，要着力取得政府部门的支持。以 2018 年中国科技活动周为例，主办方获得了中国科技周广东省分场的承办资格，成功申请到了 5 万元的项目资金资助，共有 15 家医疗机构、126 名科技人员参与本次活动，直接受众 2 405 人次，接受义诊 630 人次，张贴宣传海报、设置展板共 67 张，发放科普宣传资料超过 2 420 份，同时主办方还将活动通讯稿发布在"岭南药学"公众号，点击量超过 5 000 次，达到了一个很好的效果。

六、科普用药教育发展方向思考

近年来，国内药师们在促进医生与药师的联合，向民众提供安全用药知识宣教，帮助大众掌握安全用药基本知识、减少用药误区、树立健康的理念和心态，提高民众健康水平

等方面做了大量工作。但是如何实现药师投身药学科普事业的可持续发展，而不仅仅是靠情怀和责任，以及如何实现药学科普的评价和反馈，达到安全合理用药干预效果，而不仅仅唯阅读量、唯活动人数判断活动意义，将是重点关注和研究的工作方向。

（1）实现药学科普学术化：在熟悉科普实践本身的科学规律基础上，通过将药学科普与管理、科研工作相结合，特别是科普效果评价体系的建立，形成"选题—实施—评价与反馈"的科普学术闭环。

（2）创建特殊人群，如老年人、妊娠期妇女、儿童和青少年安全用药教育服务站。

（3）继续扩大线上影响力，如与电视台、广播电台合作，创建药学访谈节目，并在公众心中打造一批有影响力的药学专家形象。

（4）加强针对讲师队伍的专业培训，让科普变得更加专业，同时举办科普演讲及摄影、展板、PPT、图文作品、小视频等作品征集活动，推动整个广东省药师队伍成长。

（5）对麻精药品的宣传还应该继续加强，特别防范青少年滥用麻精药品造成的严重危害。

（6）促进科普项目成果转化，比如通过项目研究或开设慕课、网站等方式，让更多的药师参与进来，让科普变成一件更加有意义的事情。

（7）发展、完善家庭药师服务模式，以及通过培训提升家庭药师服务能力和专业技术水平。

（8）依托政府力量，继续推进广东省药品监督管理局科普项目，持续推进社区药学科普宣教和用药咨询活动，扩大药师影响力。

参考文献

[1] World health statistics 2020：Monitoring health for the SDGs，sustainable development goals [Z]. Geneva：World Health Organization，2020.

[2] 刘月姣. 《中国居民营养与慢性病状况报告（2020 年）》发布 [J]. 中国食物与营养，2020，26（12）：2.

[3] PADIYARA R S, D'SOUZA J J, RIHANI R S. Clinical pharmacist intervention and the proportion of diabetes patients attaining prevention objectives in a multispecialty medical group [J]. Journal of managed care pharmacy，2011，17（6）：456 – 462.

[4] 范秀荣，李海燕，李振全，等. 药师科普宣教进社区活动及效果评价分析 [J]. 中国医院用药评价与分析，2016，16（5）：713 – 716.

[5] 郑造乾，骆瑾瑜，王小军，等. 微信用药教育公众平台的构建及应用研究 [J]. 中国现代应用药学，2014，31（12）：1520 – 1525.

第五章

2 型糖尿病药学监护和案例分析

学习目标

1. 明确 2 型糖尿病的治疗目标。
2. 讨论 2 型糖尿病的危险因素和并发症。
3. 评估 2 型糖尿病患者存在和潜在的药物治疗问题并提出干预策略。
4. 根据患者疾病控制情况、并发症、药物作用特点等方面个体化使用降糖药物。
5. 制订个体化的药物监护计划，包括给药方案、治疗终点及监测和随访、患者教育。

第一节 2 型糖尿病简介

一、定义及流行病学

（一）定义

糖尿病（diabetes mellitus，DM）是由不同原因引起胰岛素分泌缺陷和/或胰岛素作用缺陷导致糖、蛋白质、脂肪代谢异常，以慢性高血糖为突出表现的疾病。其临床表现为多尿、多饮、多食、消瘦，可并发眼、肾、神经、心脏、血管等组织的慢性损伤，病情严重时可发生急性代谢紊乱，如酮症酸中毒、高渗性昏迷等。

（二）流行病学

2021 年 12 月国际糖尿病联盟（International Diabetes Federation，IDF）发布的最新第十版全球糖尿病地图（IDF Diabetes Atlas）显示，2021 年全球约 5.37 亿成年人（20 ~ 79 岁）患有糖尿病（即 10 个人中就有 1 人为糖尿病患者）；预计到 2030 年，该数字将上升到 6.43 亿；到 2045 年将上升到 7.83 亿。在此期间，世界人口估计增长 20%，而糖尿病患者人数估计增加 46%。大约三分之一（32.6%）的糖尿病死亡患者年龄不到 60 岁。在 20 ~ 79 岁人群中，女性的糖尿病患病率（10.2%）略低于男性（10.8%）。2021 年，男性糖尿病患者总数比女性多 1 770 万。

排除掉 COVID – 19 大流行相关的死亡风险，2021 年，估计有 670 万 20 ~ 79 岁成年人因糖尿病或其并发症死亡，占该年龄段整体死亡的 12.2%。糖尿病地图显示，20 ~ 79 岁糖尿病患者数量最多的国家是中国、印度和巴基斯坦。预计到 2045 年，前三名的排名将保持不变。

二、临床表现和并发症

2 型糖尿病以成年人多见，常在 40 岁以后起病，常在健康体检时与血脂异常、高血压等疾病同时或先后发现。大多数患者起病隐匿，早期一般无明显的不适和临床表现。待出现典型症状时，患者的高血糖状态已较为严重。糖尿病的典型症状为高血糖相关的"三多一少"（多尿、多饮、多食和体重减轻）和皮肤感染、乏力、视力改变等症状和临床表现。随着疾病的发展，糖尿病患者会逐渐出现多系统损伤，并出现并发症相关的临床症状。2 型糖尿病常见的慢性并发症如下：①糖尿病肾病：糖尿病肾病是指由糖尿病所致的慢性肾脏病，病变可累及全肾（包括肾小球、肾小管、肾间质等），最终可导致肾功能衰竭；②视网膜病变：血糖长期升高可导致视网膜血管病变，引起视力下降甚至失明，并发其他眼部疾病如青光眼、白内障、缺血性视神经病变等的概率亦会增加；③神经病变：神经病变是糖尿病最常见的慢性并发症，其中以双侧远端对称性肢体疼痛、麻木、感觉异常、袜套样感觉等症状最具代表性；④下肢动脉病变：下肢动脉病变表现为下肢动脉的狭窄或闭塞。其主要病因是动脉粥样硬化，但动脉炎和栓塞等也可导致下肢动脉病变，糖尿病患者下肢动脉病变通常是指下肢动脉粥样硬化性病变；⑤糖尿病足：糖尿病足是糖尿病严重和治疗费用高的慢性并发症之一，重者可以导致截肢和死亡，表现为足部出现感染、溃疡或组织的破坏，通常伴有下肢神经病变和/或周围动脉病变。

三、病因、诊断和分型

糖尿病是一种以慢性高血糖为特征的复杂多样性代谢紊乱。其临床表现和疾病进展不仅与疾病表型有关，而且取决于胰岛 β 细胞产生胰岛素的功能障碍程度和/或靶组织（如肝肌肉和脂肪）对胰岛素作用的反应。根据 WHO 病因学分型体系，糖尿病分为四种类型：①1 型糖尿病（由于自身免疫性 β 细胞破坏，通常导致绝对胰岛素缺乏）；②2 型糖尿病（由于胰岛素抵抗背景下 β 细胞胰岛素分泌逐渐丧失）；③妊娠糖尿病（妊娠中期或妊娠晚期确诊的糖尿病，在妊娠前没有明确的显性糖尿病）；④由其他原因导致的特定类型的糖尿病，例如单基因糖尿病综合征（如新生儿糖尿病和青少年发病的成年型糖尿病）、外分泌胰腺疾病（如囊性纤维化和胰腺炎）和药物或化学诱导的糖尿病（如使用糖皮质激素、治疗艾滋病毒/成人免疫缺陷综合征或器官移植后）。

《中国 2 型糖尿病防治指南（2020 年版）》对于 2 型糖尿病的诊断依据为静脉血浆葡萄糖而不是毛细血管血糖测定结果，详见表 5 – 1。

表 5 - 1　糖尿病诊断标准

诊断标准	静脉血浆葡萄糖或 HbA1c
（典型糖尿病症状加上以下指标异常）	
随机血糖	≥11.1mmol/L
或空腹血糖	≥7.0mmol/L
或 OGTT 2h 血糖	≥11.1mmol/L
或 HbA1c	≥6.5%

注：OGTT 为口服葡萄糖耐量试验；HbA1c 为糖化血红蛋白。典型糖尿病症状包括烦渴多饮、多尿、多食、不明原因体重下降；随机血糖指不考虑上次用餐时间一天中任意时间的血糖，不能用来诊断空腹血糖受损或糖耐量降低；空腹状态指至少 8 小时没有进食热量。无典型糖尿病症状者，需改日复查确认。

第二节　2 型糖尿病的疾病治疗

医学营养治疗和运动治疗是控制 2 型糖尿病高血糖的基本措施。但 2 型糖尿病为进展性疾病，当患者仅通过饮食和运动不能使血糖控制达标时，应及时采用药物治疗。

一、口服降糖药物

高血糖的药物治疗多基于纠正导致人类血糖升高的两个主要病理生理改变——胰岛素抵抗和胰岛素分泌受损。根据作用效果的不同，口服降糖药可分为以促进胰岛素分泌为主要作用的药物和通过其他机制降低血糖的药物。前者主要包括磺胺类、格列奈类、二肽基肽酶 IV 抑制剂（DPP - 4i），后者主要包括双胍类、噻唑烷二酮类（TZD）、α - 糖苷酶抑制剂和钠 - 葡萄糖协同转运蛋白 2 抑制剂（SGLT2i），各类药物的特点详见表 5 - 2。

1. **双胍类药物**（Biguanide）

目前临床上使用的双胍类药物主要是盐酸二甲双胍。双胍类药物的主要药理作用是通过减少肝脏葡萄糖输出和改善外周胰岛素抵抗而降低血糖。二甲双胍的常见不良反应包括胃肠道反应如腹泻、恶心、呕吐，以及口腔出现金属味，罕见的不良反应如乳酸酸中毒等。

2. **磺胺类药物**（sulfonylurea，SU）

磺胺类药物属于胰岛素促泌剂，主要药理作用是通过刺激胰岛 β 细胞分泌胰岛素，提高体内的胰岛素水平而降低血糖。磺胺类降糖药的不良反应包括低血糖、体重增加、过敏皮疹、胃肠道反应等。

3. **格列奈类药物**（Glinide）

格列奈类药物为非磺胺类胰岛素促泌剂，此类药物主要通过刺激胰岛素的早时相分泌而降低餐后血糖，也有一定的降空腹血糖作用。常见不良反应是低血糖和体重增加，但低血糖的风险和程度较磺胺类药物轻。

4. 噻唑烷二酮类药物 (thiazolidinedione, TZD)

噻唑烷二酮类药物主要通过提高靶细胞对胰岛素作用的敏感性而降低血糖。噻唑烷二酮类药物单独使用时不增加低血糖风险，但与胰岛素或胰岛素促泌剂联合使用时可增加低血糖风险。体重增加和水肿是噻唑烷二酮类药物的常见不良反应，这些不良反应在此类药物与胰岛素联合使用时表现更加明显。同时，噻唑烷二酮类药物可能会增加罹患心力衰竭和骨折的风险。

5. α - 糖苷酶抑制剂 (α-Glucosidase inhibitor)

α - 糖苷酶抑制剂通过抑制碳水化合物在小肠上部的吸收而降低餐后血糖，适用于以碳水化合物为主要食物成分的餐后血糖升高患者。α - 糖苷酶抑制剂可与双胍类、SU、TZD 或胰岛素联用。主要不良反应为胃肠道反应（如腹胀、嗳气等），通常不会引起低血糖。

6. 二肽基肽酶 IV 抑制剂 (DPP-4 inhibitor, DPP-4i)

DPP-4i 通过抑制二肽基肽酶 IV (DPP-4) 而减少 GLP-1 在体内的失活，使内源性 GLP-1 水平升高。GLP-1 以葡萄糖浓度依赖的方式增加胰岛素分泌，抑制胰高糖素分泌，发挥降糖作用。常见不良反应为流感样症状，如流涕、喉咙痛、肌肉骨疼痛、头痛等。

7. 钠 - 葡萄糖协同转运蛋白 2 抑制剂 (sodium-dependent glucose transporters 2 inhibitor, SGLT2i)

SGLT2i 可抑制肾脏对葡萄糖的重吸收，降低肾糖阈，从而促进尿糖的排出。SGLT2i 的常见不良反应为泌尿系统和生殖系统感染及与血容量不足相关的不良反应，罕见不良反应包括糖尿病酮症酸中毒 (DKA)。

表 5-2　糖尿病治疗药物及特点

分类	机制	HbA1c 下降	低血糖风险	体重影响	脑血管疾病 (Cardiovascular disease, CVD) 风险	不良反应或注意事项
双胍类	减少肝脏葡萄糖输出和改善外周胰岛素抵抗	1% ~2%	没有	下降	潜在有益	胃肠道反应，乳酸酸中毒，维生素 B 缺乏
SU	增加胰岛素分泌，可能降低胰岛素抵抗	1% ~2%	有	增加	增加	胃肠道反应、口腔金属味、头痛、皮疹
TZD	减少游离脂肪酸和炎症细胞因子，提高脂联素水平，改善胰岛素抵抗和 β 细胞衰竭	0.5% ~0.8%	没有	无	吡格列酮潜在有益	外周水肿、头痛、头晕、关节痛、血红蛋白下降、血细胞比容降低、骨折、膀胱癌、合用胰岛素可导致心衰

（续上表）

分类	机制	HbA1c 下降	低血糖风险	体重影响	脑血管疾病（Cardiovascular disease，CVD）风险	不良反应或注意事项
α-糖苷酶抑制剂	延缓碳水化合物的肠道吸收，降低餐后血糖	0.5%~0.8%	没有	无	未知	肠胃胀气、腹泻、腹痛
DPP-4i	减少内源性 GLP-1 降解	0.5%~0.9%	低	无	中性	流感样症状，如流涕、喉咙痛、肌肉骨疼痛、头痛等，少见便秘
SGLT-2i	抑制钠-葡萄糖协同转运蛋白 2，减少肾内葡萄糖再吸收，增加葡萄糖尿排泄	0.5%~1.5%	有	降低	有益	胃肠道副作用常见，恶心、呕吐、腹泻
GLP-1RA	减少内源性 GLP-1 降解	0.5%~0.7%	低	降低	恩格列净降低	生殖器感染、多尿、排尿困难、尿路感染、血脂异常、便秘、口渴、恶心、肾功能损害、血细胞比容增加
胰岛素	激素替代疗法	1.0%~2.5%	高	增加	甘精胰岛素为中性	注射部位脂肪萎缩、脂肪异常增生、过敏

二、注射用降糖药物

（一）胰岛素

胰岛素治疗是控制高血糖的主要手段，主要用于 T1DM 患者（必须）和口服降糖药控制效果不佳的 T2DM 患者以降低其血糖水平，降低糖尿病并发症的发生风险。

1. 胰岛素治疗的适应证

（1）1 型糖尿病（胰岛素绝对不足）。

（2）2 型糖尿病发生下列情况时必须使用胰岛素治疗：①非酮症高渗性昏迷、乳酸酸中毒、酮症酸中毒或反复出现酮症；②糖尿病性视网膜病变发展至增殖期；③中重度糖尿病肾病；④中重度糖尿病神经病变；⑤合并严重感染、创伤、大手术、急性心肌梗死及脑血管意外等应激态；⑥肝功能及肾功能不全；⑦妊娠期及哺乳期；⑧患者同时患有需要糖皮质激素治疗的疾病；⑨新诊断的与 1 型糖尿病鉴别困难的消瘦的糖尿病患者；⑩在糖尿病病程中出现无明显诱因的体重下降时；⑪在生活方式和口服降糖药联合治疗的基础上仍未达标者；⑫经过最大剂量口服降糖药治疗后 HbA1c > 7% 者。

2. 胰岛素的分类和特点

医生和药师需要谨慎制订和调整胰岛素的治疗方案，而不同类型的胰岛素制剂具有不同的药物特点（详见表 5 - 3）。目前，胰岛素可根据不同药代动力学特征分类为：

（1）短效和速效胰岛素制剂。此类胰岛素制剂共有 4 种，分别为普通胰岛素、门冬胰岛素、赖脯胰岛素、谷赖胰岛素。普通胰岛素为短效的胰岛素，通常采用皮下注射给药，可迅速降低血糖。门冬胰岛素、赖脯胰岛素、谷赖胰岛素为速效胰岛素，具有起效快、维持时间短的特点。注射后，赖脯胰岛素可在 30 ~ 90 分钟达到峰值水平，而普通胰岛素的达峰时间为 50 ~ 120 分钟，同时赖脯胰岛素也具有较短的作用维持时间（门冬胰岛素和谷赖胰岛素具有与赖脯胰岛素相似的药代学和药效学性质）。此类药物可为糖尿病的治疗方案提供更灵活的选择，通常为餐前或餐后立即给药，给药后可模拟进食时的胰岛素释放，控制因进餐引起的血糖升高，速效和短效胰岛素一般不单独使用而需与长效胰岛素制剂合用以保证适当的血糖控制。

（2）中效胰岛素。中性鱼精蛋白锌（Neutral protamine Hagedorn，NPH）胰岛素（又称低精蛋白胰岛素）是在中性 pH 条件下与带正电荷的鱼精蛋白结合的结晶锌胰岛素混悬物。鱼精蛋白和胰岛素发生共轭结合，使得二者形成溶解性较差的复合物，进而导致胰岛素吸收延迟，因此该类制剂具有作用时间和维持时间居中的特点，通常与速效或短效胰岛素合用以控制进餐时间的血糖波动。

（3）长效胰岛素制剂。目前常用的长效胰岛素包括精蛋白锌胰岛素、甘精胰岛素、地特胰岛素、德谷胰岛素。此类药物起效慢，具有平稳、长效的降血糖作用，一日只需给药一次即可发挥持续的降血糖作用。

（4）胰岛素混合制剂。为了适应进一步的临床需要，将其中的短效制剂和中效制剂（R 和 N）进行不同比例的混合，即产生作用时间介于两者之间的预混胰岛素。预混胰岛素能兼顾患者对于基础和餐时胰岛素的需求。仅用一种胰岛素制剂就可以全面控制空腹及餐后血糖。这类胰岛素的共同特点是双时相作用，即混合后两种胰岛素各自发挥作用，使用方便。

（5）双胰岛素类似物。目前上市的双胰岛素类似物只有德谷门冬双胰岛素（IDegAsp）。德谷门冬双胰岛素是由 70% 的德谷胰岛素和 30% 的门冬胰岛素组合而成的可溶性胰岛素，与预混胰岛素类似，两种胰岛素组分在制剂中和体内均能独立存在，互不干扰，有效控制空腹血糖与餐后血糖。

表 5 - 3　常用胰岛素及其作用特点

胰岛素制剂	起效时间/h	达峰时间/h	作用持续时间/h
门冬胰岛素	0.17 ~ 0.25	1.0 ~ 2.0	4.0 ~ 6.0
赖脯胰岛素	0.17 ~ 0.25	1.0 ~ 1.5	4.0 ~ 5.0
谷赖胰岛素	0.17 ~ 0.25	1.0 ~ 2.0	4.0 ~ 6.0
中效人胰岛素（NPH）	2.5 ~ 3.0	5.0 ~ 7.0	13 ~ 16
甘精胰岛素 U100	2.0 ~ 3.0	无峰	30.0
甘精胰岛素 U300	6.0	无峰	36.0
地特胰岛素	3.0 ~ 4.0	3.0 ~ 14.0	24.0
德谷胰岛素	1.0	无峰	42.0
预混人胰岛素（30R，70/30）	0.5	2.0 ~ 12.0	14.0 ~ 24.0
预混人胰岛素（40R）	0.5	2.0 ~ 8.0	24.0
预混人胰岛素（50R）	0.5	2.0 ~ 3.0	10.0 ~ 24.0
预混门冬胰岛素 30	0.17 ~ 0.33	1.0 ~ 4.0	14.0 ~ 24.0
预混门冬胰岛素 50	0.25	0.50 ~ 1.17	16.0 ~ 24.0
预混赖脯胰岛素 25	0.25	0.50 ~ 1.17	16.0 ~ 24.0
预混赖脯胰岛素 50	0.25	0.50 ~ 1.17	16.0 ~ 24.0
德谷门冬双胰岛素（70/30）	0.17 ~ 0.25	1.2	>24.0

（二）胰高糖素样肽 - 1 受体激动剂（GLP - 1 receptor agonist，GLP - 1RA）

通过激活 GLP - 1 受体以葡萄糖浓度依赖的方式刺激胰岛素分泌和抑制胰高糖素分泌，同时增加肌肉和脂肪组织葡萄糖摄取，抑制肝脏葡萄糖的生成而发挥降糖作用，并可抑制胃排空，抑制食欲。GLP - 1RA 可有效降低血糖，能部分恢复胰岛 β 细胞功能，降低体重，改善血脂谱及降低血压。GLP - 1RA 的主要不良反应为轻至中度的胃肠道反应，包括腹泻、恶心、腹胀、呕吐等。这些不良反应多见于治疗初期，随着使用时间延长，不良反应逐渐减轻。

三、降糖药物治疗路径

（一）口服降糖药

二甲双胍作为目前临床上应用最多的降糖药物，其降糖作用确切，在临床上使用经验丰富，具有良好的降糖作用和优越的费效比，且不增加低血糖风险。以上多种优点使其成为所有无禁忌证 T2DM 患者的一线和基础治疗。当患者有二甲双胍禁忌证或不耐受二甲双胍不良反应时，可根据患者情况选择胰岛素促泌剂、α - 糖苷酶抑制剂、TZD、DPP - 4i、SGLT2i 或 GLP - 1RA。

　　T2DM 是一种进展性疾病，随着病程的进展，对于血糖的控制亦需随之提高，当单独使用二甲双胍治疗而血糖未达标，则应进行二联治疗。二联治疗的药物可根据患者病情特点选择。如果患者低血糖风险较高或发生低血糖的危害大（如独居老人、驾驶者等）则尽量选择不增加低血糖风险的药物，如 α - 糖苷酶抑制剂、TZD、DPP - 4i、SGLT2i 或 GLP - 1RA。

　　如患者需要降低体重则选择有体重降低作用的药物，如 SGLT2i 或 GLP - 1RA。如患者 HbA1c 与目标值距离较大则选择降糖作用较强的药物，如胰岛素促泌剂或胰岛素。部分患者在诊断时 HbA1c 较高，也可起始二联治疗。

　　二联治疗 3 个月不达标的患者，应启动三联治疗，即在二联治疗的基础上加用一种不同机制的降糖药物。如三联治疗血糖仍不达标，则应将治疗方案调整为多次胰岛素治疗（基础胰岛素 + 餐时胰岛素或每日多次预混胰岛素）。采用多次胰岛素治疗时应停用胰岛素促分泌剂。

　　并发症和合并症是 T2DM 患者选择降糖药的重要依据。合并动脉硬化性心血管疾病（arteriosclerotic cardiovascular disease，ASCVD）或心血管风险高危的 T2DM 患者，不论其 HbA1c 是否达标，只要没有禁忌证都应在二甲双胍的基础上加用具有 ASCVD 获益证据的 GLP - 1RA 或 SGLT2i。合并慢性肾脏病（Chronic Kidney Disease，CKD）或心力衰竭的 T2DM 患者，不论其 HbA1c 是否达标，只要没有禁忌证都应在二甲双胍的基础上加用 SGLT2i。合并 CKD 的 T2DM 患者，如不能使用 SGLT2i，可考虑选用 GLP - 1RA。如果患者在联合 GLP - 1RA 或 SGLT2i 治疗后 3 个月仍然不能达标，可启动包括胰岛素在内的三联治疗。合并 CKD 的糖尿病患者易出现低血糖，合并 ASCVD 或心力衰竭的患者低血糖危害性大，应加强血糖监测。如有低血糖，应立即处理。

（二）胰岛素治疗路径

1. 胰岛素起始治疗

根据患者具体情况，可选用基础胰岛素（中效胰岛素和长效胰岛素）、预混胰岛素或双胰岛素类似物起始胰岛素治疗。

（1）基础胰岛素：当仅使用基础胰岛素治疗时，可保留原有各种口服降糖药物，不必停用胰岛素促泌剂，联合中效胰岛素或长效胰岛素类似物进行睡前注射。

（2）预混胰岛素：①预混胰岛素包括预混人胰岛素和预混胰岛素类似物，根据患者的血糖水平，可选择每日 1 ~ 2 次的注射方案。当 HbA1c 比较高时，使用每日 2 次的注射方案。②每日 1 次预混胰岛素于晚餐前注射。根据患者空腹血糖水平调整胰岛素用量，通常每 3 ~ 5 天调整 1 次，根据血糖水平每次调整直至空腹血糖达标。③每日 2 次预混胰岛素：起始的胰岛素剂量按 1∶1 的比例分配到早餐前和晚餐前。根据空腹血糖和晚餐前血糖分别调整晚餐前和早餐前的胰岛素用量，每 3 ~ 5 天调整 1 次，根据血糖水平调整直到血糖达标。④T1DM 在蜜月期（应用胰岛素后减量或停用，血糖仍能维持在正常或接近正常范围内）阶段，可短期使用预混胰岛素每日 2 ~ 3 次注射。预混胰岛素不宜用于 T1DM 的长期血糖控制。

（3）双胰岛素类似物：德谷门冬双胰岛素（IDegAsp），于主餐前注射，根据空腹血糖水平调整剂量直至达标。肥胖或 HbA1c >8.0% 的患者可选择更高剂量起始。德谷门冬双胰岛素每天 1 次治疗，当餐后血糖仍控制不佳，或患者每天有两次主餐时，可考虑改为每天注射 2 次。

2. 胰岛素多次注射方案

在胰岛素起始治疗的基础上，经过充分的剂量调整，如患者的血糖水平仍未达标或出现反复的低血糖，需进一步优化治疗方案。可以采用基础胰岛素 + 餐时胰岛素（2~4 次/天）或预混胰岛素类似物（2~3 次/天）进行胰岛素强化治疗。

3. 持续皮下胰岛素输注

持续皮下胰岛素输注（Continuous Subcutaneous Insulin Infusion，CSⅡ），即采用人工智能控制的胰岛素输入装置，通过持续皮下输注的一种胰岛素给药方式。这种方式可以最大限度地模拟人体生理性胰岛素分泌模式，从而达到更好地控制血糖的目的。

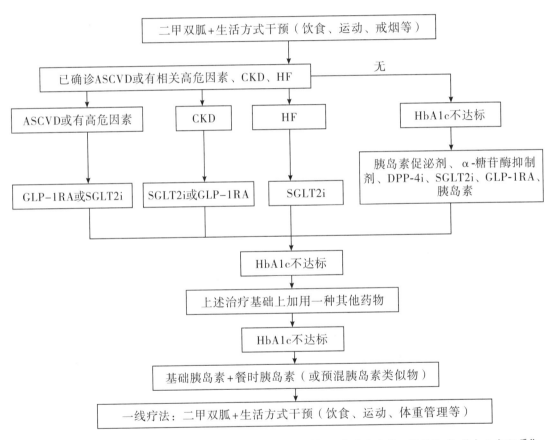

注：高危因素指年龄≥25 岁，伴"冠状动脉或颈动脉或下肢动脉狭窄≥50%"或"左心室肥厚"。HF 为心力衰竭。HbA1c 为糖化血红蛋白。

图 5-1 口服降糖药物治疗简易路径

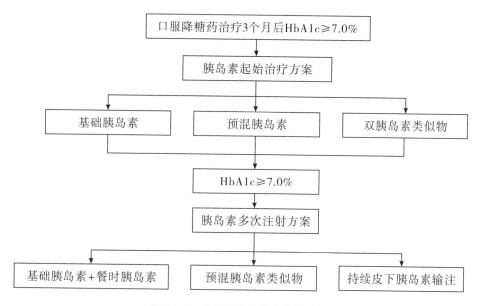

图 5-2　胰岛素药物治疗简易路径

第三节　2 型糖尿病药学监护

　　2 型糖尿病作为一种复杂多样的慢性疾病，患者往往需要长期专业的照护，药师在 2 型糖尿病的照护中，最具优势的任务是确保提供安全有效的药物治疗。药师在药学监护期间通过与其他医务人员进行多学科合作，可帮助患者达到如血糖、血压、血脂、身体质量指数（Body Mass Index，BMI）等临床结果以及经济、人文、社会等各方面结果的改善，提高 2 型糖尿病患者的健康和生活质量，即实现药学监护的核心目标。

　　药师执行糖尿病药物治疗管理，要遵循特定的步骤：

一、药学步骤

（一）评估

　　规范的评估有助于明确糖尿病的控制情况以指导治疗。对患者的全面评估还可以及时发现糖尿病并发症和伴发病，并给予相应的药物治疗，从而改善患者的预后。有效的评估对于制订合理的药物治疗方案具有重要意义。

　　1. 评估疾病控制情况

　　（1）通过 HbA1c 和患者自我血糖监测（self-monitoring of blood glucose，SMBG）指标判断其疾病缓解和控制情况，是否有病情进展或出现糖尿病并发症。

　　（2）评估除血糖外，血压、血脂、身体质量指数等各方面症状体征及实验室检查指标是否正常，患者是否有新发其他疾病或恶化。

（3）了解糖尿病或其他疾病对患者生活的影响程度以及患者的应对方式和效果。

2. 评估药物使用的适宜和合理性

（1）当前糖尿病治疗药物是否有效，是否能够改善患者血糖指数或"三多一少"等高血糖症状。

（2）患者是否清楚了解药物可能带来的不良反应，服药后是否出现不良反应，患者是否存在用药禁忌证。

（3）患者是否有良好的用药依从性，服药方式是否正确。

（4）若疗效欠佳或存在毒副反应，是否需要调整药物剂量、改变给药途径、更换治疗药物或联用其他药物。

（5）患者合并使用其他药物时，探讨是否影响到当前血糖的控制，是否存在药物相互作用，是否增加副作用或是否影响用药依从性。

（6）了解疾病控制不佳与治疗策略改变的相关性，是医生处方问题还是患者自身用药的问题。

3. 评估膳食和营养情况

（1）评估患者日常膳食结构是否合理，了解碳水化合物、脂肪、蛋白质、钠盐与微量元素的摄入情况。

（2）询问患者是否有饮酒史；若有，了解酒精摄入情况。

4. 评估运动锻炼情况

（1）了解患者对运动锻炼的认知程度，是否有执行障碍。

（2）评估康复锻炼频率和强度，是否有制订及执行科学的康复锻炼计划。

（二）拟订与执行监护计划

针对以上评估结果拟订监护计划。控制高血糖的策略是综合性的，应包括生活方式管理、血糖监测、糖尿病教育和降糖药物治疗等措施。

1. 药物治疗方案的制订和调整

（1）对患者病情进行评估后，针对所发现的问题，拟订改变医生处方行为或患者用药行为的方案。

（2）对患者的药物治疗方案给予科学的用药指导，使患者正确认识药物的疗效、注意事项及不良反应，并使患者知晓不良事件发生时的正确应对方法。

（3）对于服药配合度低的患者，制订详尽的服药日计划单，具体到每次服药的药名、剂量、时间、注意事项，督促其正确遵守治疗方案，达到最佳治疗效果。

大量的临床证据支持，控制血糖、血压、血脂对预防糖尿病患者的微血管和大血管并发症将带来益处。在2型糖尿病治疗的早期，设定最佳血糖指标尤其重要，因为这些指标的长期控制对于预防并发症的发生将产生"延续效应"。2024年美国糖尿病协会《ADA糖尿病医学诊疗标准》，对2型糖尿病的治疗指标作出了明确说明，详见表5-4。

表 5 - 4　2024 年 ADA 成人推荐血糖控制指标

指标	目标范围	临床应用
HbA1c	<7.0%（53mmol/mol），可根据个体特殊情况*放宽至<8.0%（64mmol/mol）	评估糖尿病患者控制的有效性，反映过去 2～3 个月血糖控制情况。研究表明 HbA1c 控制在 7% 以下可有效预防一系列微血管和大血管并发症的发生
餐前/空腹血糖	80～130mg/dL（4.4～7.2mmol/L）	
餐后（1～2h）血糖峰值	<180mg/dL（10.0mmol/L）	评估糖尿病治疗效果

注：* 指有严重低血糖史、预期寿命有限、有晚期微血管或大血管并发症、合并较多并发症以及糖尿病病程较长的患者，使用包括胰岛素在内的多种有效剂量的降糖药物但血糖仍难达标者。

因同一 HbA1c 水平的不同个体对应平均葡萄糖浓度跨度很大，除了考虑 HbA1c，还需考虑其他血糖评估方法：①SMBG，反馈实时血糖值，可促使糖尿病患者的血糖控制达标，其被 ADA 推荐为评价药物治疗效果和预防无症状性低血糖的一项重要措施。②持续葡萄糖监测（continuous glucose monitoring，CGM），反馈全天血糖值，可观测血糖波动趋势，可发现难以察觉的高或低血糖。

2. 膳食营养及饮酒管理

营养教育与管理有助于改善糖耐量，降低糖尿病前期发展为糖尿病的风险，并有助于减少糖尿病患者慢性并发症的发生。

（1）碳水化合物：糖尿病患者膳食中碳水化合物所提供的能量占总能量的 50%～65%，需严格控制蔗糖和果糖制品的摄入。在控制碳水化合物总量的同时应选择低血糖生成指数碳水化合物，可适当增加非淀粉类蔬菜、水果、全谷类食物，减少精加工谷类的摄入。

（2）脂肪：一般认为，膳食中脂肪提供的能量应占总能量的 20%～30%（优质脂肪可达 35%）。尽量限制饱和脂肪酸、反式脂肪酸和胆固醇的摄入。对于可改善血糖和血脂的单不饱和脂肪酸和 n－3 多不饱和脂肪酸（如坚果、鱼油）的摄入可适当增加。

（3）蛋白质：肾功能正常的糖尿病患者，推荐蛋白质的供能比为 15%～20%，并保证优质蛋白占总蛋白的一半以上。有显性蛋白尿或肾小球滤过率下降的糖尿病患者蛋白质摄入量应控制在每日 0.8 g/kg 体重。

（4）钠盐：食盐摄入量限制在每天 6g 以内，合并高血压的患者可进一步限制摄入量。

（5）微量元素：糖尿病患者容易缺乏 B 族维生素（长期服用二甲双胍可导致维生素 B_{12} 缺乏）、维生素 C、维生素 D 以及铬、锌、硒、镁、铁、锰等多种微量营养素，可根据营养评估结果适量补充。

（6）酒精：不推荐糖尿病患者饮酒。警惕酒精引发的低血糖。女性一天饮酒的酒精量不超过 15g，男性不超过 25g（15g 酒精相当于 350mL 啤酒、150mL 葡萄酒或 45mL 蒸馏酒）。每周饮酒不超过 2 次。

3. 运动监护计划

运动锻炼在 2 型糖尿病患者的综合管理中占重要地位。规律运动可增加胰岛素敏感性、改善体成分及生活质量，有助于控制血糖、减少心血管危险因素，而且对糖尿病高危人群一级预防效果显著。

（1）成年 T2DM 患者每周至少进行 150 分钟（如每周运动 5 天、每次 30 分钟）中等强度（保持 50%～70% 最大心率，运动时有点费力，心跳和呼吸加快但不急促）的有氧运动。中等强度的体育运动包括健步走、太极拳、骑车、乒乓球、羽毛球和高尔夫球等。

（2）如无禁忌证，每周最好进行 2～3 次抗阻运动（两次锻炼间隔≥48 小时），锻炼肌肉力量和耐力。锻炼部位应包括上肢、下肢、躯干等主要肌肉群，训练强度宜中等。联合进行抗阻运动和有氧运动可获得更大限度的代谢改善。

（3）T2DM 患者只要感觉良好，一般不必因高血糖而推迟运动。如果在进行剧烈的体力活动时血糖 >16.7mmol/L，则应谨慎，确保补充充足的水分。

（4）严重低血糖、糖尿病酮症酸中毒等急性代谢并发症、合并急性感染、增殖性视网膜病变、严重心脑血管疾病（不稳定型心绞痛、严重心律失常、一过性脑缺血发作）等情况禁止运动，病情控制稳定后方可逐步恢复运动。

（5）运动监护计划的制订需遵循个体化原则。运动项目要与患者的年龄、病情、喜好及身体承受能力相适应，并定期评估，适时调整运动计划。

4. 糖尿病的教育和管理

糖尿病是一种长期慢性的终身疾病，患者的日常行为和自我管理能力是影响糖尿病控制状况的关键因素之一。因此，糖尿病的患者教育和管理必须具有专业性和系统性。糖尿病自我管理教育和支持（Diabetes Self-management Education and Support，DSMES）对患者临床、教育、社会心理和行为方面的照护，掌握疾病管理所需的知识和技能，身心健康均有帮助。

《中国 2 型糖尿病防治指南（2020 年版）》中确立糖尿病教育的内容包括：①糖尿病的自然进程；②糖尿病的临床表现；③糖尿病的危害及如何防治急慢性并发症；④个体化的治疗目标；⑤个体化的生活方式干预措施和饮食计划；⑥规律运动和运动处方；⑦饮食、运动、口服药、胰岛素治疗及规范的胰岛素注射技术；⑧SMBG 和尿糖监测、血糖测定结果的意义和应采取的干预措施；⑨SMBG、尿糖监测和胰岛素注射等具体操作技巧；⑩口腔护理、足部护理、皮肤护理的具体技巧；⑪特殊情况应对措施（如疾病、低血糖、应激和手术）；⑫糖尿病妇女受孕计划及监护；⑬糖尿病患者的社会心理适应；⑭糖尿病自我管理的重要性。

5. 制订 SMBG 计划

SMBG 是糖尿病综合管理和教育的组成部分，可弥补 HbA1c 不能实时反映血糖水平和血糖波动的不足，建议所有糖尿病患者均需进行 SMBG。

（1）SMBG 控制目标。

推荐一般成人 T2DM 患者 SMBG 的空腹血糖控制目标为 4.4～7.0mmol/L，非空腹血糖目标为 <10.0mmol/L。空腹血糖和非空腹血糖目标也应个体化，老年、低血糖、高风险、预期寿命较短、有严重并发症或合并症的患者可适当放宽。

（2）SMBG 监测时间和频率。

SMBG 监测时间和频率应因人而异，不同个体在不同治疗阶段监测频率不同（见表 5 - 5），兼顾有效性和便利性。具体原则如下：①采用生活方式干预控制糖尿病的患者，可根据需要有目的地通过血糖监测了解饮食控制和运动对血糖的影响，从而调整饮食和运动方案。②使用口服降糖药者可每周监测 2~4 次空腹或餐后 2 小时血糖。③使用胰岛素治疗者可根据胰岛素治疗方案进行相应的血糖监测。使用基础胰岛素的患者应监测空腹血糖，根据空腹血糖调整睡前胰岛素的剂量；使用预混胰岛素者应监测空腹和晚餐前血糖，根据空腹血糖调整晚餐前胰岛素剂量，根据晚餐前血糖调整早餐前胰岛素剂量，空腹血糖达标后，注意监测餐后血糖以优化治疗方案。④特殊人群如围手术期患者、低血糖高危人群、危重症患者、老年患者、1 型糖尿病（T1DM）患者的监测，应遵循以上血糖监测的基本原则，实行个体化的监测方案。

表 5 - 5　SMBG 不同监测时间点的适用范围

监测时间点	适用范围
餐前	血糖水平很高或有低血糖风险时
餐后 2 小时	空腹血糖已获良好控制，但 HbA1c 仍不能达标者；需要了解饮食和运动对血糖影响者
睡前	注射胰岛素（特别是晚餐前注射）患者
夜间	胰岛素治疗已接近达标，但空腹血糖仍高者；疑有夜间低血糖者
其他	出现低血糖症状时应及时监测血糖；剧烈运动前后宜监测血糖

（三）随访评估

1. 第一次随访（一般两周后，可以电话随访）

（1）随访药物治疗效果。

①确认请医生调整药物治疗后，医生处方是否有更正，换药/停药/剂量调整是否正确。②确认患者用药配合度，胰岛素注射及储存方式是否正确。③确认患者没有因改药而致低血糖。④确认患者血糖控制是否达到目标。⑤确认药物副作用是否发生（如腹泻、排气、低血糖），患者能否忍受及教导患者如何处理。⑥如无法正确施打胰岛素，请患者回药房接受药师的指导。

（2）随访饮食适当性。

①确认患者是否能简要评估饮食含糖分量。②了解患者低血糖发生时的饮食内容为何，并依据饮食内容教导其如何修正。

（3）随访患者 SMBG 的适当性。

①患者是否能正确操作血糖机，回家后总共测量几次、测量时段。②核对记录，以发现是否有血糖过高或过低状况。③血糖仪问题排除：试纸过期或潮湿、未更换芯片、电池没电、试纸未完全插入机器、血量不足，其他非采指尖部位的采血因各厂家错误代码不

同，可依该厂家说明书（一般放于最后几页）加以处理。

2. 第二次随访（一般一个月后患者回药店领药时）

（1）随访上次建议的接受情形与药物治疗效果。

①可事先提醒按时回药店领药或就诊。②确认血糖控制是否达到目标。③确认请医生调整药物治疗后，医生处方是否有更正，换药/停药/剂量调整是否正确。④确认患者用药配合度，确认药物服用方式及剂量是否正确，检查剩药状况。⑤确认患者是否有因副作用发生而停药的状况。⑥药师应通过实际观看判断患者胰岛素的注射及储存方式是否正确，针对错误处进行教育。⑦确认患者没有因改药或服药错误而致低血糖。⑧确认患者是否吸烟，是否应执行戒烟计划。

（2）随访饮食适当性。

①再次确认患者对含糖食物的认知。②确认患者对糖类分量的估算是否合理，或有无实际执行，建议患者依前一餐饮食内容尝试估算。③若确认患者已学会糖类分量计算，可进一步指导。④搭配血糖监测，建议按照餐后减去餐前差值最大的那一餐进行饮食调整。⑤确认患者常食用的特殊配方营养食品。⑥确认患者是否有糖尿病合并肾病变：糖尿病合并肾病变时，除了要注意碳水化合物的量与分配外，还要注意限制蛋白质量、钠、钾、磷等电解质与水分。建议患者遵从营养师的指导，选用合适的低蛋白特殊配方营养食品。

（3）随访运动适当性。

①后续的随访，查看患者运动目标的执行进度及协助患者解决困境。②确认患者运动前是否已进行系统性完整健康检查，鼓励通过改变食物的种类和增加运动量来降低胰岛素抵抗和增加代谢。③体能活动的目标是每周至少应有 150 分钟，或每周至少 3 日，每日至少 20 分钟的强度稍强的体能活动。④饭后 1~2 小时为最佳运动时间，勿空腹运动。⑤运动有立即和迟来的降血糖效果，同时有导致夜间低血糖的可能。

（4）SMBG。

①仔细核对血糖仪数值与患者记录是否吻合。②检查 SMBG 记录内容是否完整：含血糖值、监测时点（餐前或餐后）、运动、饮食、胰岛素剂量。③检查 SMBG 记录内容，患者是否能主动、积极修正食物、体能活动及药物剂量。④对于一天需多次胰岛素注射或使用胰岛素泵的患者，一天应自我监测血糖三次以上。⑤家用血糖仪并不绝对准确，需要与实际检验的静脉血糖值进行比对。⑥除血糖监测数据外，也可测量血压及体重并记录。⑦检查注射部位是否有更换，避免皮下脂肪增生。

（5）填写完整糖尿病监护报告书给医生参考。如需进一步沟通，建议直接与医生联系及说明。

3. 年度随访

①在年底前一个月需再次提醒患者回医师门诊进行年度检查，项目包括：心电图检查、尿液微量白蛋白检查、眼底检查、腰臀围测量、足部检查、注射部位检查。②协助判读糖尿病监护之实验室检查数据，并加以解释或澄清，提供正确信息——血脂，血压，肝、肾功能等是否正常。③提醒患者控制好血糖可延缓并发症的发生。④评价戒烟计划是否有成效。⑤转诊情况的随访。⑥评价患者的糖尿病知识及自主管理能力是否仍需加强。⑦关注患者心理及社会问题。

二、小结

糖尿病管理是一个综合管理的过程，包括饮食控制、生活方式的调整、药物治疗等，需要血糖、血脂、血压等多项指标均达标，但是目前糖尿病的治疗中仍然存在很多问题：①患者糖尿病知识缺乏。对糖尿病早预防、早发现、早治疗的益处知之甚少，对定期监测血糖的意义不理解。②患者健康意识不足。不能正确对待自己的疾病，对医嘱的依从性差。③社会保障制度不够完善。患者看病的负担较重，以致疾病迅速发展至发生严重并发症的阶段。④医疗资源分布不均衡。边远或经济不发达地区的患者无法得到专科糖尿病教育和科学的管理和诊治。⑤正规医院教育缺乏。

在糖尿病患者治疗中，门诊及住院治疗只是整个治疗过程中的一小部分，更多需要患者进行自我护理，在治疗过程中需要医生、护士和药师相互协助。药师在糖尿病患者治疗干预中可以发挥多种作用，包括强化糖尿病患者用药依从性，对患者进行健康教育及帮助患者调整生活方式，从而与其他医护人员组成治疗团队，促进合理用药，提高糖尿病二级、三级预防的水平。但国内药师对患者实施干预的程度还不够深入，社区管理模式建立及运行与国外相比还存在较大差距，药师参与患者治疗的主动性不高，缺乏个体化的干预方案等，国内糖尿病慢病管理可借鉴国外模式，以期早日建立适合中国患者的干预模式。

慢病照护模式（Chronic Care Model，CCM）在患者、医务工作者和医疗政策共同干预的基础上提出了慢病管理的组织模式；有利于医生、护士、药师等团队成员相互协作，制订慢病管理计划，帮助患者发挥自我管理的作用，提高慢病照护的水平。CCM 的六大核心要素包括：①诊疗服务体系（跨学科团队协作）；②患者自我管理的支持；③方案的支持（基于循证、指南等）；④临床信息系统（参与诊疗人员可以容易获得患者和该群体的相关信息）；⑤适用于社区的资源和政策（支持健康生活方式）；⑥卫生系统（创建以提升诊疗质量为导向的政策）。其中药师在各级医疗机构中参与 2 型糖尿病照护最具优势的一点是确保提供负责任的药物治疗。

第四节　案例分析

一、病例描述

DC 是一位 58 岁的女性，在门诊进行糖尿病管理随访。该患者 1 年前诊断为 2 型糖尿病，虽然坚持服药但血糖控制不佳。最近，她工作压力大，工作时间长，并且经常吃快餐。她最近一次去糖尿病门诊是在一个月前。

既往史：2 型糖尿病，血脂异常，高血压。

药物史：

药品	英文通用名	用法用量
二甲双胍缓释片 1 000mg／片	Metformin	2 000mg po qd#60 片
格列吡嗪缓释片 10mg／片	Glipizide	20mg po qd#60 片
阿托伐他汀钙片 10mg／片	Atorvastatin	10mg po qd#30 片
赖诺普利片 10mg／片	Lisinopril	10mg po qd#30 片
善存	Centrum Silver	1 tab po qd#100 片

过敏史：青霉素（皮疹）。

社会史：（－）吸烟　　　（＋）饮酒，周六晚餐时 1 杯葡萄酒

职业：行政助理。

家族史：母亲：2 型糖尿病，78 岁时中风；父亲（已故）：84 岁时心肌梗死；妹妹：2 型糖尿病；哥哥：高血压。

系统回顾：

（－）头晕　　　　　　（－）呼吸急促　　　　　　（＋）多尿/多食/烦渴

（－）低血糖　　　　　（－）胸痛　　　　　　　　（＋）脚趾发麻，无改变

生命体征：血压 128/72mmHg，脉搏 76bpm，体重 90kg。

实验室指标：

指标	值	正常值范围	单位
门冬氨酸氨基转移酶	18	0～40	U/L
丙氨酸氨基转移酶	12	0～40	U/L
碱性磷酸酶	48	30～120	U/L
钠	137	135～149	mmol/L
钾	4.8	3.5～5.5	mmol/L
氯	101	96～110	mmol/L
二氧化碳	22	22～30	mmol/L
尿素/肌酐	10∶1.1	10∶1～20∶1	
空腹血糖	9	4.4～6.7	mmol/L
糖化血红蛋白	8.8%	4%～6%	
低密度脂蛋白	5.54	2.7～4.1	mmol/L
高密度脂蛋白	3.57	0.9～1.8	mmol/L
甘油三酯	1.04	0.5～1.7	mmol/L
总胆固醇/高密度脂蛋白	1.81	<1.7	mmol/L

SMBG 读数：空腹血糖读数：8.9～11.4mmol/dL↑（<6.7mmol/L）（160～206mg/dL）。

预防性照护：眼科检查：最近一次进行眼睛检查在 15 个月前；足部检查：4 个月前接受足部检查；接种流感疫苗：在最近的流感季节接种过；肺炎球菌疫苗接种：无；尿白蛋白筛查：最后筛查为阴性，在 14 个月之前筛查。

主观性资料：患者就餐不规律，由于工作时间长，常常在回家的时候买快餐吃。在外面就餐时她尽量选择相对健康的食物。

患者常常会在午休时走 15 分钟。

病例小结：58 岁女患者在门诊进行 2 型糖尿病管理随访。该患者 1 年前诊断为 2 型糖尿病，虽然坚持服药但血糖控制不佳。患者最近工作压力大，常常长时间工作，并且经常吃快餐。检查结果发现，空腹血糖高，糖化血红蛋白 8.8%；血脂高，TC、LDL 和 TG 都偏高，HDL 偏低，患者多尿、多饮、多食和脚趾发麻的症状没有改善。

二、作业题

1.【收集信息】列出需要收集的必要的主观和客观信息

2.【发现问题】根据提供的患者信息，分析患者的健康状况以及存在的问题并确定各问题的轻重缓急，重点分析药物相关性问题

3.【治疗目标和可选方案】制订一个个性化的、以患者为中心的、既遵循循证也符合成本效果的监护计划

4.【执行监护计划】与其他医护人员、患者或照护者协作执行监护计划，建议包括患者教育内容

5.【结果监测和评价】列出需要监测和评价的参数

6.【参考文献】列出主要的参考文献

参考文献

[1] American Diabetes Association. Standards of medical care in diabetes – 2023 [J]. Diabetes care, 2023, 46 (Suppl 1)：S1 – S284.

[2] SCHILLINGER D, PIETTE J, GRUMBACH K, et al. Closing the loop：physician communication with diabetic patients who have low health literacy [J]. Archives of internal medicine, 2003, 163 (1)：83 – 90.

[3] DEWALT D A, CALLAHAN L F, HAWK V H, et al. Health literacy universal precautions toolkit, 3rd edition [EB/OL]. https://www. ahrq. gov/health-literacy/improve/precautions/toolkit. html.

[4] 中华医学会糖尿病学分会. 中国 2 型糖尿病防治指南（2020 年版）[J]. 中华内分泌代谢杂志, 2021, 41 (5)：482 – 548.

[5] COSTA F, MIL J, ALVAREZ-RISCO A. The pharmacist guide to implementing pharmaceutical care [M]. 2019.

第六章

高血压药学监护和案例分析

学习目标

1. 明确高血压的治疗目标。
2. 了解及学习高血压的危险因素和并发症。
3. 了解高血压的主要症状，掌握合理使用不同抗高血压药物。
4. 制订个体化的药物监护计划，在合适途径下提供用药教育。

第一节　高血压简介

一、定义及流行病学

（一）定义

高血压（hypertension）是指以体循环动脉血压（收缩压和/或舒张压）增高为主要特征，可伴有心、脑、肾等器官的功能或器质性损害的临床综合征。近年来，人们对心血管病多重危险因素的作用以及心、脑、肾等靶器官保护的认识不断深入，高血压的诊断标准也在不断调整，新的高血压定义不再将高血压仅仅看作血压值的读数偏高，而认为是心血管疾病危险因素整体的一部分。

在未使用降压药物的情况下，非同日 3 次测量血压，收缩压（SBP）≥140mmHg 和（或）舒张压（DBP）≥90mmHg，即可诊断为高血压。SBP≥140mmHg 和 DBP＜90mmHg 为单纯性收缩期高血压。

若患者既往有高血压史，目前正在使用降压药物，则血压虽然低于 140/90 mmHg，也可诊断为高血压。

（二）流行病学

过去60年，我国曾进行过6次大规模高血压患病率的人群抽样调查。虽然各次调查的规模、年龄和诊断标准不尽一致，但基本上较客观地反映了我国人群60年来高血压患病率的明显上升趋势。在我国高血压人群中，绝大多数是轻、中度高血压（占90%），轻度高血压占60%以上。男性、中青年、农村和少数民族人群应为加强高血压防控的重点人群。《中国心血管健康与疾病报告2022》数据显示，2012—2015年我国成人高血压患者人数为2.45亿，血压正常高值人群也在不断增加。2015年≥18岁成人高血压人群的知晓率、治疗率、控制率已有一定提升，但总体仍处于较低水平，分别为51.6%、45.8%和16.8%。

二、分型、临床表现和并发症

高血压分为原发性高血压和继发性高血压，原发性高血压是一种以血压升高为主要临床表现而病因尚未明确的独立疾病，占所有高血压患者的90%以上。继发性高血压又被称为症状性高血压，在这类疾病中病因明确，高血压仅是该种疾病的临床表现之一，血压可暂时性或持久性升高。

作为一种常见的慢性疾病，高血压易造成心、脑、肾等靶器官功能损害，诱发糖尿病、心脏病、脑卒中和肾功能衰竭等一系列严重并发症，危害生命健康安全。早期的症状常在持续的血压升高前就有表现，可能无症状或症状不明显且因人而异，常见头晕、头痛、疲劳、心悸、记忆力减退、肢体麻木等，并且随着病程延长或血压持续升高，症状会逐渐加重。高血压的发展与心血管异常密切相关，这些异常损害着心脏、肾、脑、血管系统和其他器官，从而导致过早的病态和死亡。

高血压症状的严重程度与血压水平有一定关联，当血压突然升高到一定程度时甚至会出现剧烈头痛、呕吐、心悸、眩晕等症状，严重时会发生神志不清、抽搐，这就属于急进型高血压和高血压危重症，多数会在短期内发生严重的心、脑、肾等器官的损害和病变，如心梗、中风、肾衰等。

继发性高血压的临床表现主要是有关原发病的症状和体征，高血压仅是其症状之一。继发性高血压患者的血压升高可具有其自身特点，如主动脉缩窄所致的高血压可仅限于上肢、嗜铬细胞瘤引起的血压增高呈阵发性。

三、分级、分期和危险因素

确立高血压诊断，需要确定血压水平分级。一般基于诊室血压数值，对高血压进行分类和分级。目前认为同一血压水平的患者发生心血管病的风险不同，因此有了血压分期的概念，即发生心血管病危险度不同的患者，适宜血压水平应有不同。

（一）分级和分期

根据血压升高水平，又进一步将高血压分为1级、2级和3级（见表6-1）。在风险分层基础上，提出分期管理理念，即1期——危险因素阶段；2期——靶器官损害阶段：靶器官损害，慢性肾脏病（CKD）3期，无并发症的糖尿病；3期——临床合并症阶段：确诊脑血管疾病（CVD），CKD分期≥4期，或有并发症的糖尿病。

表 6 - 1　基于诊室血压的血压分类和高血压分级

分类	SBP（mmHg）和 DBP（mmHg）水平
正常血压	<120 和 <80
正常高值血压	120 ~ 139 和（或）80 ~ 89
高血压	≥140 和（或）≥90
1 级高血压（轻度）	140 ~ 159 和（或）90 ~ 99
2 级高血压（中度）	160 ~ 179 和（或）100 ~ 109
3 级高血压（重度）	≥180 和（或）≥110
单纯性收缩期高血压	≥140 和 <90

注：当 SBP 和 DBP 分属于不同级别时，以较高的分级为准。

（二）导致高血压的危险因素

（1）高钠低钾膳食：钠盐（氯化钠）摄入量与血压水平和高血压患病率呈正相关，而钾盐摄入量与血压水平呈负相关。

（2）超重和肥胖：身体脂肪含量和身体质量指数（BMI）都与血压水平呈正相关，BMI 每增加 3 kg/m^2，4 年内发生高血压的风险增加 50% ~ 57%。

（3）饮酒：过量饮酒也是导致高血压发病的危险因素，高血压患病率随饮酒量增加而升高。

（4）精神紧张：长期精神过度紧张也是导致高血压发病的危险因素，长期从事高度精神紧张工作的人群高血压患病率增加。

（5）其他危险因素：包括高龄、高血压家族史、缺乏体力活动等。除了高血压外，心血管病危险因素还包括吸烟、血脂异常、糖尿病和肥胖等。

第二节　高血压的疾病治疗

高血压的本质是心血管综合征，治疗应涵盖以下三方面的内容：①针对血压升高本身的降压治疗（分级）；②针对高血压病因的纠正和治疗（分型）；③针对合并的危险因素、靶器官损害和临床并发症的治疗（分期）。

一、启动时机

启动降压药物治疗的时机取决于包括血压水平在内的总体心血管风险。在启动药物治疗的同时，也需要干预生活方式，包括减轻并控制体重、减少脂肪和钠盐摄入、合理膳食、增加运动、戒烟限酒、减轻精神压力并保持心理平衡、改善睡眠质量等。

血压水平≥160/100mmHg 的高血压患者，应立即启动降压药物治疗；血压水平 140 ~ 159/90 ~ 99mmHg 的高血压患者，心血管风险为高危和很高危者应立即启动降压药物治疗；低危和中危者可改善生活方式 4～12 周，如血压仍不达标，应尽早启动降压药物治疗；血压水平 130～139/85～89mmHg 的正常高值人群，心血管风险为高危和很高危者应立即启动降压药物治疗；低危和中危者，目前没有证据显示可以从药物降压治疗中获益，建议继续进行生活方式干预。详细启动时机见图 6-1。

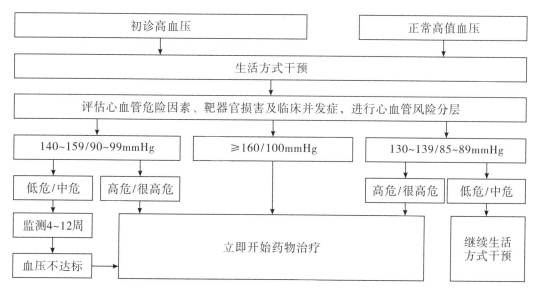

图 6-1　基于血压水平和心血管风险启动降压治疗的时机

二、降压药物的分类

对检出的高血压患者，应使用推荐的起始与维持治疗的降压药物，基本原则包括：降低风险、长效降压、联合治疗、起始剂量、服药时间及个体化给药。按照《中国高血压防治指南（2018 年修订版）》，降压药物的分类介绍如下：

1. 钙通道阻滞剂（calcium channel blocker，CCB）

CCB 通过阻断血管平滑肌细胞上的钙离子通道从而发挥扩张血管降低血压的作用，包括二氢吡啶类和非二氢吡啶类。二氢吡啶类 CCB 可与其他药物联合应用，尤其适用于老年高血压、单纯性收缩期高血压、伴稳定型心绞痛、冠状动脉或颈动脉粥样硬化及周围血管病患者。常见不良反应包括反射性交感神经激活导致心跳加快、面部潮红、脚踝部水肿、牙龈增生等。二氢吡啶类 CCB 没有绝对禁忌证，但心动过速与心力衰竭患者应慎用。急性冠状动脉综合征患者一般不推荐使用短效硝苯地平。常用的非二氢吡啶类 CCB 也可用于降压治疗，常见不良反应包括抑制心脏收缩功能和传导功能，有时也会出现牙龈增生、二至三度房室传导阻滞。心力衰竭患者禁忌使用。

2. 血管紧张素转换酶抑制剂（angiotensin converting enzyme inhibitor，ACEI）

ACEI 作用机制是抑制血管紧张素转换酶从而阻断肾素 - 血管紧张素系统发挥降压作用，此类药物降压作用明确，对糖脂代谢无不良影响。限盐或加用利尿剂可增强 ACEI 的降压效应。尤其适用于伴慢性心力衰竭、心肌梗死后伴心功能不全、代谢综合征、蛋白尿或微量白蛋白尿等患者。最常见不良反应为持续性干咳，多见于用药初期，症状较轻者可坚持服药，不能耐受者可改用血管紧张素Ⅱ受体拮抗剂（ARB），长期应用有可能导致血钾升高，应定期监测血钾和血肌酐水平。双侧肾动脉狭窄、高钾血症及妊娠期妇女禁用。

3. 血管紧张素Ⅱ受体拮抗剂（angiotensin receptor blockers，ARB）

ARB 作用机制是阻断血管紧张素Ⅱ受体从而发挥降压作用。适用于伴左心室肥厚、心力衰竭、心房颤动预防、糖尿病肾病、冠心病、代谢综合征、微量白蛋白尿或蛋白尿患者，以及不能耐受 ACEI 的患者。不良反应少见，偶有腹泻，长期应用可能导致血钾升高，应注意监测血钾及肌酐水平变化。双侧肾动脉狭窄、妊娠期妇女、高钾血症者禁用。

4. 血管紧张素受体脑啡肽酶抑制剂（angiotensin receptor neprilysin inhibitor，ARNI）

ARNI 既可阻断血管紧张素Ⅱ受体从而发挥降压作用，又可有效抑制利尿钠肽的降解，提高利尿钠肽的浓度，更适合老年高血压、盐敏感性高血压、高血压合并心力衰竭等患者。与 ACEI 和 ARB 相比，ARNI 可以进一步降低心衰的发病率及死亡率。ARNI 除了可引起高钾血症外，还可引起血管性水肿和咳嗽。应特别注意的是，ARNI 禁忌 ACEI 合用，因为在抑制脑啡肽酶的同时应用 ACEI 可能会增加发生血管性水肿的风险。

5. 利尿剂（diuretics）

利尿剂主要通过利钠排尿、降低高血容量负荷发挥降压作用。用于控制血压的利尿剂主要是噻嗪类利尿剂，此类药物尤其适用于老年高血压、单纯性收缩期高血压或伴心力衰竭患者，也是难治性高血压的基础药物之一。其不良反应与剂量密切相关，故通常应采用小剂量。噻嗪类利尿剂可引起低血钾，长期应用者应定期监测血钾，并适量补钾，痛风者禁用。对高尿酸血症，以及明显肾功能不全者慎用，后者如需使用利尿剂，应使用袢利尿剂，如呋塞米等。保钾利尿剂如阿米洛利、醛固酮受体拮抗剂如螺内酯等有时也可用于控制血压，在利钠排尿的同时不增加钾的排出。在与其他具有保钾作用的降压药如 ACEI 或 ARB 合用时需注意发生高钾血症的危险。螺内酯长期应用有可能导致男性乳房发育等不良反应。

6. α受体阻滞剂（α blockers）

α受体阻滞剂不作为一般高血压治疗的首选药，适用于高血压伴前列腺增生患者，也用于难治性高血压患者的治疗。开始给药应在入睡前，以预防体位性低血压发生，最好使用控释制剂。体位性低血压者禁用，心力衰竭者慎用。

7. β受体阻滞剂（β blockers）

β受体阻滞剂主要通过抑制过度激活的交感神经活性、抑制心肌收缩力、减慢心率从而发挥降压作用。高选择性β受体阻滞剂产生的不良反应较少，既可降低血压，也可保护靶器官、降低心血管事件发生的风险。β受体阻滞剂尤其适用于伴快速性心律失常、冠心病、慢性心力衰竭、交感神经活性增高以及高动力状态的高血压患者。常见的不良反应有疲乏、肢体冷感、胃肠不适等，还可能影响糖、脂代谢。二至三度心脏传导阻滞、哮喘患者禁用。糖脂代谢异常时一般不作首选，必要时也可慎重选用高选择性β受体阻滞剂。

8. 肾素抑制剂（renin inhibitor）

肾素抑制剂为一类新型降压药，作用于肾素-血管紧张素系统，可抑制血管紧张素Ⅱ和醛固酮的生产，可显著降低高血压患者的血压水平。

表 6 - 2　常用的口服降压药物品种及其使用注意事项

口服 降压药物	每天剂 量/mg	分服 次数	常见不良反应	适应证	主要的禁忌证	
					绝对禁忌	相对禁忌
钙通道阻滞剂（二氢吡啶类）						
氨氯地平	2.5 ~ 10	1	踝部水肿、头痛、面部潮红	老年高血压、周围血管病、单纯性收缩期高血压、稳定型心绞痛、颈动脉粥样硬化、冠状动脉粥样硬化		快速型心率失常、心力衰竭
硝苯地平缓释片	10 ~ 20	2				
硝苯地平控释片	30 ~ 60	1				
左旋氨氯地平	1.25 ~ 5	1				
非洛地平	2.5 ~ 10	1				
钙通道阻滞剂（非二氢吡啶类）						
维拉帕米	40 ~ 120	2 ~ 3	房室传导阻滞、心功能抑制	心绞痛、颈动脉粥样硬化、室上性心动过速	二至三度房室传导阻滞	心力衰竭
维拉帕米缓释片	120 ~ 240	1				
地尔硫䓬缓释片	90 ~ 360	1 ~ 2				
血管紧张素转换酶抑制剂（ACEI）						
卡托普利	25 ~ 300	2 ~ 3	咳嗽、血钾升高、血管性水肿	心力衰竭、心肌梗死后、左室肥厚、左室功能不全、颈动脉粥样硬化、非糖尿病肾病、糖尿病肾病、蛋白/微量白蛋白尿、代谢综合征	妊娠、高血钾、双侧肾动脉狭窄	
依那普利	2.5 ~ 40	2				
贝那普利	5 ~ 40	1 ~ 2				
雷米普利	1.25 ~ 20	1				
福辛普利	10 ~ 40	1				
西拉普利	1.25 ~ 5	1				
培哚普利	4 ~ 8	1				
咪达普利	2.5 ~ 10	1				

（续上表）

口服降压药物	每天剂量/mg	分服次数	常见不良反应	适应证	主要的禁忌证	
					绝对禁忌	相对禁忌
血管紧张素Ⅱ受体拮抗剂（ARB）						
氯沙坦	25～100	1	血钾升高、血管性水肿（罕见）	糖尿病肾病、蛋白尿、微量白蛋白尿、心力衰竭、左室肥厚、心房纤颤预防、ACEI引起的咳嗽、代谢综合征	妊娠、高血钾、双侧肾动脉狭窄	
缬沙坦	80～160	1				
厄贝沙坦	150～300	1				
替米沙坦	20～80	1				
坎地沙坦	4～32	1				
奥美沙坦	20～40	1				
血管紧张素受体脑啡肽酶抑制剂（ARNI）						
沙库巴曲缬沙坦	200～400	1	高血钾、咳嗽、血管性水肿	心力衰竭、左心室肥厚、慢性肾脏病	妊娠、高血钾、禁与ACEI联用	
噻嗪类利尿药						
氢氯噻嗪	6.25～25	1	血钾降低、血钠降低、血尿酸增高	心力衰竭、老年高血压、单纯性收缩期高血压	痛风	妊娠
吲达帕胺	0.625～2.5	1				
袢利尿药						
呋塞米	20～80	2	血钾降低	肾功能不全、心衰		低钾、肝昏迷
保钾利尿药						
氨苯蝶啶	25～100	1～2	血钾增高	心衰、肝腹水、肾病综合征、特发性水肿	糖尿病	高钾、急进性肾脏疾病
肾素抑制剂						
阿利吉仑	150～300	1	血钾升高、血管性水肿（罕见）	高血压	妊娠中晚期	
醛固酮受体拮抗剂						
螺内酯 依普利酮	20～40	1～3	血钾增高、男性乳房发育	心力衰竭、心肌梗死后	肾衰、高血钾	

（续上表）

口服降压药物	每天剂量/mg	分服次数	常见不良反应	适应证	主要的禁忌证	
					绝对禁忌	相对禁忌
α受体阻滞剂						
多沙唑嗪	1~16	1	体位性低血压	前列腺增生、高血脂	体位性低血压	心力衰竭
哌唑嗪	1~10	2~3				
特拉唑嗪	1~20	1~2				
β受体阻滞剂						
比索洛尔	2.5~10	1	支气管痉挛、心功能抑制	心绞痛、心肌梗死后、快速性心律失常、稳定型充血性心力衰竭	二至三度房室传导阻滞、哮喘	慢性阻塞性肺病、周围血管病、糖耐量低减、运动员
美托洛尔缓释片	47.5~190	1				
阿替洛尔	12.5~50	1~2				
普萘洛尔	30~90	2~3				
倍他洛尔	5~20	1				
α&β阻滞剂						
拉贝洛尔	200~600	2	体位性低血压、支气管痉挛	轻、中度高血压，心绞痛，充血性心衰	妊娠、哮喘	
卡维地洛	12.5~50	2				
中枢作用药物						
利血平	0.05~0.25	1	鼻充血、抑郁、心动过缓、消化性溃疡	高血压（二、三线）、偏头痛	妊娠	活动性溃疡、抑郁
可乐定	0.1~0.8	2~3	低血压、口干、嗜睡			
甲基多巴	250~1 000	2~3	肝功能损害、免疫失调			
直接血管扩张药						
米诺地尔	5~100	1	多毛症			
乌拉地尔	30~180	2	低血压	难治性、重度高血压	妊娠、哺乳、动静脉分流	
肼屈嗪	25~100	2	狼疮综合征			

固定配比复方制剂

复方利血平氨苯蝶啶片：利血平0.1mg/氨苯蝶啶12.5mg/氢氯噻嗪12.5mg/双肼屈嗪12.5mg

　　　　　　1~2片　　2~3　　消化性溃疡；头痛；血钾异常

氯沙坦钾/氢氯噻嗪：氯沙坦钾50mg/氢氯噻嗪12.5mg或氯沙坦钾100mg/氢氯噻嗪12.5mg

　　　　　　1片　　1　　偶见血管神经水肿，血钾异常

（续上表）

口服 降压药物	每天剂 量/mg	分服 次数	常见不良反应	适应证	主要的禁忌证	
					绝对禁忌	相对禁忌
缬沙坦/氢氯噻嗪：缬沙坦 80mg/氢氯噻嗪 12.5mg						
	1~2 片	1	偶见血管神经水肿，血钾异常			
厄贝沙坦/氢氯噻嗪：厄贝沙坦 150mg/氢氯噻嗪 12.5mg						
	1 片	1	偶见血管神经水肿，血钾异常			
依那普利/叶酸片：依那普利 10mg/叶酸片 0.8mg						
	1~2 片	1	咳嗽，恶心，偶见血管神经水肿			
氨氯地平/阿托伐他汀：氨氯地平 5mg/阿托伐他汀 10mg						
	1 片	1	头痛，踝部水肿，肌肉疼痛，转氨酶升高			
复方制剂的不良反应和禁忌证主要参考相关的单方制剂						

三、高血压药物的联合治疗

利尿药、β 受体阻滞剂、钙通道阻滞剂、血管紧张素转换酶抑制剂、血管紧张素 II 受体拮抗剂等，以及新的一类常用降压药物血管紧张素受体脑啡肽酶抑制剂均可作为初始和维持用药。应根据患者的危险因素、靶器官损害及合并临床疾病的情况，选择单一用药或联合用药。

表 6-3 常用降压药物的强适应证

适应证	CCB	ACEI	ARB	ARNI	利尿剂	β 受体阻滞剂
左心室肥厚	+	+	+	+	+ *	±
慢性冠心病	+	+	+	±	−	+
心肌梗死后	− a	+	+	±	+ c	+
心力衰竭	− b	+	+	+	+	+
心房颤动预防	−	+	+	±	−	−
脑血管病	+	+	+	±	+	±
颈动脉内中膜增厚	+	±	±	±	−	−
蛋白尿/微量白蛋白尿	−	+	+	+	+ *	−
肾功能不全	±	+	+	+	+ *	−
老年	+	+	+	+	+	−
糖尿病	±	+	+	+	±	−
血脂异常	±	+	+	±	−	−

注：+：适用；−：证据不足或不适用；±：可能适用；*：噻嗪类利尿药；a：对有心肌梗死病史者可用长效 CCB 控制血压；b：氨氯地平和非洛地平可用；c：螺内酯。

为了达到目标血压水平，许多高血压患者需要应用至少两种降压药物。两药联合时，降压作用机制应具有互补性，同时具有相加的降压作用，并可互相抵消或减轻不良反应。联合方案的制订和具体药物的选择应该根据个体特点和危险分层来确定，包括危险因素、血压水平、血压升高的原因、靶器官损害状态、药物经济学等因素来综合考虑决定。常用的联合用药方案有以下几种：

1. 二联用药

临床主要优先推荐的二联治疗方案有：

（1）ACEI 或 ARB + 噻嗪类利尿剂：可抵消两类药物对血钾离子水平的影响。

（2）二氢吡啶类 CCB + ACEI 或 ARB：有协同降压作用，且后者可部分阻断 CCB 所引起的心率加快、踝部水肿不良反应。

（3）CCB + 噻嗪类利尿剂：可降低高血压患者脑卒中发生的风险，也可以减轻 CCB 可能造成的踝部水肿。

（4）二氢吡啶类 CCB + β 受体阻滞剂：联合使用可抵消两者对心率的影响。

（5）ARNI 联合应用方案可参照 ACEI 或 ARB，但这三者之间一般不推荐联用，需要特别注意的是禁止 ARNI 联合应用 ACEI。

次要推荐使用的联合治疗方案有：利尿剂 + β 受体阻滞剂、α 受体阻滞剂 + β 受体阻滞剂、二氢吡啶类 CCB + 保钾利尿剂、噻嗪类利尿剂 + 保钾利尿剂。

不常规推荐的但必要时可慎用的联合治疗方案有：ACEI + β 受体阻滞剂、ARB + β 受体阻滞剂、ACEI + ARB、中枢作用药 + β 受体阻滞剂。

2. 多药联合

（1）三药联合方案最常用二氢吡啶类 CCB + ACEI（或 ARB）+ 噻嗪类利尿剂。

（2）四药联合主要适用于难治性高血压患者，可在上述三药联合的基础上根据患者具体情况增加一种药物，一般来说，醛固酮受体拮抗剂、螺内酯可作为三药联合基础之外的第四种药物给予治疗，不能耐受者可选择依普利酮。

（3）固定配比复方制剂是常用的一组高血压联合治疗药物，通常由不同作用机制的两种降压药组成固定复方制剂，详见图 6 - 2。

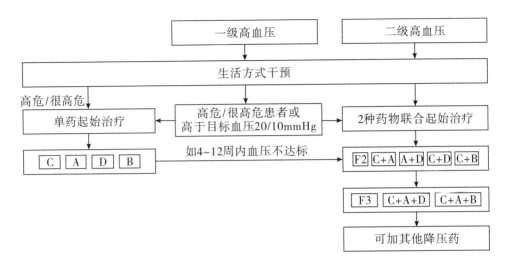

注：年龄≥80岁/衰弱的老年患者应单药起始治疗，1级高血压、年龄＜80岁/非衰弱的老年患者，也可考虑起始小剂量联合治疗。

无论单药治疗还是联合治疗，药物剂量应用到足剂量后再加用另一药物。

在可能的情况下，联合治疗均应优先选择单片复方制剂。

A 为 ACEI 或 ARB 或 ARNI；B 为 β 受体阻滞剂；C 为二氢吡啶类 CCB；D 为噻嗪类利尿剂；F2 为 2 种药物的单片复方制剂；F3 为 3 种药物的单片复方制剂。

图 6-2　选择单药或联合治疗的流程

第三节　高血压药学监护

高血压是最常见的慢性病，也是心脑血管病最主要的危险因素，可导致脑卒中、心力衰竭及慢性肾脏病等主要并发症，严重影响患者的生存质量，给家庭和国家造成沉重负担。因此高血压药物的用药教育和药学监护实施很有必要，这些知识都需要医务人员和药师在患者用药前及用药期间告知患者并不断强化其记忆。

一、降压药物治疗方案评估、疗效评估、安全性评估

高血压患者药学监护最核心的目标是通过识别、评估，最终预防或解决潜在的或实际存在的药物治疗相关问题，做到用药合理、安全、有效、经济。

高血压的药学监护不能仅聚焦在药物因素上，还应根据患者的合并症情况，选择合适的降压药物、选定合适的降压目标、指导其安全合理使用等。

（一）评估降压药物

根据患者的合并症情况，选择合适的降压药物：

（1）高血压合并慢性肾病的患者初始降压治疗应包括 1 种 ACEI 或 ARB，降低蛋白

尿、延缓肾功能的减退；血压控制不佳时，可以联合其他类别的降压药物。

（2）合并糖尿病时，首先考虑使用 ACEI 或 ARB，如需联合用药，应以 ACEI 或 ARB 为基础，加用利尿剂或二氢吡啶类 CCB，如合并心绞痛者可加用 β 受体阻滞剂；糖尿病合并高尿酸血症的患者慎用利尿剂，合并痛风患者禁用利尿剂；反复低血糖发作者慎用非选择性 β 受体阻滞剂。

（3）稳定型心绞痛患者首选 β 受体阻滞剂或 CCB；血压控制不佳时，可联合 ACEI 或 ARB 以及利尿剂；非 ST 段抬高心肌梗死患者首选 β 受体阻滞剂、CCB；血压控制不佳时，可联合 ACEI 或 ARB 以及利尿剂；ST 段抬高心肌梗死患者 ACEI 或 ARB 及 β 受体阻滞剂应于早期使用，以改善患者远期预后，血压控制不佳时，可联合 CCB 及利尿剂。

（4）高血压合并慢性射血分数降低的心力衰竭患者应首先推荐 ACEI（不能耐受者可使用 ARB）、ARNI、β 受体阻滞剂和醛固酮受体拮抗剂，可联合利尿剂及长效 CCB（氨氯地平、非洛地平）。

（二）评估降压目标

评估降压药物疗效最直接的方法就是评估患者血压是否达标。充分控制的血压有助于达到控制血压所带来的远期目标。不同高血压人群的血压控制目标见表 6-4。原则上，可在患者能耐受的情况下逐步实现降压达标；如能耐受，患者的血压水平还可以进一步降低。舒张压低于 60mmHg 的冠心病患者，应在密切监测血压的情况下逐渐实现降压达标。老年患者可适当放宽控制目标，比如对年龄在 80 岁以上的老年人，降压目标可放宽至 150/90mmHg。

表 6-4 不同高血压人群的血压控制目标

高血压患者	血压控制目标
一般高血压患者	<140/90mmHg
高血压伴慢性肾病	<130/80mmHg（有蛋白尿）；<140/90mmHg（无蛋白尿）
高血压伴糖尿病	<130/80mmHg
高血压伴冠心病	<140/90mmHg；如能耐受，<130/80mmHg
高血压伴脑卒中	<130/80mmHg
老年高血压	65~79 岁：<150/90mmHg，如能耐受，<140/90mmHg；>80 岁，<150/90mmHg
妊娠高血压	130~150/80~100mmHg
儿童/青少年高血压	血压控制在年龄－血压的 95 分位以下；合并肾脏疾病、糖尿病或出现靶器官损害时，血压控制在 90 分位以下

（三）评估降压药物用法用量

评估患者目前所使用药物的临床疗效和反应，了解疾病控制情况。降压药的使用剂量遵循的原则为：大多数患者采用常规剂量；老年人及高龄老年人初始治疗时通常采用较小的有效治疗剂量，根据治疗效果，可考虑逐渐增加至常用剂量或最大剂量。根据患者年龄、合并症等情况，在4~12周后血压可逐渐降至目标水平。

表6-5 常用降压药的初始剂量、常用剂量和最大剂量

药品类别	药品名称	初始剂量/(mg·d^{-1})	常用剂量/(mg·d^{-1})	服药次数	最大剂量/(mg·d^{-1})
CCB	氨氯地平	2.5~5	5~10	1	10
	左旋氨氯地平	1.25~2.5	2.5~5	1	5
	硝苯地平控释片	30	30~60	1	60
	非洛地平缓释片	2.5~5	5~10	1	10
ACEI	依那普利	10~20（肾性高血压≤5mg/d）	5~40	1	40
	福辛普利	10	10~40	1	40
	培哚普利	2~4	4~8	1	8
	贝那普利	5~10	5~40	1~2	40
	咪达普利	2.5~5	2.5~10	1	10
ARB	缬沙坦	80	80~160	1	160
	氯沙坦	25~50	25~100	1	100
	厄贝沙坦	75~150	150~300	1	300
	替米沙坦	20~40	20~80	1	80
ARNI	沙库巴曲缬沙坦	200	200	1	400
β受体阻滞剂	美托洛尔缓释片	23.75~47.5	47.5~190	1	190
	美托洛尔片	12.5~50	50~100	2	400
	比索洛尔	2.5	2.5~10	1	10
	普萘洛尔	10	30~60	3~4	200
α&β阻滞剂	卡维地洛	12.5	25	2	50
利尿剂	氢氯噻嗪	25	25~100	1~2	100
	吲达帕胺	1.25	1.25~2.5	1	2.5
	螺内酯	20	20	1~2	80
	呋塞米	20~80	20~80	1~2	600

（四）评估降压药物不良反应、注意事项、使用禁忌

评估患者服用的降压药是否存在禁忌证，从而规避不良反应发生；在药物之间存在矛盾时，需权衡利弊选用药物，能够指导患者识别和处理不良反应，必要时更换药品种类或减量使用。

表6-6　常见不良反应可能涉及的降压药物及处理措施

不良反应	降压药物	处理措施
电解质失衡	利尿剂	利尿剂可能导致低钾血症、低镁血症。出现低钾血症及低镁血症时，可多食用钾含量丰富的食物，如香蕉、橘子等，或加用ACEI、ARB、醛固酮受体拮抗剂以达到补钾、补镁的效果。血钾浓度为3.0～3.5mmol/L时可给予口服补钾治疗，血钾浓度<3.0mmol/L应采取口服和静脉联合补钾，必要时经深静脉补钾，并进行原发性醛固酮增多症的鉴别
头痛、面部潮红、踝部水肿	CCB	服用CCB导致血管扩张可能引起头痛、头晕和面部潮红，一般出现在用药初期，在用药一段时间后症状可自行消失或缓解。有些患者出现踝部水肿，一般为双侧对称，有时会出现指压凹陷。不良反应的发生呈剂量依赖性。处理方法包括减少剂量，改用其他CCB，或加用ACEI/ARB，如果水肿严重可停用CCB，换用其他种类的降压药
牙龈增生	CCB	CCB引起的牙龈增生，一般发生在服药后1～3个月，停药后1周左右肿大的牙龈即可缩小。牙龈增生严重者可能需要到口腔科进行处理。养成良好的口腔卫生习惯，有助于预防牙龈增生
血钾升高	ACEI、ARB、醛固酮受体拮抗剂	肾功能恶化、补钾、联用保钾药物或合并糖尿病患者易发生高钾血症。用药后1周应复查血钾，并定期监测，如血钾浓度>5.5mmol/L，应减少药物剂量或停用。血钾浓度>6.0mmol/时，应采取降低血钾的措施，如口服钾结合剂。ACEI、ARB、ARNI与醛固酮受体拮抗剂联用时，应同时使用袢利尿剂。通常使用ACEI、ARB、ARNI时不应同时加用钾盐，除非存在低钾血症
低血压	所有降压药物	降压药应从小剂量开始，特别是老年人和初次用药的患者，调整剂量时应根据患者血压、心率等进行，一次调整一种，不宜同时增加多种药物剂量
肾功能恶化	ACEI、ARB	肾功能不全患者起始治疗后1～2周内应监测患者肾功能，并定期复查。ACEI/ARB治疗初期，肌酐水平可有一定程度的增高，如肌酐水平增高<30%，无须特殊处理，但应加强监测；如肌酐水平增高>30%，应减量；若肌酐水平升高>50%或>310umol/L（35mg/L），应停用。大多数患者停药后，肌酐水平趋于稳定或降至治疗前水平。避免同时使用肾毒性药物如非甾体抗炎药（NSAID）
房室传导阻滞	β受体阻滞剂、维拉帕米、地尔硫䓬	用药后如出现心率低于50次/分，或有心动过缓有关的症状（头晕、疲劳），或出现二度及以上房室传导阻滞，应减量甚至停药

（续上表）

不良反应	降压药品	处理措施
咳嗽	ACEI	ACEI 引起的咳嗽特点为干咳，见于治疗开始的几个月内，停药后咳嗽消失，再次使用后干咳重现，高度提示 ACEI 是引起咳嗽的原因。咳嗽不严重可耐受者，可考虑继续使用，如持续咳嗽，影响正常生活及睡眠，可考虑停用 ACEI 换用其他类别的药物，如 ARB
血管性水肿	ACEI、ARB	ACEI、ARB 导致的血管性水肿较为罕见（发生率 <1%），当出现声带甚至喉头水肿等致命情况，需尽快就诊。多见于首次用药或治疗最初 24 小时内；发生血管性水肿患者终生禁用该类药物，且不应使用 ARNI
四肢无力、乏力	β 受体阻滞剂	多数可于数周内自行缓解，某些患者症状较严重需减量。如无力伴外周低灌注，则需停用，如需重新启用，需换用其他 β 受体阻滞剂
高尿酸血症	利尿剂	对于无症状的高尿酸血症患者无须治疗。如果出现利尿剂诱发的痛风，一般选用降尿酸药物治疗，如别嘌醇
乳房疼痛或乳腺增生	螺内酯	引起的男性乳房疼痛或乳腺增生症发生率约为 10%，为可逆性，可停药换用依普利酮
便秘	CCB	二氢吡啶类和非二氢吡啶类 CCB 均可能引起便秘、恶心、腹部不适，一般均能耐受，若症状持续且严重，则需要换药

（五）评估降压药物相互作用

高血压患者合并用药是常见现象。用好降压药物，除了关注降压效果之外，更不可忽视降压药与其他药物的相互作用。

1. CCB 类药物（如硝苯地平、非洛地平、氨氯地平等）

主要经肝脏 CYP3A4 代谢，CYP3A4 强抑制剂（如伊曲康唑、氟康唑、克拉霉素等）能够显著减慢这类药物的代谢，从而增强降压效果，可能导致严重低血压。CYP3A4 强诱导剂（如利福平、卡马西平、苯巴比妥、苯妥英等）能加快这类药物的代谢，造成血压升高或者血压剧烈波动，临床应该避免或谨慎合用。氨氯地平也具有 CYP3A4 中等抑制作用，与辛伐他汀合用时，辛伐他汀日剂量不能超过 20mg。

2. ACEI 和 ARB

此类药物较少发生药动学的相互作用。但是 ACEI/ARB 与某些药物存在药效学的相互作用：与保钾利尿药合用可导致高钾血症；与 ARNI 合用增加血管神经性水肿风险；糖尿病患者合用 ACEI 和阿利吉仑，双重阻断肾素 - 血管紧张素 - 醛固酮（RASS）系统，能增加低血压、高血钾和肾功能恶化的风险，应该避免合用。

ACEI 与非甾体抗炎药（NSAID）合用因水钠潴留而减弱降压效果，增加肾损伤风险。

3. β受体阻滞剂

脂溶性β受体阻滞剂（如普萘洛尔、美托洛尔等）在体内主要经 CYP2D6 代谢。CYP2D6 抑制剂（如普罗帕酮、美托洛尔、氟西汀、帕罗西汀等）可能减慢其代谢，导致严重心动过缓，特别是与抗抑郁症药物合用时。比索洛尔在体内经 CYP3A4 代谢，与 CYP3A4 强抑制剂可能存在药物相互作用。水溶性β受体阻滞剂（如阿替洛尔）不需要 CYP450 酶代谢，一般不存在代谢性相互作用。与其他负性肌力或负性频率的药物（如维拉帕米）合用能增加β受体阻滞剂的房室传导阻滞风险。

（六）评估可升高血压的药物

许多药物本身会引起血压升高，涉及的药物种类主要包括激素类药物、影响交感神经兴奋的药物、非甾体抗炎药、中草药等。一旦确定高血压与用药有关，应该尽量停用这类药物，换用其他药物或及时启动降压药治疗。

1. 激素类药物

雌激素类药物如雌二醇、结合雌激素等，可因水钠潴留、激活 RAS 系统以及胰岛素抵抗机制导致血压升高；孕激素类药物如醋酸甲羟孕酮等，大量使用会引起肾上腺皮质激素反应导致血压升高；雄激素如甲睾酮、苯丙酸诺龙等，可诱发红细胞增多症、影响钾离子通道等导致血压升高；甲状腺素钠可增强交感神经系统兴奋性导致血压升高；盐皮质激素和糖皮质激素类药物可不同程度增加钠的重吸收和促进钾的排泄导致高血压，可首选使用利尿剂降压，使用利尿剂治疗时注意患者的血钾水平。

2. 影响交感神经兴奋的药物

抗震颤麻痹药左旋多巴通过刺激突触后膜的多巴胺受体发挥抗震颤麻痹作用，同时有升压作用；$β_2$ 受体激动剂如沙丁胺醇、班布特罗、特布他林等，可增加细胞内环磷腺苷的合成导致血压升高；茶碱类如氨茶碱、多索茶碱，可促进内源性肾上腺素和去甲肾上腺素释放的增加导致血压升高；非甾体抗炎药如布洛芬、塞来昔布、双氯芬酸等，可引起水钠潴留、拮抗降压药物疗效等，导致血压升高，血压不稳定的高血压患者应避免长期大剂量使用此类药物，可首选 CCB 类药物降压治疗。

3. 中草药

甘草类如甘草酸二铵、复方甘草片等，因盐皮质激素产生过多、抑制组胺的合成及释放等机制可导致血压升高，停用后一般可自行恢复，使用过程中需严密监测血压；麻黄类如麻黄素滴鼻剂、含有麻黄素的复方制剂等，可直接激动肾上腺素 α 和 $β_2$ 受体，具有较显著的中枢兴奋作用等，导致血压升高，可选用 α 受体阻滞剂、β 受体阻滞剂降压治疗。

4. 其他

单胺氧化酶抑制剂如异烟肼、呋喃唑酮、酮康唑、利血平、三环类抗抑郁药等，可拮抗单胺氧化酶及其他酶类，不利于细胞内外的儿茶酚胺的灭活而使血管收缩作用增强，发生血压升高，可选用 α 受体阻滞剂降压治疗；噻唑烷二酮类降糖药如罗格列酮、吡格列酮，可引起水钠潴留发生血压升高；重组人促红细胞生成素可导致血管收缩、交感神经兴奋性增加从而发生血压升高，可考虑延长本药应用间隔。

（七）评估用药的经济性和依从性

高血压作为一种慢病，其治疗药物价格近几年在国内已有大幅下降，结合患者经济状况、当地降压药医保政策等因素，可以积极选择国家基本药物或医保集采品种，能够较大幅度地降低患者治疗费用。初始更换药品治疗，应观察降压疗效是否能够达标。

有些患者认为药物治疗达标后就不用继续治疗，并且降压药给一些患者带来的各种不适也会导致患者抵触治疗或者不规范治疗。药师在监护过程中，应从多方面指导，如通过用药教育让患者充分了解药物治疗方案以提高其服药意识，借助药盒、用药提醒工具，求助亲人朋友提醒服药等形式，多方面改善患者依从性。

二、高血压患者药学监护干预措施

药学监护的最终目标是预防或解决潜在或实际存在的药物治疗相关问题，并制定合理的干预计划和措施，对患者进行药学教育和相关教育。

（一）患者用药教育

患者用药教育应尽量使用通俗语言，且注意把握描述不良反应的尺度，避免引起患者不必要的恐慌。告知患者降压药用法用量及最主要的注意事项等，有条件者可给予药物教育材料，应整理患者所有服用药物的药物治疗清单。

（二）生活方式干预

生活方式的干预应贯穿于高血压患者治疗的始终，所有高血压患者，无论是否服用降压药，均可从生活方式调整中获益。药师应从合理膳食、控制体重、戒烟限酒、有氧运动以及心理调节等方面对其进行指导和干预。

（三）高血压患者的随访

定期有效的跟踪随访非常重要，可持续地为患者提供药物治疗建议，保障患者血压持续达标。随访需要关注：目前血压是否稳定达标、有无药物相关的不良反应、有无新增靶器官损害以及患者服药依从性如何，并记录重要的指标，如肝肾功能变化情况。

随访的时间间隔推荐意见如下：当患者为起始药物治疗或进行了药物治疗方案的调整，应在 2~4 周后随访；当达到血压控制目标且血压稳定后，若无急性靶器官损害，则每隔 3~6 个月随访；对高血压 2 级、有合并症、既往血压控制不佳、依从性差、进行性靶器官损害或出现药物不良反应的患者可增加随访频次。可采用面谈、电话或其他通信软件进行随访。

第四节　案例分析

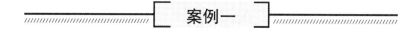

案例一

一、病例描述

男性患者，63 岁，5 年前诊断为原发性高血压，一直服用抗高血压药，血压控制尚可。自诉近期全身疲乏，四肢无力，其他无不适。

既往史：高血压 5 年。

药物史：

药品	英文通用名	用法用量
氨氯地平片 5mg/片	Amlodipine	5mg po qd #30 片
氢氯噻嗪片 25mg/片	Hydrochlorotjiazide	25mg po qd #30 片

过敏史：否认药物、食物过敏史。

社会史：（＋）吸烟嗜好，20～30 支/日　　（＋）饮酒

生命体征：脉搏 75bpm，呼吸 21bpm，血压 162/86mmHg，心率 75 次/分，体温 36.5℃。

诊断：原发性高血压。

实验室指标：

指标	值	正常值范围	单位
血压	162/86	<140/90	mmHg
白细胞计数	6.58	4～10	×10^9个/L
血红蛋白	131	120～180	g/L
钾	2.14	3.5～5.5	mmol/L
钠	143	135～149	mmol/L
氯	107.9	96～110	mmol/L
肌酐	93.1	52～115	μmol/L
尿素氮	6.7	1.8～7.1	mmol/L
丙氨酸氨基转移酶	32.1	0～40	IU/L

（续上表）

指标	值	正常值范围	单位
门冬氨酸氨基转移酶	10.8	0～40	IU/L
尿蛋白	阴性	阴性	
大便隐血	阴性	阴性	

心电图检查： 示窦性心律，正常心电图。

胸部 X 线检查： 提示左心室肥厚。

主观性资料： 患者自诉之前用药控制血压效果良好，约在半年前血压波动较大，在170～150/100～70mmHg 波动，自行增加药物剂量，服用氢氯噻嗪片 50mg qd、氨氯地平片 5mg qd，血压能够控制在 150/80mmHg 左右，后偶有乏力感，但不严重。昨日腹泻 4次，今早起床感觉四肢无力，全身疲乏感严重。

病例小结： 患者服用抗高血压药多年，近半年因自行增加药物剂量，平常偶有疲乏感，查阅该患者既往的检查结果，近半年血钾有一次低于正常范围（3.15mmol/L），结合本次入院检查，患者血钾离子浓度为 2.14mmol/L，考虑患者因钾离子浓度过低导致肢体乏力。结合患者近半年偶有乏力感，进一步考虑患者对氢氯噻嗪片引起的钾离子浓度降低比较敏感，因腹泻造成钾离子短时间大量丢失，加重了患者低钾血症的症状，导致四肢无力。在排除药物导致腹泻后，治疗上建议医生给予补钾治疗。考虑患者原有方案对血压控制不佳，患者擅自加用氢氯噻嗪，并导致既往血钾偏低一次，因此调整患者降压药，建议患者把氢氯噻嗪片更换为氯沙坦钾氢氯噻嗪片（海捷亚），并制订随访方案。在后期电话回访中，患者血压控制在 130/80mmHg 水平，且平常无乏力感。

二、作业题

1. 【收集信息】列出需要收集的必要的主观和客观信息

2. 【发现问题】根据提供的患者信息，分析患者的健康状况以及存在的问题并确定各问题的轻重缓急，重点分析药物相关性问题

3. 【治疗目标和可选方案】制订一个个性化的、以患者为中心的、既遵循循证也符合成本效果的监护计划

4. 【执行监护计划】与其他医护人员、患者或照护者协作执行监护计划，建议包括患者教育内容

5. 【结果监测和评价】列出需要监测和评价的参数

6. 【参考文献】列出主要的参考文献

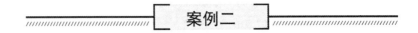

案例二

一、病例描述

男性患者，59 岁，发现血压升高 8 年余，血压最高可达 190/110mmHg，间断有头昏

不适，持续时间不一，休息后可好转；1 周前头昏症状加重，且出现胸闷，平躺更明显。

既往史： 高血压 8 年、冠心病、脑梗死。

药物史：

药品	英文通用名	用法用量
阿司匹林肠溶片 100mg/片	Aspirin	0.1g po qd #30 片
氨氯地平片 5mg/片	Amlodipine	5mg po qd #30 片
厄贝沙坦片 150mg/片	Irbesartan	150mg po qd #30 片
美托洛尔缓释片 47.5mg/片	Metoprolol	47.5mg po qd #30 片
阿托伐他汀钙片 10mg/片	Atorvastatin	10mg po qd #30 片
尼莫地平片 30mg/片	Nimodipine	30mg po tid #90 片
参芎葡萄糖注射液 100ml/支	Sdvice Mitiorrhgce	100ml Iv qd #14 支

过敏史： 否认药物、食物过敏史。

社会史： （＋）5 年前吸烟嗜好，20～30 支/日，现已戒烟 （＋）少量饮酒

生命体征： 脉搏 85bpm，呼吸 20bpm，血压 148/90mmHg，体温 36.6 ℃。

诊断： 原发性高血压（3 级，很高危）、陈旧性脑梗死。

实验室指标：

指标	值	正常值范围	单位
血压	148/90	＜140/90	mmHg
白细胞计数	4.5	4～10	$\times 10^9$ 个/L
血红蛋白	144	120～180	g/L
钾	4.3	3.5～5.5	mmol/L
钠	138	135～149	mmol/L
氯	102.4	96～110	mmol/L
肌酐	56	52～115	μmol/L
尿素氮	4.5	1.8～7.1	mmol/L
丙氨酸氨基转移酶	10.1	0～40	IU/L
门冬氨酸氨基转移酶	8.8	0～40	IU/L
空腹血糖	4.2	4.4～6.7	mmol/L
总胆固醇	8.8	3.0～5.7	mmol/L
甘油三酯	2.4	0.5～1.7	mmol/L
低密度脂蛋白	5.30	2.7～4.1	mmol/L
活化部分凝血活酶时间	28	25～37	S
国际标准化比值	1.2	0.8～1.2	
尿蛋白	阴性	阴性	
大便隐血	阴性	阴性	

心电图检查：示窦性心律，心电图正常。

胸部 X 线检查：双肺纹理增多，左心室肥厚。

磁共振：双侧额顶叶、侧脑室旁陈旧性脑梗。

心脏彩超：二尖瓣轻度反流、射血分数正常。

病例小结：患者因血压升高 8 年余伴头昏、胸闷入院。患者最高血压为 190/110mmHg，规律服用降压药。结合病情及病史，考虑该患者为：①高血压（3 级，很高危）；②陈旧性脑梗死；③疑似不稳定型心绞痛，必要时行冠脉影像学检查以明确。院内治疗方案为降压、扩管、调脂、控制心率等对症治疗。高血压 3 级（很高危）患者应及时启动降压药物治疗，且患者既往有过脑梗死，虽及时治疗后无明显后遗症，但高血压患者的脑卒中预防必须予以重视。入院后的相关检查提示患者血常规、血糖、肝肾功能、凝血功能均在正常范围，但血脂明显高于正常值，且以低密度脂蛋白升高为主。心脏彩超提示患者心功能正常。入院后针对高血压，医生给予氨氯地平片、厄贝沙坦片和美托洛尔缓释片进行降压，氨氯地平对于脑梗死的患者优先推荐，厄贝沙坦可改善患者心室重构，美托洛尔可降低患者心率，减少心脏做功；参芎葡萄糖可抗血小板聚集，扩张冠状动脉，改善微循环，抗心肌缺血。利用阿司匹林抗血小板治疗，阿托伐他汀钙对以低密度脂蛋白升高为主的高脂血症具有较好疗效，且具有稳定斑块作用，但患者血脂仍较高，可考虑加大阿托伐他汀钙片的剂量至 20mg/d。本次治疗方案总体合理，患者的病情在较短的时间内得到控制，但有两处可以进一步完善的地方：①治疗中选用了 ARB 和 β 受体阻滞剂联合降压、延缓心室重构，这两个药物无明显协同降压作用，考虑患者心率尚可，心功能正常，可不使用美托洛尔，改用利尿剂，如氢氯噻嗪片。②患者使用了氨氯地平片与尼莫地平片合用，两者都为同一类药物，尽管前者主要扩张外周血管，后者扩张脑血管，但这样联合疗效并不互补，且不良反应增加，建议选择一个药物即可，因为把血压控制到合理范围，对于脑血管同样有益处。CCB + 噻嗪类利尿剂也可降低高血压患者脑卒中发生的风险。

综上所述，药师建议医生使用氨氯地平、氢氯噻嗪、厄贝沙坦进行联合降压、改善心室重构、预防脑梗死。考虑患者依从性，氢氯噻嗪、厄贝沙坦可选择复方制剂如厄贝沙坦氢氯噻嗪片（150mg/12.5mg）。

二、作业题

1.【收集信息】列出需要收集的必要的主观和客观信息

2.【发现问题】根据提供的患者信息，分析患者的健康状况以及存在的问题并确定各问题的轻重缓急，重点分析药物相关性问题

3.【治疗目标和可选方案】制订一个个性化的、以患者为中心的、既遵循循证也符合成本效果的监护计划

4.【执行监护计划】与其他医护人员、患者或照护者协作执行监护计划，建议包括患者教育内容

5.【结果监测和评价】列出需要监测和评价的参数

6.【参考文献】列出主要的参考文献

参考文献

［1］中国高血压防治指南（2018 年修订版）［J］. 中国心血管杂志，2019，24（1）：24 – 56.

［2］国家心血管病中心. 中国心血管健康与疾病报告 2021［M］. 北京：科学出版社，2022.

［3］高血压患者药物治疗管理路径专家共识［J］. 临床药物治疗杂志，2022，20（1）：1 – 24.

［4］王延中. 中国慢性病调查与防治［M］. 北京：中国社会科学出版社，2011.

［5］潘新，徐亚伟，徐大春. 2017 年版《美国成人高血压防治指南》解读［J］. 上海大学学报（自然科学版），2018，24（3）：331 – 335.

［6］王鸿懿. 2018 欧洲高血压防治指南解读［J］. 中国医学前沿杂志，2018，10（10）：20 – 27.

第七章

高脂血症药学监护和案例分析

学习目标

1. 评估患者 ASCVD 风险。
2. 明确不同危险因素的患者 LDL-C 的目标水平。
3. 制订个体化调脂方案，包括改善生活方式、药物治疗、患者教育和监测指标。

第一节　高脂血症简介

一、定义及流行病学

（一）定义

血脂是血清中的胆固醇、甘油三酯（triglyceride，TG）和类脂（如磷脂）等的总称。与临床密切相关的血脂主要是胆固醇和 TG。在人体内胆固醇主要以游离胆固醇及胆固醇酯形式存在。TG 是甘油分子中的三个羟基被脂肪酸酯化而形成。循环血液中的胆固醇和 TG 必须与特殊的蛋白质即载脂蛋白（apolipoprotein，apo）结合形成脂蛋白，才能被运输至组织进行代谢。

脂蛋白分为乳糜微粒（chylomicron，CM）、极低密度脂蛋白（very low density lipoprotein，VLDL）、低密度脂蛋白（low density lipoprotein，LDL）、高密度脂蛋白（high density lipoprotein，HDL）和脂蛋白（a）[lipoprotein（a），Lp（a）]。

临床上血脂检测的基本项目为血清总胆固醇（serum total cholesterol，TC）、TG、低密度脂蛋白胆固醇（low density lipoprotein cholesterol，LDL-C）和高密度脂蛋白胆固醇（high density lipoprotein cholesterol，HDL-C）。对于任何需要进行心血管危险性评价和给予降脂药物治疗的个体，都应进行这四项血脂检测。

血脂异常通常指血清中胆固醇和（或）TG 水平升高，俗称高脂血症。实际上血脂异常也泛指包括低 HDL-C 血症在内的各种血脂异常。临床常将血脂异常分为高胆固醇血症、高甘油三酯血症、混合型高脂血症和低 HDL-C 血症。

（二）流行病学

近 30 年来，中国人群的血脂水平逐步升高，血脂异常患病率明显增加。2018 年全国调查数据显示，我国成年人血清 TC 平均为 4.8mmol/L，LDL-C 为 2.9mmol/L，TG 为 1.7mmol/L，血脂平均水平与以往调查结果相比明显升高，成人血脂异常患病率高达 35.6%。人群血清胆固醇水平的升高将导致 2010—2030 年我国心血管病事件发生数量约增加 920 万。我国儿童青少年高胆固醇血症患病率也有明显升高，预示未来中国成人血脂异常患病及相关疾病负担将继续加重。以 LDL-C 或 TC 升高为特点的血脂异常是动脉粥样硬化性心血管疾病（atherosclerotic cardiovascular disease，ASCVD）重要的危险因素；降低 LDL-C 水平，可显著减少 ASCVD 的发病及死亡危险。其他类型的血脂异常，如 TG 增高或 HDL-C 降低与 ASCVD 发病危险的升高也存在一定的关联。有效控制血脂异常，对我国 ASCVD 防控具有重要意义。

二、血脂异常的危险分层

LDL-C 或 TC 水平对个体或群体 ASCVD 发病危险具有独立的预测作用，但个体发生 ASCVD 危险的高低不仅取决于胆固醇水平高低，还取决于同时存在的 ASCVD 其他危险因素的数目和水平。全面评价 ASCVD 总体危险是防治血脂异常的必要前提。2023 年《中国血脂管理指南》建议血脂指南危险分层方案见图 7-1。

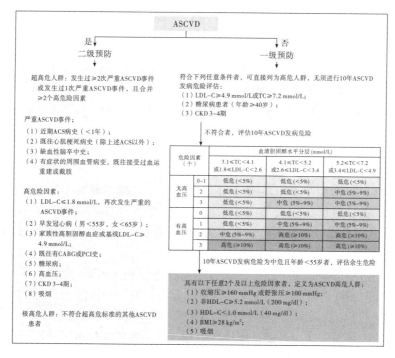

图 7-1 ASCVD 危险评估流程

第二节　高脂血症的疾病治疗

一、血脂异常治疗原则

血脂异常治疗的宗旨是防控 ASCVD，降低心肌梗死、缺血性脑卒中或冠心病死亡等心血管病临床事件发生危险。调脂治疗能使 ASCVD 患者或高危人群获益。临床应根据个体 ASCVD 危险程度，决定是否启动药物调脂治疗。

血脂异常尤其是 LDL-C 升高是导致 ASCVD 发生、发展的关键因素，因此，降低 LDL-C 水平是防控 ASCVD 危险的首要干预靶点。

2023 年《中国血脂管理指南》推荐调脂治疗目标值：超高危者 LDL-C < 1.4mmol/L，且较基线降低幅度 > 50%；极高危者 LDL-C < 1.8mmol/L，且较基线降低幅度 > 50%；中、高危者 LDL-C < 2.6mmol/L；低危者 < 3.4mmol/L。

要达到临床调脂目标，首选他汀类调脂药物。起始宜应用中等强度他汀，根据个体调脂疗效和耐受情况，适当调整剂量，若胆固醇水平不能达标，应与其他调脂药物联合使用。

血脂异常明显受饮食及生活方式的影响，饮食治疗和生活方式改善是治疗血脂异常的基础措施。无论患者是否进行药物调脂治疗，都必须坚持控制饮食和改善生活方式。

二、药物治疗

调脂药物包括多个种类，临床常用的有 3 - 羟基 3 - 甲基戊二酰辅酶 A（3-hydroxy-3-methylglutaryl-coenzyme A，HMG - CoA）还原酶抑制剂（他汀类）、胆固醇吸收抑制剂、胆酸螯合剂、纤维酸衍生物（贝特类）和烟酸类，以及前蛋白转化酶枯草溶菌素 9/kexin9 型（PCSK9）抑制剂等。

（一）他汀类

他汀类药物竞争性抑制 HMG - CoA 还原酶活性，能减少肝脏中的胆固醇合成。细胞内胆固醇浓度降低导致肝细胞表面的低密度脂蛋白受体（low density lipoprotein receptor，LDLR）的表达水平升高，使肝脏经血摄取 LDL-C 的水平升高，血浆中的 LDL-C 以及其他含 apoB 的脂蛋白（如富含 TG 的颗粒）浓度降低。

他汀类药物适用于高胆固醇血症、混合型高脂血症和 ASCVD 患者。不同种类与剂量的他汀类药物降脂幅度有较大差别（见表 7 - 1），但任何一种他汀剂量倍增时，LDL-C 进一步降低幅度仅约 6%，即所谓"他汀疗效 6% 效应"。相同用药剂量下 LDL-C 下降程度也具有相当大的个体间差异，可能是依从性不佳导致，也可能是由于遗传因素存在差异。

绝大多数人对他汀类药物的耐受性良好，其不良反应多见于接受大剂量他汀治疗者，常见不良反应有：肝功能异常；肌肉不良反应，包括肌痛、肌炎和横纹肌溶解；增加新发糖尿病危险等。他汀类药物在人类 ASCVD 防治史上具有里程碑式的意义。

大量临床研究证实了他汀类药物在冠心病二级预防中的重要作用，而且他汀类药物在心血管病高危人群一级预防中的作用也得到肯定。目前荟萃分析结果表明，他汀治疗的临床获益很大程度上与他汀类药物的种类无关，而是取决于 LDL-C 的降低程度。

表 7 - 1   不同他汀类药物降脂强度

他汀类药物	降脂强度
阿托伐他汀 40 ~ 80mg 瑞舒伐他汀 20mg	高强度（每日剂量可使 LDL-C 值降低超过 50%）
阿托伐他汀 10 ~ 20mg 瑞舒伐他汀 5 ~ 10mg 辛伐他汀 20 ~ 40mg 洛伐他汀 40mg 普伐他汀 40 ~ 80mg 氟伐他汀 80mg 匹伐他汀 2 ~ 4mg	中等强度（每日剂量可使 LDL-C 值降低 25% ~ 50%）

注：阿托伐他汀 80mg 中国人使用经验不足，须谨慎使用。

（二）胆固醇吸收抑制剂

胆固醇吸收抑制剂能有效抑制肠道内胆固醇的吸收。目前临床使用的胆固醇吸收抑制剂依折麦布是首个抑制肠道摄取饮食和胆汁胆固醇而不影响对脂溶性营养物质的吸收的降脂药物，通过抑制肠道在刷毛缘水平对胆固醇的吸收［与 Niemann-Pick C1 样蛋白 1（NPC1L1）相互作用］，从而减少运输至肝脏的胆固醇。运输到肝脏的胆固醇减少时，肝脏会上调 LDLR 表达水平，从而促进 LDL-C 从血液中的清除。

依折麦布的安全性和耐受性良好，其不良反应轻微且多为一过性，主要表现为头疼和消化道症状，与他汀联用时可发生转氨酶增高和肌痛等副作用，禁用于妊娠期和哺乳期妇女。

IMPROVE - IT 研究表明，急性冠状动脉综合征（acute coronary syndrome，ACS）患者在辛伐他汀基础上加用依折麦布能够进一步降低心血管事件发生危险。SHARP 研究显示，依折麦布和辛伐他汀联合治疗对改善慢性肾脏疾病（chronic kidney disease，CKD）患者的心血管疾病预后具有良好作用。

（三）PCSK9 抑制剂

PCSK9 是肝脏合成的分泌型丝氨酸蛋白酶，可与 LDL 受体结合并使其降解，从而减少 LDL 受体对血清 LDL-C 的清除。通过抑制 PCSK9，可阻止 LDL 受体降解，促进 LDL-C 的清除。研究结果显示，PCSK9 抑制剂无论单独应用或与他汀类药物联合应用均可明显降低血清 LDL-C 水平，同时可改善其他血脂指标，包括 HDL-C、Lp（a）等。

常用的有依洛尤单抗与阿利西尤单抗两种注射型 PCSK9 抑制剂，临床研究结果表明，该药可使 LDL-C 值降低 40%~70%，并可减少心血管事件发生，至今尚无严重或危及生命的不良反应报道。

（四）胆酸螯合剂

胆酸螯合剂主要为碱性阴离子交换树脂，在肠道内能与胆酸发生不可逆结合，因而阻碍胆酸的肠肝循环，促进胆酸随大便排出体外。胆酸螯合剂与胆酸在小肠结合后促进肝脏将肝内的胆固醇转化为胆汁酸，肝内的胆固醇减少又可促使 LDL 受体合成上调吸收血浆中的 LDL-C，从而降低血胆固醇水平。

胆酸螯合剂常见的副作用是胃肠道症状，包括便秘、胀气、恶心和上腹胀满。便秘患者慎用。

（五）贝特类

贝特类通过激活过氧化物酶体增殖物激活受体 α（peroxisome proliferator activated receptor-α，PPARα）和激活脂蛋白脂酶（lipoprotein lipase，LPL）从而降低血清 TG 水平和升高 HDL-C 水平。

常用的贝特类药物有：非诺贝特、苯扎贝特、吉非贝齐。贝特类常见不良反应与他汀类药物类似，包括肝脏、肌肉和肾毒性等，血清肌酸激酶和 ALT 水平升高的发生率均 <1%。

临床试验结果荟萃分析提示贝特类药物能使高 TG 伴低 HDL-C 人群心血管事件危险降低 10% 左右，但对心血管死亡、致死性心肌梗死或卒中无明显影响。因此，贝特类药物对脑血管疾病（cerebrovascular disease，CVD）结局的总体疗效比他汀类药物弱得多。

（六）烟酸类

烟酸也被称作维生素 B_3，属人体必需维生素。大剂量使用时具有降低 TC、LDL-C 和 TG 以及升高 HDL-C 的作用。其调脂作用的实现与抑制脂肪组织中激素敏感脂酶活性、减少游离脂肪酸进入肝脏和降低 VLDL 分泌有关。

烟酸类最常见的不良反应是颜面潮红，慢性活动性肝病、活动性消化性溃疡和严重痛风者禁用。

在他汀基础上联合烟酸的临床研究提示，与单用他汀相比，合用烟酸并未对心血管结局有任何有益影响，从而给烟酸在脂肪管理中的地位和临床获益带来了挑战。

三、非药物治疗

血脂异常与饮食和生活方式有密切关系，饮食治疗和改善生活方式是血脂异常治疗的基础措施，包括在满足每日必需营养的基础上控制总能量；合理选择各营养要素的构成比例；控制体重，戒烟，限酒；坚持规律的中等强度代谢运动。此外，血脂异常治疗还包括其他措施：脂蛋白血浆置换、肝移植、部分回肠旁路手术和门腔静脉分流术，作为辅助治疗措施用于高胆固醇血症患者。脂蛋白血浆置换效果肯定，但价格昂贵。

四、患者教育

1. 血脂异常的患者无论是否选择药物调脂治疗，都必须坚持控制饮食和改善生活方式

（1）要坚持低脂饮食，避免食用高胆固醇食物（如动物内脏、肥肉等），脂肪摄入优先选择富含 ω−3 多不饱和脂肪酸的食物（如深海鱼、鱼油、植物油）。

（2）控制体重：维持健康体重（BMI：$20.0 \sim 23.9 kg/m^2$），有利于血脂控制。

（3）身体活动：建议每周 5~7 天、每天 30 分钟中等强度代谢运动。对于 ASCVD 患者应先进行运动负荷试验，充分评估其安全性后，再进行身体活动。

（4）戒烟：完全戒烟和有效避免吸入二手烟，有利于预防心血管事件发生。

（5）限制饮酒：即使少量饮酒也可使高 TG 血症患者 TG 水平进一步升高。饮酒对于心血管事件的影响尚无确切证据，提倡限制饮酒。

2. ASCVD 等高危患者，建议在能耐受的情况下长期服用他汀治疗。严重高 TG 血症患者建议服用贝特类药物治疗。严重的高脂血症常需多种调脂药联合应用，才能获得良好疗效

（1）服药时间：他汀类药物建议睡前服用，因凌晨人体胆固醇合成最为活跃，睡前服用可使药物发挥更大的作用。他汀类和贝特类药物联合用药，建议采取晨服贝特类药物、晚服他汀类药物的方式。

（2）在每天的同一时间服药。如忘记服用，应尽快补服。如果已经接近下一次服药时间，则不要再服用，千万不要一次使用双倍的剂量。

（3）自我监测：服用他汀类或贝特类药物期间，注意观察有无肌痛、无力、茶色尿等情况，出现上述情况立即就诊。

3. 血脂异常患者应保持治疗监测与随访

（1）饮食与非药物治疗者，开始 3~6 个月后应复查血脂水平，如血脂控制达到建议目标，则继续非药物治疗，但仍须每 6 个月至 1 年复查 1 次，长期达标者可每年复查 1 次。

（2）服用调脂药物者，需要进行更严密的血脂监测。首次服用调脂药者，应在用药 4~6 周内复查血脂及转氨酶和肌酸激酶。如血脂能达到目标值，且无药物不良反应，逐步改为每 3~6 个月复查 1 次。如治疗 1~3 个月后，血脂仍未达到目标值，则需调整调脂药剂量或种类，或联合应用不同作用机制的调脂药进行治疗。每次调整调脂药种类或剂量后，都应在治疗 4~6 周内复查。

第三节　高脂血症药学监护

药师对血脂异常患者进行药学监护，应与医生、护士、营养师等合作组成医疗团队，共同照护患者达到控制血脂的目标。药师应从药物治疗角度切入，发现问题、解决问题、预防问题发生，与医生一起为患者拟订个体化的药物治疗方案并进行药学监护。

在拟订治疗方案前，药师应与医生合作，准确评估患者的基本资料、病情、病理生理状况、既往用药情况等；在选择治疗药物时，药师要充分考虑药物的有效性、安全性、经济性以及患者的依从性等因素，给临床医生提供合理的用药建议；在使用治疗药物时，药师应对患者进行用药教育和药学监护；在患者出院时，药师应对患者进行出院用药和生活方式指导；在患者出院后，药师应定期随访进行用药评估。同时，药师应该重视并培养患者及其家属的自我照护能力，尤其是在家的饮食控制、体重控制、运动、戒烟状况、服药依从性、药物不良反应观察等方面。

综上所述，药学监护主要包括三个步骤：①评估患者用药情况；②拟订并执行患者监护计划；③随访进行用药评估。下面具体介绍药师执行血脂异常患者药学监护的三大步骤。

一、血脂异常患者药学监护内容

药师对血脂异常患者进行药学监护，建议遵循以下步骤：

（一）评估

评估的目的是了解患者的用药需求，确认哪些疾病或医疗问题没有控制好，确认有哪些药物治疗问题存在并需要解决。评估工作是药学监护中最为重要的一步，要求药师与临床医生合作，并且患者也要配合。评估工作影响到患者药学监护流程的其他环节，甚至影响双方的沟通交流、信息的准确性、临床的决策、伦理判断、患者的依从性、患者满意度和临床结局等方面。评估工作主要包括以下项目（见表7-2）。评估期间，需要从患者那里采集大量的信息（见表7-3）。

表7-2 血脂异常患者药学监护评估项目

序号	评估工作项目	评估目的
1	与患者面谈	①与患者建立药学监护关系 ②收集患者基本资料和生活方式信息 ③获取患者对所患疾病及目前用药的认知程度 ④了解患者不良反应史和服药依从性状况 ⑤了解患者对血脂异常自我照护认知程度 ⑥了解患者需求
2	信息采集（包括医生问诊、药师问诊、病历记录等途径）	①了解患者的就诊原因、个人信息、临床查体与检验数据、临床诊断等 ②确定患者疾病控制情况 ③了解患者用药疗效和不良反应
3	药物治疗评估	①评估患者危险分层 ②评估患者调脂治疗是否达标 ③评估患者有无调脂药物的使用指征和禁忌 ④评估目前所用调脂药物的有效性、安全性和依从性 ⑤评估患者生活方式、病生状况、合并疾病及合并用药对调脂药物治疗的影响
4	药物治疗决策	确定患者药物治疗问题，制订合理的药物治疗方案

表 7 - 3　血脂异常患者药学监护评估所需要的患者信息

患者个人信息	患者用药体验	临床信息
年龄	服药态度	就诊原因
身高、体重	对用药的想法、理解等描述	相关病史
性别	用药行为	相关用药史
妊娠状态	药物不良反应史	既往失败的治疗
居住条件	生活方式	既往成功的治疗
工作	当前病情的用药记录	系统评估
联系方式	适应证	相关检验结果
地址	药品	评估药物副作用
电话	给药剂量	评估有效性
邮箱	治疗结局	评估安全性

（二）拟订与执行监护计划

目的是对医疗团队/患者提出解决药物治疗问题的方法，确立疾病控制/治疗目标，预防新问题发生。

监护计划项目包括：

（1）教育提高患者对血脂异常的认知，例如对于疾病和治疗方式的基本了解等。

（2）若发现处方医生用药需要调整，适时建议处方医生作处方用药的调整。

（3）教育患者正确了解调脂药物及其使用方法，并给予血脂异常用药宣传单张；注意肌病事件发生迹象，教育患者如何应对。

（4）教育血脂异常患者改变有关生活方式，例如低脂饮食、戒烟限酒、控制体重、适度运动等。

（5）教育提高血脂异常患者自我照顾能力。

（6）鼓励血脂异常合并心脑血管疾病患者在家自行监测血压、心率，合并糖尿病患者在家自行监测血糖，并定期作记录，以供后续随访作参考。

（7）根据患者 ASCVD 危险评估分层，确立治疗目标。

（8）根据治疗目标，设立随访时间。

（9）特殊情况将患者转介给血脂异常照顾团队的其他医疗人员，例如护士、营养师、肾科医生等。

（三）随访评估

目的是记录医疗团队/患者改变结果，评估实际疗效进展状态，评估有无新问题。

随访评估项目包括：

（1）可通过电话或在患者回药房调剂药品时随访。

（2）随访血脂异常控制是否得当。

（3）随访是否有药品不良反应特别是肌病的发生。

（4）随访上次对医生提出的建议，医生是否有修正处方用药。

（5）随访上次教育患者行为改变的内容，患者行为是否有所改变。

（6）每次随访皆依据患者目前状况，包括疾病状况、检验数据、用药情形，看是否有新问题出现，再次评估且拟订监护计划，持续随访。

（7）患者是否持续随访，主要根据患者是否已达到所拟订监护计划制定的治疗目标及是否有需要教育的事项作决定。

二、血脂异常患者药学监护流程

（一）评估

1. 评估患者使用的血脂异常控制药物是否有问题存在

（1）此次血脂异常治疗药物是否安全有效、方便使用？是否需要增加药品剂量或合用其他类调脂药物？

（2）了解患者使用的其他处方药品以及目前的全部用药状况，探讨所使用的药品是否会影响到血脂异常的控制和患者服药依从性。

（3）了解血脂控制不佳与治疗策略改变的相关性，判断是医生处方问题还是患者自己用药的问题。

（4）评估是否有其他会影响血脂的状况或用药，如因发生心律失常使用胺碘酮等药物。

2. 评估饮食及吸烟饮酒状况

（1）饮食中胆固醇摄入量与种类：评估判断胆固醇摄取适量、过量或不足及种类的情况，简要说明可运用的工具——书籍、餐盘、电子秤或模型。

（2）吸烟状况：是否完全戒烟和有效避免吸入二手烟。

（3）饮酒状况：酒精摄取是否过量，高 TG 血症患者是否禁酒。

3. 评估运动情形

（1）运动量评估：是否做到每周 5~7 天、每天 30 分钟中等强度代谢运动。

（2）评估患者对运动益处的认知程度及执行障碍等情况。

4. 评估血脂监测情形

（1）了解医生建议血脂监测周期。

（2）评估患者对自我监测调脂药物不良反应的认知程度与执行情况。

（3）评估患者是否会根据血脂监测结果进行饮食、运动及药物调整。

（二）拟订与执行监护计划

1. 药物治疗

（1）对患者进行评估后，针对所发现的问题，拟订改变医生处方或患者行为的方案。

（2）若患者不了解药物不良反应，应教导其学会自我监测肌病的症状，避免因药物改变导致肌病发生。

（3）若血脂未达标，尽早联合使用较低剂量的调脂药或增加调脂药物剂量。

（4）依照每位患者所使用的药品，进行用药教育。

（5）确认药物服用方式是否正确：①他汀类药物睡前服用降脂效果较好。②他汀类与贝特类药物合用，发生肌病的危险性相对较高，开始合用时宜用小剂量，采取晨服贝特类药物、晚服他汀类药物的方式，并密切监测肌酶和转氨酶。③如果应用他汀类药物后发生不良反应，可采取换用另一种他汀、减少剂量、隔日服用或换用非他汀类调脂药等方法处理。

2. 饮食及吸烟饮酒控制

（1）建议每日摄入胆固醇小于300mg，尤其是ASCVD等高危患者，摄入脂肪不应超过总能量的20%～30%。

（2）高TG血症者更应尽可能减少每日摄入脂肪总量，每日烹调油应少于30g。

（3）脂肪摄入应优先选择富含 ω-3 多不饱和脂肪酸的食物（如深海鱼、鱼油、植物油）。

（4）在满足每日必需营养和总能量需要的基础上，当摄入饱和脂肪酸和反式脂肪酸的总量超过规定上限时，应该用不饱和脂肪酸来替代。一般人群摄入饱和脂肪酸应小于总能量的10%；而高胆固醇血症者饱和脂肪酸摄入量应小于总能量的7%，反式脂肪酸摄入量应小于总能量的1%。

（5）建议每日摄入碳水化合物占总能量的50%～65%。选择使用富含膳食纤维和低升糖指数的碳水化合物替代饱和脂肪酸，每日饮食应包含25～40g膳食纤维（其中7～13g为水溶性膳食纤维）。

（6）建议完全戒烟和有效避免吸入二手烟，可以选择戒烟门诊、戒烟热线咨询以及药物来协助戒烟。

（7）限制饮酒：建议高TG血症患者禁酒。

3. 运动监护计划

（1）第一次咨询时，先了解患者日常进行的中度运动种类、运动时间与一周运动天数。

（2）中度运动的强度为 3～6METs（代谢当量），中度运动有快走、游泳、骑自行车、打太极拳、打扫房间等；散步则非中度运动。其中最常被建议的是快走，因其是日常生活中较容易实行的运动。

（3）体能活动的目标是每周至少150分钟。

（4）饭后 1～2 小时为最佳时间，勿空腹运动。

（5）ASCVD患者应先进行运动负荷试验，充分评估其安全性后，再进行运动。

（6）BMI 维持在 20.0～23.9kg/m^2，有利于血脂控制。

4. 血脂监测计划

（1）评估患者对血脂监测的认知程度与执行情况。

（2）说明自我进行调脂药物不良反应监测的重要性。

（3）个体化调脂治疗目标设定：超高危者 LDL-C < 1.4mmol/L，且较基线降低幅度 > 50%；极高危者 LDL-C < 1.8mmol/L，且较基线降低幅度 > 50%；中、高危者 LDL-C <

2.6mmol/L；低危者 <3.4mmol/L。

（4）血脂监测周期：①首次服用调脂药者，应在用药4~6周内复查血脂及转氨酶和肌酸激酶。②如血脂能达到目标值，且无药物不良反应，逐步改为每3~6个月复查1次。③如治疗1~3个月后，血脂仍未达到目标值，则需调整调脂药剂量或种类，或联合应用不同作用机制的调脂药进行治疗。每次调整调脂药种类或剂量后，都应在治疗4~6周内复查。

（三）随访评估

1. 第一次随访（一般2周后，可以电话随访）

（1）随访药物治疗效果：①确认医生有无调整药物治疗方案，医生处方换药、停药或剂量调整是否正确。②确认患者用药依从性，药物服用时间和储存方式是否正确。③确认患者有无因药物调整而出现不良事件。④确认是否监测血脂，血脂控制是否达到目标。⑤确认是否发生药物不良反应，能否忍受及指导如何处理（如肌痛、无力、茶色尿等状况）。

（2）随访饮食适宜性与戒烟限酒状况：①确认患者是否能简要评估高胆固醇食物和食物中胆固醇含量，是否能区分饱和脂肪酸和不饱和脂肪酸。②根据患者饮食习惯指导其如何改善。③随访患者是否戒烟和避免吸入二手烟，如未戒烟是否应执行戒烟计划。④随访患者是否禁酒或限制饮酒。

（3）随访运动适宜性，体重是否改变。

2. 第二次随访（一般4~6周后回医院就诊）

（1）随访上次所提建议的接受情形与药物治疗效果：①可事先提醒按时回医院就诊。②结合血脂监测结果，判断血脂控制是否达到目标。③确认医生有无调整药物治疗方案，医生处方换药、停药或剂量调整是否正确。④确认患者用药依从性，确认药物服用方式及剂量是否正确，检查剩药状况。⑤确认患者是否有因药物不良反应发生而停药的状况。⑥确认患者是否有因治疗药物调整或服药错误而致药物不良事件。

（2）随访饮食适宜性：①再次确认患者对食物胆固醇含量的认知。②确认患者胆固醇含量的估算是否合理，或有无实际执行，建议患者依前一餐饮食内容尝试估算。③确认患者已学会胆固醇含量计算，可进一步指导。④随访患者是否戒烟和避免吸入二手烟，如未戒烟建议执行戒烟计划。⑤随访患者是否禁酒或限制饮酒。

（3）随访运动适宜性，体重是否改变：①查看运动目标的执行进度及协助患者排除困境。②运动前，应先进行系统性完整健康检查。③BMI计算。

（4）血脂监测：①确认患者对血脂监测的认知程度与执行情况。②确认患者能够自我监测调脂药物相关不良反应（如肌痛、无力、茶色尿等状况）。

（5）填写完整血脂异常药学监护报告书给医生参考。如需进一步沟通，建议直接电话与医生联系及说明。

3. 3~6个月随访

（1）提前一个月提醒患者回医师门诊进行检查，包括血脂、血压、血糖、肝肾功能、心功酶、心电图、心脏彩超、颈动脉超声等。

（2）协助判读血脂异常监护之实验室检查数据，并加以解释或澄清，提供正确信息——血脂、血压、肝肾功能情况。

（3）提醒患者好的血脂控制可减少心血管事件的发生。

（4）评估戒烟计划是否有成效。

（5）转诊情况的随访。

（6）评价血脂异常知识及自主管理技能是否仍需再加强。

（7）关注患者心理。

第四节　案例分析

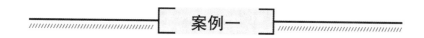

案例一

一、病例描述

患者男性，36 岁，因"血压升高 2 年，血脂异常 3 个月"就诊。该患者 2 年前单位体检时发现血压偏高，最高血压达 160/100mmHg，诊断为高血压，未规律服用降压药，血压控制不佳。3 个月前，在单位体检中发现血脂异常。

既往史：高血压，血脂异常。

药物史：贝那普利片 10mg po qd，间断服用；辛伐他汀片 40mg po qn，服用 1 周后未再服用。

过敏史：无明确药物过敏史。

社会史：（＋）饮食偏咸　　（＋）吸烟 15 年，每日 10 支左右，未戒　　（＋）饮酒，每周 2~3 次白酒，每次 150~200mL

职业：公务员。

家族史：母亲：高血压，65 岁时中风。

系统回顾：

（－）头晕　　　　　（＋）服药后干咳，可以忍受　　（－）胸痛　　（－）气促

（－）下肢肿胀

生命体征：体温 36.6℃，血压 158/92mmHg，脉搏 76bpm，呼吸 18bpm，体重 92kg，身高 170cm。

实验室指标：

指标	值	正常值范围	单位
总胆固醇	6.20	3.0 ~ 5.7	mmol/L
低密度脂蛋白	4.15	2.7 ~ 4.1	mmol/L
高密度脂蛋白	1.36	0.9 ~ 1.8	mmol/L
甘油三酯	2.76	0.5 ~ 1.7	mmol/L
空腹血糖	5.9	4.4 ~ 6.7	mmol/L
糖化血红蛋白	5.8%	4% ~ 6%	
尿酸	255	89 ~ 357	mmol/L
尿素氮	3.7	1.8 ~ 7.1	mmol/L
肌酐	67	52 ~ 115	μmol/L
丙氨酸氨基转移酶	15	0 ~ 40	U/L
门冬氨酸氨基转移酶	18	0 ~ 40	U/L
乳酸脱氢酶	154	109 ~ 245	U/L
肌酸激酶	94	26 ~ 140	U/L
肌酸激酶同工酶	2.5	0 ~ 18	U/L
氯	108.8	96 ~ 110	mmol/L
钠	135.7	135 ~ 149	mmol/L
钾	4.05	3.5 ~ 5.5	mmol/L

预防性照护：

眼科检查：正常，在3个月前检查。

尿常规检查：正常，在3个月前检查。

主观性资料： 患者吃饭不规律，有时加班，有时在外面聚餐；平时较少运动。

病例小结： 36岁男性患者因"血压升高2年，血脂异常3个月"就诊。该患者2年前单位体检时发现血压偏高，最高血压达160/100mmHg，诊断为高血压，间断服用降压药贝那普利片，血压控制不佳。3个月前，在单位体检中发现血脂异常，TC、LDL-C和TG都升高。

二、作业题

1.【收集信息】列出需要收集的必要的主观和客观信息

2.【发现问题】根据提供的患者信息，分析患者的健康状况以及存在的问题并确定各问题的轻重缓急，重点分析药物相关性问题

3.【治疗目标和可选方案】制订一个个性化的、以患者为中心的、既遵循循证也符合成本效果的监护计划

4.【执行监护计划】与其他医护人员、患者或照护者协作执行监护计划，建议包括患者教育内容

5.【结果监测和评价】列出需要监测和评价的参数

6.【参考文献】列出主要的参考文献

───────────────────── 案例二 ─────────────────────

一、病例描述

患者男性，68 岁，因"胸闷痛 10 年，加重 2 月"入院。患者于 10 余年前起，无诱因出现胸骨后闷、痛，呈压榨样，无向他处放射，一般在夜间发作，持续几分钟可以缓解，无濒死感；无头晕；无晕厥；无面色苍白；无出冷汗；无大汗淋漓；无气促；无夜间阵发性呼吸困难、端坐呼吸；无发热；无咳嗽咳痰；无咯粉红色泡沫样痰；无咯血；无吞咽困难；无反酸嗳气，每半年发作 1 次。患者舌下含服硝酸甘油后症状有所好转。近两个月来病情逐渐发展，表现为发作频率增多，发生过 4～5 次，发作程度加重，每次发作持续十分钟左右，并伴有出冷汗，除了夜间发作以外在白天也有发作，含服硝酸甘油不能缓解。

既往史：高血压病史 3 年，最高血压 185/95mmHg，一直服用硝苯地平控释片治疗，血压控制不佳；发现血脂升高 1 年，服用阿托伐他汀片，血脂控制情况不详。

药物史：硝苯地平控释片 30mg qd；阿托伐他汀片 20mg qn。

过敏史：无明确药物过敏史。

社会史：（＋）喜食肥肉　　（＋）吸烟 30 年，每日 20 支，未戒　　（－）无饮酒嗜好　　（＋）平时较少运动

职业：农民。

家族史：否认家族性遗传疾病。

系统回顾：

（＋）胸闷痛，近两个月发作频率增多，发作程度加重

（＋）含服硝酸甘油以往可缓解症状，现已不能缓解

（－）头晕　　　　　　　　（－）气促　　　　　　　　（－）下肢肿胀

生命体征：体温 36.7℃，脉搏 84bpm，呼吸 19bpm，血压 160/90mmHg，体重 70kg，身高 172cm。

实验室指标：

指标	值	正常值范围	单位
总胆固醇	5.60	3.0～5.7	mmol/L
低密度脂蛋白	3.86	2.7～4.1	mmol/L
高密度脂蛋白	1.28	0.9～1.8	mmol/L
甘油三酯	2.48	0.5～1.7	mmol/L

（续上表）

指标	值	正常值范围	单位
空腹血糖	5.02	4.4~6.7	mmol/L
糖化血红蛋白	5.2%	4%~6%	
尿酸	355	89~357	mmol/L
尿素氮	7.02	1.8~7.1	mmol/L
肌酐	112	52~115	μmol/L
丙氨酸氨基转移酶	35	0~40	U/L
门冬氨酸氨基转移酶	28	0~40	U/L
乳酸脱氢酶	168	109~245	U/L
肌酸激酶	53	26~140	U/L
肌酸激酶同工酶	9.2	0~18	U/L
高敏肌钙蛋白 T	3.0	0~14	ng/L
脑利尿钠肽前体	98.9	0~125	ng/L
氯	107.6	96~110	mmol/L
钠	141.9	135~149	mmol/L
钾	3.93	3.5~5.5	mmol/L

药物治疗方案：

药品	英文通用名	用法用量
阿司匹林肠溶片 100mg/片	Aspirin	100mg po qd #30 片
氯吡格雷片 75mg/片	Clopidogrel	75mg po qd #30 片
阿托伐他汀钙片 10mg/片	Atorvastatin	40mg po qd #30 片
贝那普利片 10mg/片	Benazepril	10mg po qd #30 片
美托洛尔缓释片 23.75mg/片	Metoprolol	23.75mg po qd #30 片

治疗经过：患者入院第 3 日行冠状动脉造影，造影结果示：左前降支中段狭窄 20%~30%，右冠中段狭窄 60%~70%，于右冠状动脉中段病变处植入药物洗脱支架 1 枚。患者术后未诉不适。

病例小结：男性患者，慢性病程。患者 10 余年前起无诱因出现胸骨后闷、痛，呈压榨样，无向他处放射，一般在夜间发作，持续几分钟可以缓解，每半年发作 1 次，舌下含服硝酸甘油后症状有所好转。近两个月来发作频率增多，发生过 4~5 次，发作程度加重，每次发作持续十分钟左右，并伴有出冷汗，除了夜间发作以外在白天也有发作，含服硝酸甘油不能缓解。患者既往有高血压病史 3 年，最高血压 185/95mmHg，服用硝苯地平控释片治疗，血压控制未达标。发现血脂升高 1 年，服用阿托伐他汀片，血脂控制未达标。患者入院拟诊：冠状动脉粥样硬化性心脏病；高血压3级（很高危）；高脂血症，予冠心病二级预防措施治疗。患者入院第3日行冠状动脉造影，造影结果示：冠状动脉粥样硬化性心脏病二支病变，并于右冠状动脉中段病变处植入药物洗脱支架1枚，术后继续冠心病二级预防。

二、作业题

1. 【收集信息】列出需要收集的必要的主观和客观信息

2. 【发现问题】根据提供的患者信息，分析患者的健康状况以及存在的问题并确定各问题的轻重缓急，重点分析药物相关性问题

3. 【治疗目标和可选方案】制订一个个性化的、以患者为中心的、既遵循循证也符合成本效果的监护计划

4. 【执行监护计划】与其他医护人员、患者或照护者协作执行监护计划，建议包括患者教育内容

5. 【结果监测和评价】列出需要监测和评价的参数

6. 【参考文献】列出主要的参考文献

参考文献

［1］国家卫生健康委员会疾病预防控制局. 中国居民营养与慢性病状况报告2020［M］. 北京：人民卫生出版社，2020.

［2］中国血脂管理指南修订联合专家委员会. 中国血脂管理指南（2023年）［J］. 中国循环杂志，2023，38（3）：237－271.

［3］中华医学会心血管病学分会动脉粥样硬化与冠心病学组，中华心血管病杂志编辑委员会. 超高危动脉粥样硬化性心血管疾病患者血脂管理中国专家共识［J］. 中华心血管杂志，2020，48（4）：280－286.

第八章

房颤药学监护和案例分析

学习目标

1. 学习房颤的临床表现和治疗目标。
2. 学习及了解房颤的危险因素和并发症。
3. 了解瓣膜及非瓣膜性房颤，分析不同房颤抗栓药物选择。
4. 学习非瓣膜性房颤血栓栓塞风险及出血风险评分。
5. 了解 INR 升高原因，结合患者具体情况制定相应解决对策。
6. 制订个体化的药学监护计划，包括给药方案和监测参数。
7. 学习并评估药学相互作用。
8. 提供患者教育。

第一节　房颤简介

一、定义及流行病学

（一）定义

心房颤动（artrial fibrillation，AF）简称房颤，是指规则有序的心房电活动丧失，代之以快速无序的心房颤动波，是最严重的心房电活动紊乱，也是临床最常见的快速性心律失常之一。其定义为具有以下特点的心律失常：①体表心电图显示 R－R 间期绝对不规律，即 R－R 间期不遵循重复的模式。②体表心电图无明显 P 波。某些心电图导联，常为 V1 导联，可见规律的心房电活动。③心房周期（若可见），即两次心房活动的间期一般 <200 ms（>300 次/分）。

（二）流行病学

房颤在普通人群中的患病率为 0.4% ~ 1.0%，患病率随年龄增加而增加，男性高于女性。我国流行病学调查显示，2003 年 30～85 岁人群中房颤患病率为 0.61%，2012—2015 年 35 岁以上人群中房颤患病率为 0.71%。根据目前研究结合 2020 年我国人口普查数据，现 AF 总人数约 1 200 万，AF 显著的发病率使其成为高死亡率和高医疗费用的相关疾病之一。

二、临床表现

房颤引起的室率（律）异常是产生症状的重要原因，其症状存在个体差异，主要取决于心室率、心功能、伴随的疾病、房颤持续时间以及患者对症状的敏感性。大多数患者有心悸、头晕、疲劳、气短、活动后心室率明显加快，心室率超过 150 次/分时患者可发生心绞痛与充血性心力衰竭。

三、病因及分类

房颤可能与某些一过性因素或急性疾病相关，如在情绪激动、手术后、运动或大量饮酒时，还有与心脏器质性病变相关的因素：①高血压，特别是伴左心室肥大；②冠状动脉粥样硬化性心脏病；③心脏瓣膜病，如二尖瓣狭窄或关闭不全、主动脉瓣狭窄或关闭不全、三尖瓣关闭不全等；④心力衰竭；⑤心肌病，如肥厚型心肌病、扩张性心肌病及限制性心肌病（心肌淀粉样变、血红蛋白沉着症和心内膜心肌纤维化）；⑥心肌肿瘤；⑦缩窄性心包炎；⑧肺源性心脏病和右心房特发性扩张；⑨其他：伴或不伴有二尖瓣反流的二尖瓣脱垂、二尖瓣瓣环钙化等。以及与其他疾病相关的因素：慢性支气管炎及慢性阻塞性肺疾病（COPD）、呼吸睡眠暂停综合征、甲状腺功能亢进等。

房颤的分类方法较多，有按病因分类（瓣膜性房颤、非瓣膜性房颤）、按症状分类（有症状、无症状），以及按房颤时间分类等。由于针对房颤患者的治疗，临床主要根据房颤发作次数、持续时间、触发因素等制订治疗方案，故目前主要根据房颤发作持续时间分为四类：①阵发性房颤：发作后 7 天内能够自行或干预后终止的房颤，其发作频率不固定；②持续性房颤：持续超过 7 天，一般不能自行转复，常需药物转复或电转复；③长程持续性房颤：房颤持续时间≥1 年，医生或患者愿意采取一定措施转复窦性心律；④永久性房颤：指医生和患者共同决定放弃恢复或维持窦性心律的一种房颤类型，主要反映了患者和医生对于房颤的一种治疗态度，而不是房颤自身的病理生理特征，可在患者和医生的治疗倾向性、治疗方法的有效性和患者症状发生变化时改变其分类。即如果对这类房颤采取转复窦性心律的措施，则可重新归为长程持续性房颤。非瓣膜性房颤指无风湿性二尖瓣狭窄、机械/生物瓣膜、二尖瓣修复情况下发生的房颤。

四、房颤并发症及预后

（一）房颤与栓塞

房颤持续 48 小时即可形成左心房附壁血栓，血栓脱落可导致动脉栓塞，其中 90% 是脑动脉栓塞（缺血性脑卒中），10% 是外周动脉栓塞或者肠系膜动脉栓塞等。非瓣膜病房颤引起脑栓塞发生率是对照组的 5.6 倍，瓣膜病合并房颤则是对照组的 17.6 倍。非瓣膜病房颤患者每年发生栓塞事件为 5% 左右，是非房颤患者的 2~7 倍，占所有脑栓塞事件的 15%~20%，且发生率随年龄增加而增加，50~59 岁为 1.5%/年，80~89 岁者则升高到 23.5%/年。

（二）房颤与心力衰竭

心力衰竭和房颤有共同的危险因素和复杂的内在关系，两种疾病过程常同时存在、相互促进、互为因果。房颤是心衰强烈的独立危险因素。房颤会加重心力衰竭的症状，而严重的心力衰竭也会升高房颤的心室率。

（三）房颤的其他后果

房颤还与冠心病、心肌病等存在关联，近年研究认为它还是导致认知功能障碍及痴呆的危险因素。此外，越来越多的研究显示，房颤也会增加死亡率。因此对房颤的积极预防和及早治疗非常重要。

第二节 房颤的疾病治疗

近年来，随着心房电重构、结构重构、神经重构等房颤发生与维持机制研究的进展，导管射频消融在治疗房颤中的地位在不断提高。但受操作技术限制，目前该技术在我国尤其在欠发达地区，尚未普及，因此药物仍然是房颤主要治疗方法。房颤的药物治疗目标包括：①抗栓治疗；②控制心室率；③节律控制。

一、抗栓治疗

脑卒中等血栓栓塞性并发症是房颤患者致死致残的主要原因，因此，合理的抗栓治疗对于改善房颤患者生活质量和远期预后具有重要意义。

各国都有涉及房颤抗栓治疗诊疗的指南/共识，如 2019 年美国心脏协会/美国心脏病学会/心律协会/美国心外科学会（AHA/ACC/HRS）《心房颤动患者管理指南》，2020 年欧洲心脏病学会颁布的《心房颤动管理指南》，2020 年加拿大心血管协会发布的房颤指南。国内有 2023 年中华医学会心血管病学分会等多个学会共同制定的《心房颤动诊断和治疗中国指南》等。上述指南和共识是房颤抗栓药物治疗方案的基本原则和主要参考依据。目前国内外指南/共识均指出应根据患者卒中和出血的绝对风险和相对风险及获益来确定抗栓方案。

（一）栓塞风险评估

房颤患者的血栓栓塞风险是连续的和不断变化的，因此对于房颤患者应定期评估其血栓栓塞风险。目前我国推荐使用 CHA_2DS_2-VASc 评分对患者进行栓塞风险评估，评分项分别为 C：Cardiac failure（心力衰竭）；H：Hypertension（高血压）；A：Age（年龄 65~

74 岁）；D：Diabetes（糖尿病）；S：Strock（卒中/短暂性脑缺血/血栓栓塞病史）；V：Vascular disease（血管性疾病）；S：Sex category（性别）。其中，卒中/短暂性脑缺血（totally integrated automation，TIA）/血栓栓塞病史及年龄 >75 岁为 2 分，其余各项各为 1 分，总分 9 分。2023 年中国房颤指南提出使用 CHA_2DS_2-VASc-60 评分，该评分考虑到亚洲房颤患者特点，年龄 60～64 岁患者为 1 分，年龄 ≥65 岁患者为 2 分。CHA_2DS_2-VASc-60 评分 0 分的男性和 1 分的女性，不应以预防为目的进行抗凝治疗；CHA_2DS_2-VASc-60 评分 1 分的男性和 2 分的女性，权衡利弊并考虑患者意愿后，可以考虑抗凝治疗；CHA_2DS_2-VASc-60 评分 ≥2 分的男性或 ≥3 分的女性，应接受抗凝治疗，口服抗凝药物（oral anticoagulants，OAC）中，如无新型口服抗凝药物禁忌可首选，也可以选择华法林。

（二）出血风险评估

抗栓治疗可预防房颤患者血栓栓塞事件，但同时也增加患者出血性并发症风险，因此在治疗前以及治疗过程中应对患者出血风险进行评估，以获得最佳风险效益比。针对房颤患者公认的出血风险评分标准为 HAS－BLED 评分，评分项目分别为：H：Hypertension（高血压，1 分）；A：Abnormal Renal/Liver Function（肝/肾功能异常，各 1 分）；S：Stroke（卒中，1 分）；B：Bleeding History Or Predisposition（出血史或出血倾向，1 分）；L：Labile INR（international normalization ratio，INR）（INR 值不稳定，1 分）；E：Elderly［老年人（年龄 >65 岁，1 分）］；D：Drugs/Alcohol Concomitantly（合并用药/嗜酒，各 1 分），总分 9 分。高血压定义为收缩压 >160 mmHg；肝功能异常定义为慢性肝病（如肝纤维化）或胆红素 >2 倍正常上限，谷丙转氨酶 >3 倍正常上限；肾功能异常定义为慢性透析或肾移植或血清肌酐 ≥200μmol/L；INR 易波动指 INR 不稳定，在治疗窗内的时间 <60%；合并用药指合并应用抗血小板药物或非甾体抗炎药。评分为 0～2 分者属于出血低风险患者，评分 ≥3 分时提示患者出血风险增加。

出血风险增高者发生血栓栓塞事件的风险往往也会增高，但这些患者接受抗栓治疗的获益可能更大，因此只要患者具备抗栓治疗适应证仍应进行抗栓药物治疗，而不应将出血危险因素视为治疗禁忌证。对于此类患者应注意纠正增加出血风险的可逆性因素，并需加强监测。

（三）抗栓药物选择

预防房颤患者血栓栓塞事件的药物包括抗凝和抗血小板类。经典的口服抗凝药物是维生素 K 拮抗剂华法林，新型抗凝药物也积累了一定的临床证据，其他还有口服抗血小板药物如阿司匹林和氯吡格雷；普通肝素或低分子肝素为静脉和皮下用药，一般用于停用华法林期间或华法林开始前的短期替代治疗。

1. 华法林

华法林是目前使用最广泛的口服抗凝药物，在房颤患者卒中一级与二级预防中的作用积累了大量的临床证据。该药通过抑制维生素 K 依赖的凝血因子Ⅱ、Ⅶ、Ⅸ与Ⅹ的合成等环节发挥抗凝作用。非瓣膜病房颤研究 meta 分析显示，华法林可使卒中的相对危险度降低 64%，全因死亡率显著降低 26%，且不增加颅内出血风险。但该药物使用存在局限性，包括治疗窗窄、剂量变异性大、与其他药物及食物相互作用、需要定期检测凝血指标等。

华法林的有效性和安全性同其抗凝强度密切相关，主要通过密切监测国际标准化比值（INR）以防止药物过量或剂量不足。凝血酶原时间（prothrombin time，PT）反映凝血酶原、因子Ⅶ、因子Ⅹ的抑制程度，INR 是不同实验室测定的 PT 经 ISI 校正后计算得到。因此，不同实验室测定的 INR 可进行比较。欧美的临床试验证实 INR 为 2.0～3.0 时，可有效预防脑卒中，且不增加出血风险，虽然此目标值主要来自欧美国家的临床研究结果，但目前并无足够证据显示中国患者需要采用较低的 INR 目标值，相反若 INR 不达到上述范围，可能会因抗凝作用不足而不能有效地预防血栓栓塞事件。

2. 新型口服抗凝药物

新型口服抗凝药物（new oral anticoagulants，NOAC）可特异性阻断凝血瀑布中不同凝血因子而发挥作用，在保证抗凝疗效的同时显著降低出血风险，为房颤患者血栓栓塞并发症的预防提供了安全有效的新选择，是目前房颤领域研究的重点和热点。其代表药物包括Ⅱa 因子抑制剂（达比加群）、Ⅹa 因子抑制剂（利伐沙班、阿哌沙班、艾多沙班）等。目前临床证据显示，在有效性方面，达比加群（150mg 每日两次）和阿哌沙班（5mg 每日两次）均比华法林能更有效地预防卒中和体循环血栓栓塞，而利伐沙班（20mg 每日一次）不劣于华法林；在安全性方面，阿哌沙班引起大出血的风险小于华法林，达比加群（110mg 每日两次）或利伐沙班也不增加大出血风险，且 NOAC 引起的颅内出血明显少于华法林。

新型口服抗凝药物具有固定剂量每日服药一到两次、不需要检测凝血指标、起效快、与药物和食物的相互作用少等优势，便于患者长期治疗。然而，此类药物上市时间尚短，目前临床应用研究证据主要来源于非瓣膜病房颤患者，其在瓣膜性房颤与人工瓣膜置换术后房颤患者中的应用价值尚有待探讨，因此这部分患者抗凝治疗仍首选华法林。

3. 抗血小板药物

现有研究提示，无论阿司匹林单用或与氯吡格雷联用，其预防房颤患者脑卒中的有效性都远不如华法林，且出血风险明显增加，因此关于抗血小板药物用于房颤患者血栓栓塞事件的价值一直存在争议，目前我国指南仅对于 CHA_2DS_2-VASc 评分为 1 分者可考虑选择阿司匹林，但这一建议缺乏充分临床证据。

二、控制心室率

大多数房颤患者的心室率在休息和活动时增快。快而不规则的心室率是引起患者心悸、不适症状的主要原因，因此控制心室率是房颤治疗的基本目标之一。心室率控制的优点为安全、有效，患者易于接受。缺点为由于房颤心律仍存在，房颤引起的心房电重构和结构重构的过程使阵发性或持续性房颤最终变为永久性房颤；心房将逐步扩大，血栓栓塞风险也可能增加。

心室率控制是房颤治疗的重要策略，也是最常采用的治疗措施，可提高生活质量，降低致残率，减轻诱发心动过速性心肌病的风险，尤其适用于那些合并有血栓栓塞高风险、心衰、心脏瓣膜病及永久性房颤的患者。药物控制心室率的成功率约 80%，常用药物包括 β 受体阻滞剂、非二氢吡啶类钙通道阻滞剂、洋地黄类及抗心律失常药物如胺碘酮等。

β 受体阻滞剂通过降低交感神经活性，可有效控制房颤患者心室率，是心力衰竭、冠心病和高血压等疾病控制心室率的一线治疗用药，此类药物需逐渐增加剂量，避免增量过快导致心动过缓。

非二氢吡啶类钙通道阻滞剂直接作用于房室结，阻滞 L 型钙离子通道，可降低静息及活动后心室率过快，并增加患者运动耐量，但此类药物具有负性肌力作用，仅适用于左室收缩功能保留的心衰患者，不可用于左室收缩功能不全及失代偿性心衰。

洋地黄类药物并非房颤心室率控制一线药物，一般与 β 受体阻滞剂或非二氢吡啶类钙通道阻滞剂联用，因其有正性肌力作用，可作为心衰伴房颤患者的治疗药物选择，静脉应用可降低快心室率反应，但起效时间大于 1 小时，不适用于快速控制心室率，口服给药可降低静息心室率。老年人、肾功能不良患者在联用胺碘酮、普罗帕酮、非二氢吡啶类钙通道阻滞剂等情况下可抑制药物排泄，需调整剂量，并定期监测血药浓度。

胺碘酮具有抗交感活性及钙通道阻滞剂效应，可抑制房室结传导，无论有或无器质性心脏病及心功能不全，都可使用胺碘酮，既能减慢心室率，也可转复窦性心律。急性期房颤心室率得到控制后，可改为口服药物控制心室率，但该药具有较多潜在器官毒性及药物相互作用，限制其在心室率控制中的长期应用。

最佳的心室率控制目标值目前仍存争议，一般认为对于有症状的房颤患者，心室率可控制在小于 80 次/分（静息心率）；对于无症状的房颤，且左室收缩功能正常的患者，心室率可控制在小于 110 次/分（静息心率）。

三、节律控制

节律控制是指尝试恢复并且维持窦性心律，即在适当抗凝和心室率控制的基础上进行包括心脏复律、抗心律失常药物治疗和射频消融的治疗。节律控制多用于新发和阵性房颤患者，其他可考虑节律控制的情况包括心室率控制后症状仍不缓解或心室率不易控制、年轻患者、心动过速相关心肌病、初发房颤、急性疾病或一过性诱因导致的房颤。对新发房颤、持续时间小于 24 小时的患者，可先控制其心室率，根据以往房颤持续时间决定是否立即使用转复窦性心律的药物，因为大部分阵发性房颤可自行转复为窦律；对于持续时间大于 24 小时但小于 48 小时的患者，如果无复律禁忌证，可考虑积极复律，因为房颤自动复律的可能性明显减少，而且一旦房颤持续超过 48 小时，将存在心房血栓形成的危险；持续时间大于 1 周的房颤一般不能自动复律，需要抗心律失常药物进行转复，但必须经食管超声心动图检查排除心房血栓后方可进行复律或常规有效抗凝 3 周后进行复律。

房颤转复为窦律的方式有药物复律、电复律及导管消融。药物复律方法相对简单，对发作持续时间 7 天内的房颤较有效，对持续时间超过 7 天的持续房颤疗效较差。目前用于房颤复律的主要药物是 Ic 类（氟卡尼、普罗帕酮）和Ⅲ类（胺碘酮、伊布利特、多非利特、维纳卡兰）抗心律失常药物，它们分别通过减慢传导速度和延长有效不应期使折返激动终止而达到房颤复律的目的。药物选择需结合患者合并基础疾病、药物作用特点和安全性及治疗成本等。对于无器质性心脏病患者，可使用氟卡尼、普罗帕酮、伊布利特等，若上述药物无效或出现不良作用，可使用胺碘酮。对伴有器质性心脏病患者应根据不同基础病程度选用药物：伴有严重器质性心脏病患者使用胺碘酮，伴有中等程度器质性心脏病患者可使用伊布利特，若上述方法无效可选用胺碘酮。

大多数阵发性房颤或持续性房颤的患者，恢复窦性心律后房颤复发的风险仍然很大。房颤复发的危险因素包括高龄、心力衰竭、高血压、糖尿病、左心房扩大及左心室功能障碍等。控制并干预这些危险因素，有助于预防房颤的复发。但仍有不少患者需要长期服用抗心律失常药物来预防房颤的复发，其目的在于降低病死率、心血管事件发生率、住院率和提高生活质量。目前临床常用于维持窦律的药物有胺碘酮、普罗帕酮、索他洛尔、决奈达隆和 β 受体阻滞剂等。胺碘酮维持窦律的疗效优于 Ⅰ 类抗心律失常药和索他洛尔，对伴有明显左心室肥大、心衰、冠心病的患者，胺碘酮为首选药物；β 受体阻滞剂长期应用不良反应低，但维持窦律疗效弱于 Ⅰ 类或 Ⅲ 类抗心律失常药；普罗帕酮能有效预防房颤复发，增加剂量维持窦律的作用更佳，但不良反应也较多，对于缺血性心脏病、心功能不良和明显左心室肥厚的患者不宜使用。

第三节　房颤药学监护

合理的抗凝治疗是预防房颤患者血栓栓塞事件的有效措施，但同时出血风险也明显增加。如华法林，其有效性和安全性与抗凝强度密切相关，主要通过检测 INR 以防止药物过量或剂量不足，也就是说必须使用合适的药物剂量、达到并维持一定的抗凝强度才能够使其在体内发挥好作用；再者，抗凝治疗是一个长期的行为，除了 INR 发生异常，需要寻找专科医生调整药物剂量外，大部分时间都需要患者自行管理。何时需要检测 INR，何时需要寻找专科医生就诊，哪些食物、药物可能会影响华法林的作用，这些知识都需要医务人员，以及专科抗凝药师在患者用药前及用药期间告知患者并不断强化其记忆。此外，尽管 NOAC 与华法林相比具有优势，但对于长期用药的患者仍然有必要做好药物知识的宣教，患者只有在充分了解药物知识情况下，才能做好自我管理，并配合临床进行规范的抗凝治疗，保证最佳临床效果。考虑到抗凝在房颤治疗中的重要性以及抗栓药物存在的风险，本节主要介绍房颤抗凝药学监护。

一、房颤药学监护

确定患者是否适于进行抗凝治疗前应评估其获益风险比，只有预防血栓栓塞事件的获益明显超过出血性并发症的风险时才可启动抗凝治疗。房颤抗凝药学监护内容主要包括患者基本情况评估、拟订与执行监护计划、随访评估三部分。

（一）评估

主要为基本信息的评估，包括患者性别、年龄、体重、既往病史、现病史、用药史等信息，同时应详细了解患者生活方式，如饮食、运动情况等，重点关注患者既往用药史，掌握患者用药经验及依从性。通过评估需要确定患者当前是否存在药物治疗问题，以便有针对性地进行药学照护。

以下因素可能导致部分患者依从性较差：①对疾病认识不够，认为经过一段时间治疗，症状已有所好转，无须长期用药；②对药物知识了解不全面，担心不良事件及食物、药物相互作用等，过度紧张；③自我管理能力不够，缺乏规律的生活习惯；④家属配合度不够，不关心患者，不了解患者使用何药、是否服药、服多大剂量等，使患者丧失对生活的信心。药师可从以下几方面提高患者的用药依从性：①了解患者依从性不佳原因，针对原因进行宣教；②增加患者对疾病知识的认识，明确用药原因；③充分进行用药宣教，告知患者全面的药物知识，包括药物与食物、药物之间相互作用等知识，教会患者识别是否有异常出血及栓塞情况，并在出现异常情况时如何进行紧急处理；④寻求家属积极配合，体现对患者关怀，加强家属对患者用药的监护，使患者保持良好心情；⑤给患者制订严密随访计划，进行抗凝门诊随访；或给患者联系方式，有问题可随时进行咨询，必要时定期电话或门诊随访。

1. 基本情况评估

（1）收集该患者基本信息。

（2）评估患者对房颤的认识，包括对疾病危险因素和并发症的认识。

（3）了解患者生活方式，如饮食偏好、运动情况等。

（4）了解患者既往用药史，掌握患者用药经验及依从性。

（5）了解患者及家庭情况，包括与家属亲人之间的关系。

2. 药物治疗评估

（1）根据基本信息评估患者可能存在的药物治疗问题。

（2）明确治疗目标并评估可选药物治疗方案。

（3）明确药物治疗效果及指标，并告知患者了解脑栓塞表现，主要为任一肢体突然变得无力，任一部位出现麻木或刺痛，眼睛发生视觉变化或视力丧失，突然发生口齿不清或不能说话，头晕或虚弱，四肢或脚部出现新的疼痛、肿胀、发红或灼热，新出现呼吸困难或胸痛等。

（4）评估可能出现的不良反应，并告知患者常见的出血表现，包括小便呈红色或深褐色，大便呈红色或黑色柏油状，呕血或咳血，严重头痛或胃痛，不明瘀伤，经常流鼻血、牙龈出血或异常出血，流血不止或大出血等。

（5）明确合并用药情况，包括处方、非处方药、中药及保健品。

（6）教育患者疾病的自我管理，包括遵医嘱用药，自我观察症状及按医嘱需要定期监测的相关指标等。

（二）拟订与执行监护计划

药物治疗评估及监护要点主要根据使用抗凝药物的种类和患者个体情况开展，主要关注药物疗效、出血事件等药物不良反应，以及合并用药等，了解可能出现的不良反应的处理。对非瓣膜性房颤患者首先进行栓塞及出血风险评估，本书建议采用 $CHA_2DS_2\text{-}VASc\text{-}60$ 评分和 HAS-BLED 评分标准分，$CHA_2DS_2\text{-}VASc\text{-}60$ 评分 ≥2 分的男性或 ≥3 分的女性患者建议选择华法林或 NOAC 抗凝治疗；对瓣膜性房颤患者，仍然建议选择华法林。

1. 华法林

（1）药物疗效。

华法林最佳的抗凝强度为 INR 2.0 ~ 3.0，此时出血和血栓栓塞的危险均最低，INR 小于 2.0 时则血栓（卒中）风险增加，超过 3.0 时出血风险增加。治疗检测的频率应该根据患者的出血风险和医疗条件，中国人群华法林初始剂量为 1 ~ 3 mg/d，维持剂量约为 3 mg/d，患者初次口服华法林 3 ~ 5 天后开始检测 INR，一般可在 2 ~ 4 周达到目标范围。检测频率初始较频繁，连续两次 INR 达到目标范围后，可每周检测 1 次，根据检测结果可延长至每 4 周检测 1 次。如需调整剂量，应重复前面所述的检测频率直到剂量稳定。由于老年患者华法林清除减少，合并其他疾病或合并用药较多，应加强检测频率。

治疗过程中药物剂量调整应谨慎，频繁调整剂量会使 INR 波动，如仅一次 INR 值升高或降低可以不急于改变剂量，而应积极寻找原因。当华法林剂量调整幅度较小时，可以采用计算每周剂量，比调整每日剂量更为精确。

（2）不良反应。

在抗凝药物不良反应中，出血是最常见的，可以表现为轻微出血和严重出血，轻微出血包括鼻出血、牙龈出血、皮肤黏膜瘀斑、月经过多等，当出现这些症状时，应当立即检测 INR，并与专科医生联系，以确认是否需要停止或调整华法林服用剂量。严重出血可表现为肉眼血尿、消化道出血，最严重的可发生颅内出血。华法林导致出血事件的发生率因不同治疗人群而不同。例如，在非瓣膜病房颤患者的前瞻性临床研究中，华法林目标为 INR 2.0 ~ 3.0 时严重出血的发生率为每年 1.4% ~ 3.4%，颅内出血的发生率为 0.4% ~ 0.8%。

华法林罕见的不良反应包括皮肤坏死和肢体坏疽，通常在用药的第 3 ~ 8 天出现，可能与缺乏蛋白 C 和蛋白 S 有关。华法林还能干扰骨蛋白的合成，导致骨质疏松和血管钙化。此外，近年也提出使用华法林可能导致急性肾功能的损害（华法林相关肾病），虽然目前相关研究不多，但专科药师在进行药学监护时也应对此有足够的重视。

（3）合并用药。

很多药物可改变华法林的药物动力学，因此服用华法林的患者在加用或停用任何药物包括中药时应加强检测 INR，避免合并用药对华法林的影响。S - 华法林异构体比 R - 华法林异构体的抗凝效率高 5 倍，因此干扰 S - 华法林异构体代谢的因素更为重要。胺碘酮为 R 和 S 两种华法林异构体代谢清除的强抑制剂，可以增强华法林的抗凝作用；华法林还应避免与非甾体抗炎类药物、抗生素及抗血小板药物同时服用，除非临床获益大于出血风险，联用时也应密切注意。

中药（中成药、中草药）成分复杂，不同的加工方法和制剂类型都会对其中成分及比例产生影响。华法林个体差异较大，影响因素较多，而中药有效成分在药物相互作用这一方面往往欠缺研究，这就给临床用药带来很大风险，这也是药学监护要点和难点，在 INR 变化前提高警惕，变化后正确评估中药和华法林之间相互作用并作出必要调整，才能更好保障用药安全。此外，大多保健品中含有中药成分，用药期间也需密切关注。

（4）其他因素。

服用华法林进行抗凝治疗的患者因为饮食影响，INR 也会出现波动，因此患者饮食结构发生较大改变（摄入过多的富含维生素 K 的食物，例如菠菜、豌豆等）时需要密切检测 INR，避免增加血栓风险或出血等情况。

此外，疾病会改变身体对华法林的反应。发烧、流感、肝功能异常有可能会导致 INR 升高，增加出血风险。当发生呕吐、腹泻时可能会导致华法林作用减弱。在发生这些疾病或特殊状况时应该加强 INR 的检测频率。

（5）INR 异常时的处理。

服用华法林出现轻微出血而 INR 在目标范围内时，不必立即停药或减量，应寻找原因并加强观察监护；患者若出现与华法林相关的严重出血，首先应该立即停药，可根据情况使用维生素 K1 5～10mg，必要时输凝血酶原复合物迅速逆转抗凝。

2. 新型口服抗凝药物

（1）药物疗效。

NOAC 半衰期较短，漏服后抗凝作用很快会消失，因此保证长期治疗的依从性至关重要。服用 NOAC 期间无须进行凝血指标 INR 常规检测，但是在某些特殊情况下可能需要定量评价 NOAC 的抗凝作用，如急诊手术、严重出血或血栓事件、合并用药、可疑过量等。蝰蛇凝血时间可定量评估达比加群的活性，如蝰蛇凝血时间升高 3 倍提示出血风险增加，无法检测该指标时，活化部分凝血活酶时间（APTT）检测也可协助判断药物过量，达比加群持续给药时，APTT 高于正常上限 2 倍时，提示出血风险增加；不同 Xa 因子抑制剂对凝血 PT 和 APTT 的影响变异度极大，尤其是 APTT，还与不同检测试剂有关。利伐沙班剂量依赖性延长 PT，而阿哌沙班对 PT 的影响较弱。目前临床上常用的检测 PT 方法为比浊凝固法，其与因子 Xa 抑制剂血药浓度的相关性差，但若 PT 延长超过 2 倍提示出血风险增加。显色底物法抗 Xa 因子活性可评估 Xa 因子抑制剂的血浆浓度，但目前还不确定提示出血或血栓危险升高的界值。

NOAC 监护重点在于对肾功能的动态监测，并根据肾功能调整药物剂量。一般对于正常或肾功能轻微下降的患者应每年测定肾功能，中度肾功能受损者应每年测定 2～3 次，并根据肾功能调整剂量。不推荐严重肾功能不全者使用此类药物。

（2）不良反应。

达比加群常见的有消化道不良反应，表现为上腹部疼痛、腹部疼痛、腹部不适和消化不良，一般程度较轻，必要时可予质子泵抑制剂或 H_2 受体拮抗剂对症处理。

利伐沙班/阿哌沙班用药期间观察患者是否有神经功能损伤症状和体征（如腿部麻木或无力，肠或膀胱功能障碍），如观察到神经功能损伤，应立即进行诊断和治疗。

（3）合并用药。

与华法林比较，目前所知与 NOAC 存在相互作用的药物很少，但是仍需密切关注合并用药情况。与 NOAC 存在相互作用的药物主要通过 P–糖蛋白转运体、细胞色素 P450 3A4 两个途径，因此 NOAC 与–糖蛋白诱导剂（利福平、卡马西平等）及 CYP3A4 强抑制剂（酮康唑、伊曲康唑等）联用时需谨慎；NOAC 与其他抗血小板、抗凝及非甾体类药物联用也会增加出血风险，尤其需要注意与双联抗血小板药物的联合应用。在我国合并使用中药的患者也较多，目前还不清楚中药是否与 NOAC 存在相互作用，应尽量避免联合用药。

（4）药物过量处理。

药物过量会导致患者出血风险增加，处理前应首先评估是否有出血，对于非致命性出血，给予停药、压迫止血、外科手术止血等。服用达比加群的患者发生出血，应充分利尿，可透析，但透析对清除因子 Xa 抑制剂可能无效。对致命性出血，可考虑输注浓缩凝血酶原复合物或活化的凝血酶原复合物。若患者未出现出血，可先严密观察，NOAC 半衰期短，一般停药后 12～24 小时抗凝作用基本消失。

（三）随访评估

随访评估目的在于了解患者近期药物治疗情况，评估疗效及可能出现的不良反应，明确是否出现新的药物治疗问题等。随访周期的确定主要根据使用抗凝药物的种类及患者具体情况明确，使用华法林患者应每月进行一次门诊随访，使用 NOAC 患者应至少每 3 个月进行一次随访评估，发生任何可能影响患者肝脏和肾脏功能的情况时则应随时检测。

（1）确认用药依从性是否良好，明确近期是否有调整药物剂量或新增药物。

（2）明确药物治疗效果，是否存在脑栓塞表现。

（3）明确是否存在或潜在药物不良反应，是否了解出现异常情况后的正确处理方法。

（4）明确生活方式信息，是否饮食结构稳定、适量运动等。

（5）了解是否出现新的药物治疗问题，若出现新问题需重新进行评估及治疗方案的调整，必要时转介至专科医生进行处理。

二、抗凝门诊

抗凝门诊是抗凝治疗的一种成功的管理模式，该门诊自 1968 年在美国建立以来，已经相当成熟并被推广到英国、加拿大、澳大利亚、韩国、中国香港等国家和地区。通过实践，相比于普通门诊，抗凝门诊的优势不断显现：有助于提高患者治疗的依从性、INR 的达标率，降低并发症发生率及住院天数，此外还明显地降低了患者的医疗费用和到急诊就诊的次数。

近年我国内地抗凝门诊也在迅速发展，2010 年以来已有多家医院开设由药师管理的抗凝门诊，包括南京鼓楼医院、北京大学第一医院、北京天坛医院、广东省人民医院等。这些医院借鉴已有经验，结合自身实践，证明抗凝门诊的建立能够提高患者抗凝治疗的达标率，降低出血及栓塞事件的发生率，具有良好的经济效益及社会效益。

抗凝门诊中药师需要收集的信息包括：服药依从性；合并用药情况，包括处方、非处方药以及中药；血栓栓塞并发症，包括中枢神经系统、外周血管及肺循环；药物可能的不良反应，重点是出血事件，根据出血严重程度进行个体化处理，必要时联系医生入院处理。

三、小结

口服抗凝治疗是房颤治疗中非常重要的一类方式，这类药物使用是否得当，与疾病的治疗能否达到其最终目的有着密切关系。华法林有很多局限性，剂量调整和检测都比较烦琐，但通过抗凝门诊对患者随访和教育并进行系统化管理能够明显增强患者的依从性和用药的安全性，因此在有条件的医院建立抗凝门诊，加强对长期服用抗凝治疗患者的抗凝管理，要求患者定期检测 INR 是保障安全有效的重要措施。此外，尽管 NOAC 与华法林相比有优势，但是对长期服药患者仍然需要进行规范的管理，否则难以保证最佳的长期临床效果。总之，使用华法林患者应每月进行一次门诊随访，使用 NOAC 患者应至少每 3 个月进行一次随访，由有经验的医生或药师在抗凝门诊进行评估，保证用药安全。

第四节　案例分析

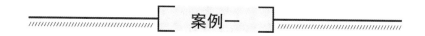

一、病例描述

李某，65 岁。患者 5 年前起无诱因出现重体力劳动后胸闷、气促，伴多汗，休息数分钟后可自行缓解，经心脏彩超提示风湿性心脏病，心电图提示心房纤颤，予控制心室率、抗凝等治疗。1 年前开始门诊随访。

既往史：房颤病史 5 年；1 年前脑梗死病史，无后遗症。

药物史：长期服用华法林片 1.5mg po qd，但经常漏服。不定期门诊随访抽血检测。

过敏史：否认药物、食物过敏史。

社会史：（＋）吸烟嗜好，20 支/日

生命体征：脉搏 88bpm，呼吸 22bpm，血压 136/78mmHg，心率 100 次/分。

诊断：①风湿性心脏病；②心房纤颤。

实验室指标：

指标	值	正常值范围	单位
肌酐	90.00	52～115	umol/L
尿素氮	6.9	1.8～7.1	mmol/L
丙氨酸氨基转移酶	36	0～40	U/L
门冬氨酸氨基转移酶	30	0～40	U/L
总胆固醇	4.12	3.0～5.7	mmol/L
低密度脂蛋白	3.77	2.7～4.1	mmol/L
高密度脂蛋白	0.95	0.9～1.8	mmol/L
国际标准化比值	1.40	0.95～1.15	
凝血酶原时间	16.0	12～14.6	s
活化部分凝血活酶时间	37.0	30～45	s

影像学检查：心脏彩超提示风湿性心脏病，重度二尖瓣狭窄并轻度反流，轻度主动脉瓣反流，重度三尖瓣反流，LVEF45%。

主要治疗药物：

药品	英文通用名	用法用量
华法林片 1.5mg/片	Warfarin	1.5mg po qd #30 片
美托洛尔片 25mg/片	Metoprolol	25mg po bid #60 片
地高辛片 0.25mg/片	Digoxin	0.25mg po qd #30 片

病例小结：患者为 65 岁男性，房颤诊断明确，有脑梗死病史，有吸烟嗜好。患者用药依从性不佳，存在经常漏服药物情况，不定期门诊随访。

二、作业题

1.【收集信息】列出需要收集的必要的主观和客观信息

2.【发现问题】根据提供的患者信息，分析患者的健康状况以及存在的问题并确定各问题的轻重缓急，重点分析药物相关性问题

3.【治疗目标和可选方案】制订一个个性化、以患者为中心的、既遵循循证也符合成本效果的监护计划

4.【执行监护计划】与其他医护人员、患者或照护者协作执行监护计划，建议包括患者教育内容

5.【结果监测和评价】列出需要监测和评价的参数

6.【参考文献】列出主要的参考文献

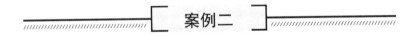

案例二

一、病例描述

陈某，女，80 岁。患者半月前无明显诱因出现胸闷、气促，伴有心悸，无其他不适。外院心电图提示心房颤动，予口服华法林、地高辛、比索洛尔等药物治疗，后症状好转。门诊抽血 INR 6.18，为进一步诊治入院。

既往史：高血压病史十余年，最高血压 163/94mmHg，未规范诊治。

药物史：半月前开始规律服用地高辛片 0.125mg po qd，比索洛尔片 2.5mg po qn，华法林片 1.5mg po qd，螺内酯片 20mg po qd，呋塞米片 20mg po qd。入院前服用 2 副中药方剂调理治疗，方剂组成：党参、葶苈子、炙甘草、当归、酸枣仁、远志、丹参、茯苓、枸杞、瓜蒌、白术、桂枝、川芎、柏子仁。

过敏史：否认药物、食物过敏史。

个人史及家族史：无特殊。

生命体征：脉搏 83bpm，呼吸 20bpm，血压 146/86mmHg，心率 90 次/分，身高 152cm，体重 40kg，BMI 17.31kg/m^2。

诊断：①心房颤动；②高血压。

实验室指标：

指标	值	正常值范围	单位
肌酐	45.9	52~115	μmol/L
尿素氮	6.5	1.8~7.1	mmol/L
丙氨酸氨基转移酶	66	0~40	U/L
门冬氨酸氨基转移酶	54	0~40	U/L
总胆固醇	3.4	3.0~5.7	mmol/L
低密度脂蛋白	2.1	2.7~4.1	mmol/L
高密度脂蛋白	0.6	0.9~1.8	mmol/L
脑利尿钠肽前体	3 624	0~125	pg/ml
血红蛋白	117	130~175	g/L
白蛋白	31	40~55	g/L
国际标准化比值	6.18	0.8~1.2	
凝血酶原时间	55.2	12~14.6	S
活化部分凝血活酶时间	34.3	25~37	S
钾	3.5	3.5~5.5	mmol/L
钠	139	135~149	mmol/L

影像学检查：

心电图：快速心房颤动。

心脏彩超：①左房轻度增大（36.1mm）伴左室舒张功能减退（E/A = 0.7）；各瓣膜活动正常。LVEF 38%。②室间隔与左室后壁增厚，左心收缩功能正常。

病例小结：患者是一位 80 岁女性，既往高血压史十余年，未规律用药，用药依从性欠佳。半月前诊断房颤，后开始药物治疗，用药期间同时使用中药调理，门诊复查 INR 升高，有出血风险。

二、作业题

1.【收集信息】列出需要收集的必要的主观和客观信息

2.【发现问题】根据提供的患者信息，分析患者的健康状况以及存在的问题并确定各问题的轻重缓急，重点分析药物相关性问题

3.【治疗目标和可选方案】制订一个个性化的、以患者为中心的、既遵循循证也符合成本效果的监护计划

4.【执行监护计划】与其他医护人员、患者或照护者协作执行监护计划，建议包括患者教育内容

5.【结果监测和评价】列出需要监测和评价的参数

6.【参考文献】列出主要的参考文献

参考文献

［1］中华医学会心血管病学分会，中国生物医学工程学会心律分会．心房颤动诊断和治疗中国指南［J］．中华心血管病杂志，2023，51（6）：572－618．

［2］中华医学会心电生理和起搏分会，中国医师协会心律学专业委员会，中国房颤中心联盟心房颤动防治专家工作委员会．心房颤动：目前的认识和治疗的建议（2021）［J］．中华心律失常学杂志，2022，26（1）：15－88．

［3］AHA，ACC，HRS. 2019 AHA/ACC/HRS focused update of the 2014 AHA/ACC/HRS guideline for the management of patients with atrial fibrillation［J］．Circulation，2019，140（6）：e285.

［4］张澍，杨艳敏，黄从新，等．中国心房颤动患者卒中预防规范（2017）［J］．中华心律失常学杂志，2018，22（1）：17.

［5］NHFA/CSANZ. National Heart Foundation of Australia and the Cardiac Society of Australia and New Zealand：Australian clinical guidelines for the diagnosis and management of atrial fibrillation 2018［J］．Med J Aust，2018 Aug 2.

［6］杨新春，左琨．《2020年欧洲心脏病学会心房颤动管理指南》解读［J］．中国介入心脏病学杂志，2020，28（10）：541－546．

［7］朱文青，陈庆兴．《2020ESC/EACTS心房颤动诊断与管理指南》更新解读［J］．临床心血管病杂志，2020，36（11）：975－977．

第九章

冠心病药学监护和案例分析

学习目标

1. 熟悉冠心病的定义、临床表现、分类及危险因素。
2. 掌握冠心病相关治疗药物的作用及用法用量、主要不良反应。
3. 了解冠心病药学监护的进展，熟悉冠心病药学监护的步骤。
4. 通过对案例的学习，能为冠心病患者拟订和执行个体化的监护计划。

第一节 冠心病简介

一、定义及流行病学

（一）定义

冠状动脉粥样硬化性心脏病是指冠状动脉粥样硬化使管腔狭窄、痉挛或阻塞导致心肌缺血、缺氧或坏死而引发的心脏病，统称为冠状动脉性心脏病或冠状动脉疾病，简称冠心病，归属为缺血性心脏病，是动脉粥样硬化导致器官病变的最常见类型。

冠心病的防治目标是预防心肌梗死和猝死，改善患者的生存状况；减轻症状，改善心肌缺血，提高生活质量。

（二）流行病学

该病多发于中老年人群，男性多于女性，是工业发达国家的流行病，已成为欧美国家最多见的病种，从 2000 年以来，该病发病率在我国也呈明显升高趋势。冠心病发病率一般以心肌梗死发病率为代表，有明显的地区和性别差异。《中国心血管健康与疾病报告2020》显示，由于社会老龄化的加重、生活节奏的加快、不健康生活方式的盛行以及其他各种心血管致病因素的增加，国内冠心病的患病率呈持续上升趋势。2019 年冠心病现患病人数已达 1 100 万人。如今，冠心病的死亡率仍居高不下，城市和农村的冠心病死亡率分别为 120.18/10 万和 128.24/10 万。

二、临床表现

冠心病最常见的是心绞痛型，最严重的是心肌梗死和猝死两种类型。

心绞痛是一组由于急性暂时性心肌缺血、缺氧所起的症候群：典型的心绞痛部位是在胸骨后或左前胸，范围常不局限，放射至左肩、左臂前内侧直至小指与无名指；常呈紧缩感、压迫感、闷胀感、烧灼感，主观感觉个体差异较大；一般疼痛持续数分钟；疼痛在心脏负担加重（例如体力活动增加、过度的精神刺激和受寒）时出现，在休息或舌下含服硝酸甘油数分钟后即可消失。

心肌梗死是冠心病的危急症候，多有心绞痛发作频繁和加重作为基础，也有无心绞痛史而突发心肌梗死的病例（此种情况最危险，常因没有防备而造成猝死）。心肌梗死的表现为：突发时胸骨后或心前区剧痛，向左肩、左臂或他处放射，且疼痛持续半小时以上，经休息和舌下含服硝酸甘油不能缓解；呼吸短促、头晕、恶心、多汗、脉搏细微；皮肤湿冷、灰白、重病病容；大约十分之一患者的表现仅是晕厥或休克。

三、病因及分类

由于脂质代谢不正常，血液中的脂质沉着在原本光滑的动脉内膜上，在动脉内膜一些类似粥样的脂类物质堆积而成白色斑块，称为动脉粥样硬化。冠状动脉分为左、右两支，分别位于主动脉窦的左、右开口。冠状动脉粥样硬化可同时或分别累及各主要的冠状动脉，病变的狭窄程度、部位决定了缺血症状和预后。管腔狭窄 <50% 时，心肌供血一般不受影响；管腔狭窄 50%～70% 时，静息时心肌供血不受影响，而在运动、心动过速或激动时，心脏耗氧量增加，

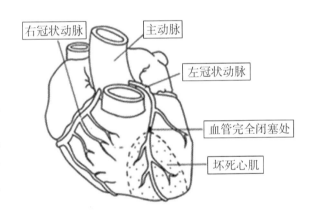

图9-1 急性心肌梗死示意图

可引起心肌暂时性供血不足，引发慢性稳定型心绞痛（chronic stable angina，CSA）；当粥样斑块破裂出血，形成血栓堵塞血管时可引发急性心肌梗死（acute myocardial infarction，AMI），见图9-1。冠脉无狭窄情况下发生痉挛也可导致心绞痛发作，为变异性心绞痛。

1979 年 WHO 根据病变部位、范围和程度将冠心病分为 5 型：①隐匿型或无症状性心肌缺血：无症状，但在静息、动态或负荷状态下的心电图显示心肌缺血改变，或放射性核素心肌显像提示心肌灌注不足，无组织形态改变。②心绞痛：发作性胸骨后疼痛，由一过性心肌供血不足引起。③心肌梗死：缺血症状严重，为冠状动脉闭塞导致急性心肌缺血性坏死。④缺血性心肌病：长期慢性心肌缺血或坏死导致心肌纤维化，表现为心脏增大、心力衰竭和心律失常。⑤猝死：突发心搏骤停引起的死亡，多为缺血心肌局部发生电生理紊乱引起的严重心律失常所致。临床上最常见的冠心病为急性冠脉综合征，包括 AMI 和不稳

定型心绞痛（unstable angina，UA）。由于 AMI 分 ST 抬高型和非 ST 抬高型，UA 和非 ST 抬高心肌梗死（NSTEMI）在治疗上较为相似，因此将 UA 和 NSTEMI 统一为非 ST 抬高急性冠脉综合征（NSTE－ACS）。

四、冠心病并发症及预后

（一）心力衰竭

急性心梗并发心力衰竭患者临床上常表现为呼吸困难（严重时可端坐呼吸，咳粉红色泡沫样痰）、窦性心动过速、肺底部或全肺野啰音及末梢灌注不良。急性心衰发作时应给予对症支持治疗，如吸氧、适量应用利尿剂，无低血压者应给予静脉滴注硝酸酯类药物，急性肺水肿合并高血压者适宜硝普钠静脉滴注，当血压明显降低时，可静脉滴注多巴胺和（或）多巴酚丁胺。

（二）心源性休克

心源性休克通常由大面积心肌坏死或合并严重机械性并发症（例如室间隔穿孔、游离壁破裂、乳头肌断裂）所致。心源性休克临床表现为低灌注状态，包括四肢湿冷、尿量减少和（或）精神状态改变；严重持续低血压伴左心室充盈压增高，心脏指数明显降低。须排除其他原因引起的低血压。心源性休克可为 STEMI 的首发表现，也可发生在急性期的任何时段。心源性休克的近期预后与患者血液动力学异常的程度直接相关。需注意下列原因导致的低血压，如低血容量、药物、心律失常、心脏压塞、机械并发症或右心室梗死。

（三）心律失常

1. 室性心律失常

心梗急性期持续性和（或）伴血液动力学不稳定的室性心律失常需要及时处理。心室颤动（室颤）或持续多形性室速应立即行非同步直流电除颤。室颤增加患者院内病死率，但与远期病死率无关。有效的再灌注治疗、早期应用 β 受体阻滞剂、纠正电解质紊乱，可降低患者 48 小时内室颤发生率。

2. 房颤

急性心梗可诱发或加重心力衰竭，应尽快控制心室率或恢复窦性心律。但禁用ⅠC类抗心律失常药物转复房颤。房颤的转复和心室率控制过程中应充分重视抗凝治疗。

3. 房室传导阻滞（AVB）

前壁心肌梗死引起 AVB 通常与广泛心肌坏死有关，其逸搏位点较低，心电图上呈现较宽的 QRS 波群，逸搏频率低且不稳定。急性期发生影响血液动力学的 AVB 时应立即行临时起搏术。急性期后，若有指征，可给予永久性起搏器置入。

（四）机械性并发症

心梗急性期可发生左心室游离壁破裂、室间隔穿孔、乳头肌功能不全或断裂，情况危急，多需要外科手术进行干预。冠心病患者大面积心肌梗死后梗死区域出现室壁扩张、变薄、心肌全层坏死，坏死的心肌逐渐被纤维疤痕组织替代，病变区薄层的心室壁向外膨出，心脏收缩时丧失活动能力或呈现反常运动，形成室壁瘤。室壁瘤严重影响心脏功能，若不积极治疗，患者最终会因心力衰竭等死亡。室壁瘤还容易形成血栓，左心室附壁血栓脱落可引起脑、肾、脾或四肢等动脉栓塞。

第二节　冠心病的疾病治疗

药物治疗、经皮冠状动脉介入治疗（Percutaneous Coronary Intervention，PCI）和冠状动脉旁路移植术治疗（Cardiac Artery Bypass Graft，CABG）是冠心病的主要治疗手段。冠心病的治疗可参考的中外指南有：2014 年美国《NSTE 冠脉综合临床实践指南》、《急性ST 段抬高型心肌梗死诊断和治疗指南（2019）》、《2020ESC 非 ST 段抬高型急性冠脉综合征（NSTE - ACS）患者管理指南》、《2023ESC 急性冠脉综合征管理指南》。

一、一般治疗原则

冠心病的治疗原则根据患者处于疾病不同阶段而有所差异，主要有发生急性栓塞和冠脉严重狭窄的血管再通治疗，包括溶栓、冠脉介入、冠状动脉旁路移植。STEMI 和NSTE - ACS 为冠心病发作的急性期，临床处理上的差异主要表现在血管再通方式上，STEMI 为血管的完全闭塞，在一定条件内可行溶栓治疗。急性期过后的药物治疗大体相同，目的是做好冠心病的二级预防，是冠心病作为慢性病长期治疗的关键。冠心病的药物治疗目标是：①减轻症状、改善缺血；②预防心肌梗死、改善预后。

二、药物治疗

（一）减轻症状、改善缺血的药物

减轻症状及改善缺血的药物应与预防心肌梗死和死亡的药物联合使用，其中一些药物，如 β 受体阻滞剂，同时兼具两方面作用。目前减轻症状及改善缺血的药物主要包括 β 受体阻滞剂、硝酸酯类药物和钙通道阻滞剂（CCB）。

1. β 受体阻滞剂

根据 β 受体阻滞剂的作用特性不同将其分为 3 类：①选择性 β_1 受体阻滞剂，主要作用于 β_1 受体，常用药物为美托洛尔、比索洛尔、阿替洛尔等；②非选择性 β_1 受体阻滞剂，作用于 β_1 和 β_2 受体，常用药物为普萘洛尔，目前已较少应用；③非选择性 β 受体阻滞剂，可同时作用于 β 和 α_1 受体，具有扩张外周血管的作用，常用药物为阿罗洛尔和拉贝洛尔。

β 受体阻滞剂能够抑制心脏 β_1 肾上腺素能受体，从而减慢心率，减弱心肌收缩力，降低血压，减少心肌耗氧量，减少患者心绞痛发作，增加运动耐量。用药后要求静息心率降至 55～60 次/分，严重心绞痛患者如无心动过缓症状，可将心率降至 50 次/分。如无禁忌证，β 受体阻滞剂应作为稳定型心绞痛的初始治疗药物。β 受体阻滞剂能降低心肌梗死后稳定型心绞痛患者死亡和再梗死的风险。目前可用于治疗心绞痛的 β 受体阻滞剂有多种，给予足够剂量，均能有效预防心绞痛发作。为减少 β₂ 受体被阻滞后引发的不良反应，更倾向于使用选择性 β₁ 受体阻滞剂。同时具有 α₁ 和 β 受体阻滞的非选择性 β 受体阻滞剂药物，在慢性稳定型心绞痛的治疗中也有效。

伴严重心动过缓和高度房室传导阻滞、窦房结功能紊乱、明显支气管痉挛或支气管哮喘患者禁用 β 受体阻滞剂。慢性肺源性心脏病患者须谨慎使用高度选择性 β₁ 受体阻滞剂。无固定狭窄的冠状动脉痉挛造成的缺血，如变异性心绞痛，不宜使用 β 受体阻滞剂，此时 CCB 应为首选药物。

2. 硝酸酯类药物

硝酸酯类药物为内皮依赖性血管扩张剂，能减少心肌耗氧量，改善心肌灌注，缓解心绞痛症状。硝酸酯类药物会反射性增加交感神经张力，使心率加快，因此常联合负性心率药物如 β 受体阻滞剂或非二氢吡啶类 CCB。联合用药的抗心绞痛作用优于单独用药。舌下含服或喷雾用的硝酸甘油仅作为心绞痛发作时缓解症状用药，也可于运动前数分钟使用，以减少或避免心绞痛发作。长效硝酸酯类药物用于降低心绞痛发作的频率和程度，并可能增加运动耐量。长效硝酸酯类药物不适宜治疗心绞痛急性发作，而适宜心绞痛的慢性长期治疗。用药时应注意给予足够的给药间期（通常每日应有 6～8 小时的间歇期），以减少耐药性的发生。如劳力性心绞痛患者日间服药，夜间宜停药；皮肤敷贴片白天敷贴，晚上睡前除去。

硝酸酯类药物的不良反应包括头痛、面部潮红、心率反射性加快和低血压，上述不良反应以短效硝酸甘油更明显。第 1 次含服硝酸甘油时，应注意可能发生体位性低血压。使用治疗勃起功能障碍药物西地那非者 24 小时内不可应用硝酸甘油等硝酸酯类药物，以避免引起低血压，甚至危及生命。严重主动脉瓣狭窄或肥厚型梗阻性心肌病引起的心绞痛，不宜使用硝酸酯类药物，因为硝酸酯类药物可降低心脏前负荷，减少左室容量，进一步增加左室流出道梗阻程度，而严重的主动脉瓣狭窄患者使用硝酸酯类药物也因前负荷的降低而进一步减少心搏出量，有发生晕厥的风险。

3. CCB

早期小规模临床研究比较了 β 受体阻滞剂与 CCB 在缓解心绞痛或增加运动耐量方面的疗效，但结果均缺乏一致性。在缓解心绞痛症状方面，β 受体阻滞剂较 CCB 更有效，而在改善运动耐量和改善心肌缺血方面，β 受体阻滞剂和 CCB 相当。二氢吡啶类 CCB 和非二氢吡啶类 CCB 同样有效，而非二氢吡啶类 CCB 的负性肌力效应较强。CCB 通过改善冠状动脉血流和减少心肌耗氧量发挥缓解心绞痛的作用，对变异性心绞痛或以冠脉痉挛为主的心绞痛，CCB 是一线治疗药物。地尔硫䓬和维拉帕米能减慢房室传导，常用于伴有心房颤动或心房扑动的心绞痛患者，这两种药物不宜用于已有严重心动过缓、高度房室传导阻滞和病态窦房结综合征的患者。

当稳定型心绞痛合并心力衰竭必须应用长效 CCB 时，可选择氨氯地平或非洛地平。β 受体阻滞剂和长效 CCB 联用较单药更有效。此外，两药联用时，β 受体阻滞剂还可减轻二氢吡啶类 CCB 引起的反射性心动过速不良反应。非二氢吡啶类 CCB 地尔硫䓬或维拉帕米

可作为对 β 受体阻滞剂有禁忌患者的替代治疗。但非二氢吡啶类 CCB 和 β 受体阻滞剂的联用能使传导阻滞和心肌收缩力的减弱更明显，需特别警惕。老年人、已有心动过缓或左心室功能不良患者应避免两药联用。

CCB 常见不良反应包括外周水肿、便秘、心悸、面部潮红，低血压也时有发生，其他不良反应还包括头痛、头晕、虚弱无力等。

（二）预防心肌梗死、改善预后的药物

1. 阿司匹林

通过抑制环氧化酶（COX）和血栓烷 A2（TXA2）的合成达到抗血小板聚集的作用，所有患者如无用药禁忌证均应长期服用。阿司匹林可降低心肌梗死、脑卒中或心血管性死亡的发生风险。阿司匹林的最佳剂量范围为 75 ~ 150mg/d（常用剂量为 100mg/d），其主要不良反应为胃肠道出血或对阿司匹林过敏。不能耐受阿司匹林的患者可改用氯吡格雷作为替代治疗。

2. 氯吡格雷

氯吡格雷作为一种 P2Y12 受体抑制剂，经过肝脏代谢后通过选择性不可逆地抑制血小板二磷酸腺苷（ADP）受体而阻断 ADP 依赖激活的血小板膜糖蛋白（GP）Ⅱb/Ⅲa 复合物，有效减少 ADP 介导的血小板激活和聚集。主要用于冠状动脉支架置入后与阿司匹林联用及阿司匹林禁忌患者。该药起效快，顿服 600mg 后 2 ~ 6 小时即能达到有效血药浓度，顿服 300mg 后 6 ~ 24 小时达到有效血药浓度。常用维持剂量为 75mg，每日口服 1 次。无高危因素的稳定型心绞痛及接受溶栓药物治疗的患者包括择期 PCI 患者，应将其作为优先选择。

3. 替格瑞洛

作为新型 P2Y12 受体抑制剂，该药不经肝脏代谢，直接作用于血小板 ADP 受体起效。主要用于支架置入术后、有氯吡格雷抵抗或禁忌证的患者。既往有出血性脑卒中的患者禁用。

4. β 受体阻滞剂

心肌梗死后患者长期接受 β 受体阻滞剂二级预防治疗，可降低相对死亡率 24%。具有内在拟交感活性的 β 受体阻滞剂（如普萘洛尔）心脏保护作用较差，不宜选用。需指出的是，目前仍被广泛使用的 β 受体阻滞剂——阿替洛尔，尚无明确证据表明其能影响患者的死亡率。

5. 他汀类药物

总胆固醇（TC）水平与冠心病事件的发生呈连续的分级关系，最重要的危险因素是低密度脂蛋白（LDL-C）。多项随机双盲的一级或二级预防临床试验表明，他汀类药物能有效降低 TC 和 LDL-C 水平，并因此减少心血管事件。他汀类药物治疗还有延缓斑块进展、稳定斑块和抗炎等有益作用。稳定型冠心病患者 LDL-C 的目标值应 < 2.60mmol/L（100mg/dL）。对于极高危患者（确诊冠心病合并糖尿病或 ACS），治疗目标应为 LDL-C < 1.8mmol/L（70mg/dL）。为达到更好的降脂效果，在他汀类药物治疗基础上，可加用胆固醇吸收抑制剂依折麦布 10mg/d。高甘油三酯（TG）或 LDL-C 水平增高的高危患者可考虑

联用降低 LDL-C 的药物和一种贝特类药物（非诺贝特）或烟酸类药物。既往其他指南和共识曾将 LDL-C < 1.8mmol/L 和降低幅度 > 50% 作为目标，目前的强效他汀类药物治疗并联合其他非他汀类调脂药物（依折麦布等）可以使多数患者达标；2018 年在欧美上市的 PCSK9 抑制剂的应用可能在未来几年内使 LDL-C 降低的达标变得更容易，因此取消降低幅度超 50% 的标准。

应用他汀类药物时，应严密监测转氨酶及肌酸激酶等生化指标，及时发现药物可能引起的肝脏损害和肌病。采用强化降脂治疗时，更应注意监测药物的安全性。

6. 血管紧张素酶 I 抑制剂（ACEI）或血管紧张素 II 受体拮抗剂（ARB）

心脏事件预防评价（HOPE）研究结果显示，雷米普利能使无心力衰竭的高危心血管疾病患者的主要终点事件（心血管死亡、心肌梗死和卒中）相对危险性降低 22%。培哚普利降低稳定型冠心病患者心脏事件（EUROPA）研究结果显示，培哚普利能使无心力衰竭的稳定型心绞痛患者的主要终点事件（心血管死亡、非致死性心肌梗死及成功复苏的心搏骤停的联合事件）的相对危险性降低 20%。鉴于上述证据，对于稳定型心绞痛合并糖尿病、心力衰竭或左心室收缩功能不全的高危冠心病患者均应使用 ACEI。所有冠心病患者均能从 ACEI 治疗中获益，但低危患者获益可能较小。

对于不能耐受 ACEI 的患者可改用 ARB。科素亚心肌梗死后生存（OPTIMAAL）研究和科素亚心衰生存（ELITE - II）研究结果显示，对心肌梗死后和心力衰竭的患者，在改善心血管终点事件（心脏性猝死、心搏骤停等）方面，氯沙坦与卡托普利相似，但依从性更好。其他如缬沙坦和替米沙坦等也具有心血管保护证据。

7. 醛固酮受体拮抗剂

通常在 ACEI 治疗的基础上使用。对心梗后左室射血分数（LVEF）≤0.40、有心功能不全或糖尿病，无中重度肾功能不全 [血肌酐男性 ≤221 μmol/L（2.5 mg/dL），女性 ≤177 μmol/L（2.0 mg/dL）、血钾 ≤5.0 mmol/L] 的患者，应给予醛固酮受体拮抗剂。对于冠心病合并慢性充血性心力衰竭患者，目前被公认能够提高心力衰竭患者生存率的治疗药物包括 ACEI/ARB、β 受体阻滞剂和醛固酮受体拮抗剂（螺内酯 20mg，每日口服 1 ~ 2 次）。

三、非药物治疗

（一）PCI

1. 稳定型冠心病

对强化药物治疗下仍有缺血症状及存在较大范围心肌缺血证据，且预判选择 PCI 或 CABG 治疗其潜在获益大于风险的稳定型冠心病患者，可根据病变特点选择相应的治疗策略。

2. 非 ST 段抬高型急性冠状动脉综合征

以患者的病史、症状、体征、心电图和肌钙蛋白作为风险分层的工具，采用"全球急性冠状动脉事件注册"（Global Registry of Acute Coronary Events，GRACE）预后评分进行缺血危险分层，分为紧急（2 小时以内）、早期（24 小时以内）和延迟（72 小时以内）

血运重建策略（PCI 和 CABG）。

3. 急性 ST 段抬高型心肌梗死

STEMI 急性期行直接 PCI 已成为首选方法，减少时间延误是 STEMI 实施再灌注治疗的关键，应尽量缩短首次医疗接触（first medical contact，FMC）至 PCI 的时间和 FMC 至医院转出时间，从而降低院内死亡风险。溶栓后早期实施 PCI 的患者 30 天病死率与直接 PCI 的患者无差异，溶栓后早期常规 PCI 的患者 1 年主要不良心脑血管事件（major adverse cardiac and cerebrovascular event，MACCE）发生率有高于直接 PCI 的趋势。因此，对 STEMI 患者尽早溶栓并进行早期 PCI 治疗是可行的，尤其适用于无直接 PCI 治疗条件的患者。

（二）CABG

CABG 是外科手术干预冠心病的血运重建方式，与 PCI 的发展相比，我国 CABG 的普及程度与欧美发达国家有较大差距，在血运重建方式的选择上倾向于 PCI。在指导临床医生合理选择 PCI 和 CABG 上可参考中国冠状动脉血运重建适宜性标准的建议。

在 CABG 围术期，药师主要关注的是抗栓药物的使用问题。阿司匹林可增加 CABG 围术期出血事件和输血需求，但与其他抗血小板药物相比程度较轻。小剂量（100mg）阿司匹林引起的出血风险较小，而对于 ACS 患者，阿司匹林与安慰剂对比可降低 50% 的主要缺血事件风险。因此，建议 CABG 围术期无须停用阿司匹林。如因特殊原因（如出血风险极高、无法输血等）必须停用阿司匹林，可于术前 5 天停用，术后出血风险降低后尽快（4～24 小时）恢复使用。CABG 术前不停用 P2Y12 受体抑制剂可显著增加围术期出血风险，但不影响生存率。紧急 CABG 无须考虑基础抗血小板治疗情况。择期 CABG 建议术前常规停用氯吡格雷或替格瑞洛 5 天；如患者存在缺血高危因素（如左主干或近端多支病变），可不停用 P2Y12 受体抑制剂，但应密切关注出血的防治；出血和缺血风险均较高时，可于术前 5 天停用 P2Y12 受体抑制剂，以静脉 GPⅡb/Ⅲa 受体拮抗剂过渡治疗，直至术前 4 小时停药。

四、患者教育

1. 疾病教育

对患者简要介绍冠心病：为什么会得冠心病，您具有哪些高危因素，现在采取了哪些治疗，为患者接下来的生活方式干预及用药依从性教育做好准备。

2. 生活方式干预

冠心病患者应永久戒烟。合理膳食，控制总热量和减少饱和脂肪酸、反式脂肪酸以及胆固醇摄入（<200mg/d）。对超重和肥胖患者，建议通过控制饮食与增加运动降低体重，在 6～12 个月内使体重降低 5%～10%，并逐渐将身体质量指数控制于 $25kg/m^2$ 以下。注意识别患者的精神心理问题并给予相应治疗。

3. 药物用法用量

告知患者每种药物的作用、服药时间、数量，提醒患者不应自行停药或盲目改变剂量。

4. 用药注意事项

如服用抗血小板药物应注意出血倾向；服用他汀类药物应注意肌肉酸痛问题；服用 β 受体阻滞剂/非二氢吡啶类 CCB 应注意可能心动过缓；服用 ACEI 可能出现干咳；服用 ACEI/ARB/醛固酮受体拮抗剂治疗，须观察高钾血症相关不良反应。

5. 自我监测内容

（1）自我血压、心率监测。应控制血压 <140/90mmHg，心率控制在 60 次/分左右。

（2）自我血糖监测，主要针对合并糖尿病患者。

（3）定期复诊随访，评估疗效与不良反应以便调整治疗方案。

第三节 冠心病药学监护

一、国内外冠心病药学监护进展

美国临床药学学会（American College of Clinical Pharmacy，ACCP）于 2014 年 3 月颁布了临床药师的临床实践标准，提出对所有开展临床药学工作的临床药师的期望。国外循证医学表明，临床药师在冠心病防治中提供药学服务，对 ACS 治疗和转归有重要意义。临床药师应参与临床治疗的过程，包括患者评估、药物治疗评价、治疗方案的制订与实施、随访评价及治疗药物监测。美国临床药师的药学监护工作被直接记录在患者病历中，包括用药史、现存的问题列表及对问题的评估、优化药物治疗及改善患者结果的治疗方案。Kate M 通过对 ACS 患者提供药学监护，发现临床药师与患者的合适比例为 1∶15。

在英国，药师注册考试注重考查临床与药学实践，主要考查药物基本性质、药物应用以及患者用药指导等内容，占考点总数的 70%。英国的《牛津大学临床药师手册》（*Oxford Handbook of Clinical Pharmacy*）是一部药师工作的手册和教材，里面对冠心病（心绞痛、急性心梗）的药学监护也做了明确的界定，涉及该类疾病的诊断、分类和危险分层、治疗目标、治疗方案选择、药物联合使用时相互作用等，以供学习者参考。

澳大利亚医院药师协会颁布了《临床药学工作准则》，规定了临床药师的工作职责，包括掌握药物资料、评价和选择有关药品、药物治疗监测、了解病情、提出药疗意见、组织培训和教育工作、分配药物、进行药品的研究工作。医院药师的临床工作是为病房服务，药师和医生、护士合作给患者提供药物治疗（含处方、计量、咨询）。有文献表明澳大利亚公立医院由于临床药师的参与节省了医疗费用。

相比其他发达国家，我国既往的药师培训和资格考试中存在"重理论、轻实践"的现象。很多药师即使通过执业考试，面对患者或顾客时仍不知如何指导其正确用药。近年来，心血管疾病，如高血压、冠心病一直占据我国老年慢病患病率的前列。孙建勋等开展的调查研究显示：举办讲座、药师与患者面对面交流和分发小册子是老年人较为接受的药学服务开展方式。药师应提高自身素质，开展多项目、多途径的药学服务以满足老年人的需求。

国内已有相关文献对冠心病患者的药学监护模式进行探索与总结：①结合患者情况评价并优化药物治疗方案并向患者解释。②向患者讲解基本医学知识，如冠心病的危险因素、临床表现、并发症、治疗等。③向患者讲解药物知识，如抗血小板、调脂、降压、抗心绞痛等药物的作用、服用方法、不良反应、保存方法等。④治疗相关的生活方式干预，强调戒烟戒酒、避免二手烟、限盐、低脂清淡饮食及减重、锻炼身体等的重要性。⑤心理疏导，与患者多交流沟通，减少其焦虑、抑郁等负面情绪，促进其双心（心脏、心理）健康。⑥出院时，根据患者对疾病治疗的不同需求，临床药师为患者制作个体化的用药指导清单，上面记录每一种药物的用法用量、需要监测的指标及所要达到的目标值，以及简单易行的心绞痛急性发作时的处理方法等；对患者进行详细交代，并再次强调改善生活方式的重要性。⑦患者出院后，临床药师定期电话随访（一般建议每月或每个疗程），了解患者的病情变化、医嘱落实情况和自我监护情况，根据这些情况判断有无出现药物不良反应，以便及时采取措施。

二、药学监护步骤

药师执行冠心病药物治疗管理，要遵循特定的步骤：

（一）评估

目的是了解冠心病患者用药需求，确认哪些疾病或医疗问题没控制好，确认有哪些药物治疗问题需要解决。

服务项目包括：

（1）与患者进行面谈沟通，了解患者对冠心病自我照护的认知程度，了解患者需求。

（2）评估患者目前使用药物的临床疗效和反应，了解疾病进展。

（3）评估患者目前所患有的疾病以及合并使用的药品，尤其要注意是否有药品与药品间的交互作用、疾病与药品间的治疗禁忌。

（4）评估患者对目前用药的认知程度及了解其服药依从性状况，发现及记录患者本身是否有药物治疗问题。

（5）评估患者目前所用药物有无出现相关不良反应。

（二）拟订与执行监护计划

目的是对医疗团队/患者提出解决药物治疗问题的方法，确立疾病控制/治疗目标，预防新问题发生。

服务项目包括针对患者不清楚或做不对的部分：

（1）教育患者，增进其对冠心病的认知，例如对疾病和治疗方式的基本了解。

（2）若发现处方需要调整，适时建议处方医生作处方用药的调整。

（3）教育患者正确了解冠心病用药方法，并给予冠心病用药宣传单；注意胸痛事件发生迹象，教育患者如何应对。

（4）教育冠心病患者改变生活方式，例如少盐、少酒、控制体重、戒烟、多吃蔬菜、多运动。

（5）鼓励冠心病患者在家自行监测血压、心率以及相关症状，并作记录，以供后续随访作为药物治疗调整的参考。

（6）教育患者对其他合并症（如糖尿病）的自我管理。

（7）确立治疗目标，控制血压＜140/90mmHg，心率控制在 60 次/分左右。

（8）根据治疗目标，设立随访时间：①血脂：每三个月或以上作一次随访。②血压：每次回诊时随访。

（9）特殊情况发生时将患者转介给冠心病照护团队的其他医疗人员，例如护士、营养师、内分泌科医生等。

（三）随访评估

目的是记录医疗团队/患者改变结果，评价实际疗效进展状态，评估有无新问题产生。服务项目包括：

（1）可通过电话或在患者回药房调剂药品时进行随访。

（2）随访患者血压、心率、血脂控制是否得当。

（3）随访患者是否有药品副作用或胸闷痛事件的发生。

（4）随访医生是否有根据上次建议修正处方用药。

（5）随访患者行为是否根据上次教育患者行为改变的内容作出改变。

（6）每次随访皆依患者当次状况，包括疾病状况、检验数据、用药情形，看是否有新问题出现，再次评估且拟订监护计划，持续定期随访。

（7）是否持续随访患者，主要根据患者是否已达到所拟订监护计划确定的治疗目标及是否有需要教导的事项作决定。

三、药学监护标准流程

（一）评估

（1）评估患者使用的冠心病治疗药物是否有问题存在。

①此次冠心病治疗药物是否安全有效、方便使用，是否需要增加药物剂量或改用注射类药物。②评估患者使用的其他处方药品，以及目前的全部用药状况，探讨是否那些药品会影响到血压、心率、血脂以及血管斑块的控制；评估患者服药依从性。③了解患者有无发生胸闷痛的情况，了解发作时间、诱因等。④了解患者血压、心率控制情况，评估与治疗策略改变的相关性，是医生处方问题还是患者自己用药的问题。⑤评估是否有其他因素影响血压、心率的状况或用药：如便秘、感冒、痛风使用止痛药、COPD 发作使用 β 受体激动剂等。⑥了解患者有无发生出血（皮下瘀斑、黑便、牙龈出血等）、肌肉疼痛的情况。评估抗血小板药物、调脂药物的使用。

（2）评估患者饮食及饮酒情形。

①评估患者日常是否有油脂类饮食与高盐饮食。②评估患者酒精摄取是否过量。

（3）评估患者运动情况。

①患者运动量评估（中等强度运动天数或走路天数总和达 5 天以上，且每天至少 30

分钟）。②评估患者对运动效益的认知程度及执行障碍。

（二）拟订和执行监护计划

（1）药物治疗。

①对患者进行评估后，针对发现的问题，拟订改变医生处方或患者行为的方案。②教导患者识别高/低血压的症状，避免因药物改变导致血压波动过大。③教导患者在发生胸闷痛时的应对策略，如舌下含服硝酸甘油片，若舌下含服硝酸甘油后胸痛仍不缓解，拨打胸痛中心或急救电话120求助。④依照每位患者所使用的药品进行用药教育。⑤确认药物服用方式及剂量调整正确，包括核对患者每日用药品种及各药数量，检查患者每种药物的服药时间。

（2）生活方式干预。

①教育患者进行健康饮食：健康的饮食应包括蔬菜、水果、全谷类、低脂奶、鱼、瘦肉和优质的油脂，注意低盐（应少于6g/d）、低脂。②教育患者戒烟并远离吸烟环境：告知患者烟草中的尼古丁等有害物质进入血液后会引起动脉硬化，不仅使血压升高，还增加冠心病、脑卒中、猝死的发生风险，被动吸烟同样有害。③对患者进行心理指导：介绍冠心病的有关知识，增强患者战胜疾病的信心，消除患者过多的顾虑，保持心情舒畅，提高生活质量。④对患者进行功能锻炼指导：制订功能锻炼的计划，并耐心示范锻炼方法。中等强度运动有快走、游泳、骑自行车、打扫房间等；其中最常被建议的是快走，因其是日常生活中较容易进行的运动。体能活动的目标是每周至少应有150分钟。饭后1~2小时为最佳时间，勿空腹运动。

（3）制订血压、心率监测计划。

①每天晨服药前和入睡前自测血压/心率并记录。②说明自测血压/心率的重要性。③个体化目标设定，血压控制在140/90mmHg以下，但注意舒张压不宜低于60mmHg。心率控制在60次/分左右为宜，不宜低于50次/分。

（三）随访评估

1. 第一次随访（一般两周后，可以电话随访）

（1）随访药物治疗效果。

①确认患者近期有无胸闷痛等不适。②确认患者用药配合度，服药剂量及方式是否正确。③确认患者有无因药物调整而致血压、心率波动。④确认血压、心率控制是否达到目标。⑤确认药物副作用（如皮下瘀斑、干咳、消化道不适等）是否发生，能否忍受及教导如何处理。⑥如发现有异常情况，请患者向药师咨询。

（2）随访饮食适当性。

①确认患者是否能简要评估饮食含盐分量。②简要评估患者饮食含油脂分量并依据饮食内容加以教导如何修正。

（3）随访患者自行监测血压、心率的适当性。

①评估患者是否能正确操作血压计，以及回家后总共测量几次、测量的时段。②核对记录，以发现是否有血压、心率过高或过低的状况。③血压计问题排除，如长时间使用未

进行校对，绑得太紧或太松，测量位置不正确等。

2. 第二次随访（一般一个月后患者回药店领药时）

（1）随访患者上次所提建议的接受情况与药物治疗效果。

①确认患者上次就诊时所诉症状有无缓解。②确认患者血压、心率控制是否达到目标。③确认上次请医生调整药物治疗后，医生是否有更正处方，是否换药或停药，剂量调整是否正确。④确认患者用药配合度，确认药物服用方式及剂量是否正确，检查剩药状况。⑤确认患者是否有因副作用发生而停药的状况。⑥药师应通过实际观看判断患者服药时间和剂量是否正确，针对错误处进行教育。⑦确认是否有因治疗策略改药或服药错误而致血压、心率出现大的波动。⑧确认患者是否吸烟，是否应执行戒烟计划。

（2）随访运动适当性。

①后续的随访，查看患者运动目标的执行进度并协助患者排除困境。②运动前，患者应先进行系统性完整健康检查，鼓励患者改变食物的种类和增加运动量。③体能活动的目标是每周至少应有 150 分钟，或是每周至少 3 天，每天至少 20 分钟强度稍强的体能活动。

3. 年度随访

（1）在年底前一个月需再次提醒患者回医师门诊进行年度检查，项目包括：心电图、血常规、血脂、血糖、肝肾功能、运动平板试验、心脏彩超等。

（2）协助判读冠心病监护之实验室检查数据，并加以解释或澄清，提供正确信息——血脂、血压、肝肾功能情况。

（3）提醒患者控制好血压、血脂、血糖可延缓并发症的发生。

（4）评价戒烟计划是否有成效。

（5）患者合并症或转诊情况的随访。

（6）评估患者冠心病知识及自主管理技能是否仍需再加强。

（7）关注患者心理及社会问题。

第四节　案例分析

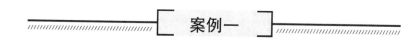
案例一

一、病例描述

王某，男性，65 岁，在门诊进行冠心病管理随访。该患者 2 年前诊断为冠心病，坚持服用二级预防药物。此次主诉：劳力性呼吸困难 2 周，加重 2 天。患者发病以来胃纳较差，大小便正常，体重较前增加 2kg。患者最近一次来冠心病门诊就诊是在一个月前。

既往史：冠心病病史 2 年，未植入支架。痛风病史 3 周。患者 3 周前左脚出现痛风，社区医生给予塞来昔布胶囊 200mg qd 止痛，服药后疼痛缓解。

药物史：

药品	英文通用名	用法用量
阿司匹林肠溶片 100mg/片	Aspirin	100mg po qd #30 片
辛伐他汀片 20mg/片	Simvastatin	20mg po qd #30 片
赖诺普利片 10mg/片	Lisinopril	10mg po qd #30 片
酒石酸美托洛尔片 25mg/片	Metoprolol	12.5 mg po bid #30 片
塞来昔布胶囊 200 mg/粒	Celecoxib	200mg po qd #20 粒

过敏史： 否认药物、食物过敏史。

社会史： 既往有吸烟史 30 余年，已戒 2 年；无饮酒嗜好。

职业： 退休工人。

家族史： 父亲有冠心病、高血压病史，已故。母亲因肿瘤去世。

系统回顾：

患者过去 2 年病情稳定，NYHA 心功能分级为 II 级。半年前超声心动图显示 LVEF 55%。

生命体征： 血压 130/64mmHg，脉搏 90bpm，呼吸 20bpm，身高 168cm，体重 75kg。呈半卧位时，双肺底有湿性啰音，窦性心律，双下肢轻度水肿，入院查超声心动图提示左室收缩功能障碍（LVEF 36%）。

实验室指标：

指标	值	正常值范围	单位
门冬氨酸氨基转移酶	30	0～40	U/L
丙氨酸氨基转移酶	32	0～40	U/L
钠	138	135～149	mmol/L
钾	3.2	3.5～5.5	mmol/L
氯	102	96～110	mmol/L
总胆固醇	5.38	3.0～5.7	mmol/L
低密度脂蛋白	3.12	2.7～4.1	mmol/L
高密度脂蛋白	1.09	0.9～1.8	mmol/L
甘油三酯	1.71	0.5～1.7	mmol/L
肌酐	80	52～115	μmol/L
尿酸	655	179～476	μmol/L

病例小结： 65 岁男性患者在门诊进行冠心病管理随访。该患者 2 年前诊断为冠心病，坚持服药后胸闷痛症状控制尚可，心功能较为稳定。患者在 3 周前因痛风发作进行对症治

疗，出现劳力性气促，检查结果发现血尿酸偏高，心脏彩超提示 LVEF 较前显著降低，肺部听诊有湿性啰音，双下肢轻度水肿，提示心功能变差。

二、作业题

1. 【收集信息】列出需要收集的必要的主观和客观信息

2. 【发现问题】根据提供的患者信息，分析患者的健康状况以及存在的问题并确定各问题的轻重缓急，重点分析药物相关性问题

3. 【治疗目标和可选方案】制订一个个性化的、以患者为中心的、既遵循循证也符合成本效果的监护计划

4. 【执行监护计划】与其他医护人员、患者或照护者协作执行监护计划，建议包括患者教育内容

5. 【结果监测和评价】列出需要监测和评价的参数

6. 【参考文献】列出主要的参考文献

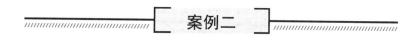

案例二

一、病例描述

患者男性，73 岁。10 余天前患者自觉稍微活动后（如行走）出现胸闷不适、气促，休息 5 分钟后可自行缓解。胸闷发生于胸骨后，范围约巴掌大小，每日 1 ~ 2 次。患者 1 天前胸闷加重，休息无法缓解，伴恶心、呕吐胃内容物 2 次，非喷射状，非咖啡样。查心电图示：Ⅰ、avL、V5 – V8 导联 ST 段抬高，考虑"急性 ST 段抬高型心肌梗死心功能不全"，收入心内科治疗。

既往史： 糖尿病史 10 余年，偶尔监测空腹血糖波动于 7 ~ 10mmol/L，餐后波动在 12 mmol/L 左右。10 余年前脑梗死住院治疗，好转出院，现无遗留明显后遗症，未进行脑卒中二级预防治疗。

药物史：

药品	英文通用名	用法用量
瑞格列奈片 1mg/片	Repaglinide	1mg po tid #90 片
阿卡波糖片 50mg/片	Acarbose	50mg po tid #90 片
二甲双胍肠溶片 250mg/片	Metformin	500mg po bid #120 片

过敏史： 否认食物、药物过敏史。

社会史： 吸烟 40 余年，2 包/天，未戒烟；否认饮酒史。饮食较为随意，不能很好控制。

家族史： 母亲有高血压病史，死因不详。否认其他家族遗传病史。

系统回顾：此次发病前偶有胸闷不适，但未在意。

生命体征：体温 36.5℃，脉搏 85bpm，呼吸 20bpm，血压 130/76mmHg；身高 160cm，体重 60kg。神志清醒，颈静脉无怒张，双肺呼吸音粗，可闻及散在湿性啰音；心率 85 次/分，心律齐，心音低钝，A2 > P2，各心瓣膜听诊区未闻及杂音，无心包摩擦音。双下肢无水肿。

诊断：①急性 ST 段抬高型心肌梗死；②心功能不全 killip Ⅱ 级；③2 型糖尿病；④陈旧性脑梗死。

实验室指标：

指标	值	正常值范围	单位
脑利尿钠肽前体	8400	<900	pg/ml
肌钙蛋白	1.10	<0.2	ng/ml
二氧化碳	28	22～30	
空腹血糖	18.62	4.4～6.7	mmol/L
糖化血红蛋白	10%	4%～6%	
总胆固醇	6.02	3.0～5.7	mmol/L
低密度脂蛋白	3.20	2.7～4.1	mmol/L
高密度脂蛋白	1.25	0.9～1.8	mmol/L
甘油三酯	3.56	0.5～1.7	mmol/L
肌酐	96	52～115	μmol/L
尿酸	485	179～476	μmol/L
钠	128.2	135～149	mmol/L
钾	4.39	3.5～5.5	mmol/L
氯	102	96～110	mmol/L

心脏彩超：左房增大，左室增大，左室室壁运动异常；左室舒张功能减退，LVEF 45%，轻度肺动脉高压。行冠脉造影示：三支血管弥漫性狭窄，前降支中段狭窄 60%，回旋支狭窄 70%，右冠狭窄 50%，未置入支架。

主要治疗药物：

药品	英文通用名	用法用量
阿司匹林肠溶片 100mg/片	Aspirin	100mg po qd #30 片
氯吡格雷片 75mg/片	Clopidogrel	75mg po qd #30 片
瑞舒伐他汀钙片 10mg/片	Rosuvastatin	10mg po qd #30 片
培哚普利片 4mg/片	Perindopril	4mg po qd #30 片

（续上表）

药品	英文通用名	用法用量
琥珀酸美托洛尔缓释片 47.5mg/片	Metoprolol	47.5 mg po qd #30 片
呋塞米片 20mg/片	Furosemide	20mg po qd #30 片
螺内酯片 20mg/片	Spirolactone	20mg po qd #30 片
阿卡波糖片 50mg/片	Acarbose	50mg po tid #90 片
门冬胰岛素 30 注射液（诺和锐 30）100IU/ml，3ml/支	Insulin Aspart 30 Injection	10 – 14 IU i. h. tid #1 支

主观性资料：患者有糖尿病史，饮食不规律，常不注意控制饮食。在家未能规律监测血糖，且监测结果的可信度不高，用药依从性不佳。

病例小结：73 岁的男性患者因急性心梗伴心衰入院治疗。该患者有 10 余年的糖尿病史和脑梗病史，及 40 余年吸烟史，多次戒烟未成功。此次检查结果发现，血糖、血脂控制不佳，既往用药依从性不佳，不能按期进行门诊随访。

二、作业题

1.【收集信息】列出需要收集的必要的主观和客观信息

2.【发现问题】根据提供的患者信息，分析患者的健康状况以及存在的问题并确定各问题的轻重缓急，重点分析药物相关性问题

3.【治疗目标和可选方案】制订一个个性化的、以患者为中心的、既遵循循证也符合成本效果的监护计划

4.【执行监护计划】与其他医护人员、患者或照护者协作执行监护计划，建议包括患者教育内容

5.【结果监测和评价】列出需要监测和评价的参数

6.【参考文献】列出主要的参考文献

参考文献

［1］《中国心血管健康与疾病报告（2020）》概要［J］. 中国介入心脏病学杂志，2021，29（6）：313 – 317.

［2］中华医学会心血管病学分会，中华心血管病杂志编辑委员会. 急性 ST 段抬高型心肌梗死诊断和治疗指南［J］. 中华心血管病杂志，2019，43（5）：380 – 393.

［3］中华医学会心血管病学分会介入心脏病学组，中国医师协会心血管内科医师分会血栓防治专业委员会，中华心血管病杂志编辑委员会. 中国经皮冠状动脉介入治疗指南（2021）［J］. 中华心血管病杂志. 2021，44（5）：382 – 400.

［4］胡盛寿，高润霖，杨跃进，等. 中国冠状动脉血运重建适宜性标准的建议（试行）［J］. 中国循环杂志，2016，31（4）：313 – 317.

［5］ 中华医学会老年医学分会，高龄老年冠心病诊治中国专家共识写作组. 高龄老年冠心病诊治中国专家共识［J］. 中华老年医学杂志，2016，35（7）：683.

［6］ Clinical Practice Guidelines of Stable Coronary Artery Disease 2018（2nd Edition）［EB/OL］. https：//www. moh. gov. sg/.

第十章

缺血性脑卒中二级预防药学监护和案例分析

学习目标

1. 认识缺血性脑卒中的症状、体征，识别缺血性脑卒中的危险因素。

2. 为缺血性脑卒中患者推荐适当的二级预防抗栓治疗，应考虑到患者血栓栓塞风险和出血风险。

3. 向患者推荐适当的出院治疗方案，并提供咨询。

4. 了解为达到理想的药物治疗效果，预防不良反应的发生，应监测哪些参数。

5. 劝告患者严格控制危险因素是缺血性脑卒中二级预防的重要方面。

第一节 缺血性脑卒中简介

一、定义和流行病学

脑卒中是指急性起病，脑局部血液循环障碍导致的神经功能缺损综合征，症状持续时间至少 24 小时。我国脑卒中患者近 70% 为缺血性脑卒中。缺血性脑卒中是指因脑部血液循环障碍，缺血、缺氧所致的局限性脑组织的缺血性坏死或软化，是致残率很高的疾病。目前脑血管病已成为危害我国中老年人身体健康和生命的主要疾病，在存活的脑血管病患者中，约有四分之三不同程度地丧失劳动能力，其中重度致残者约占 40%，给国家和众多家庭造成沉重的经济负担。世界卫生组织曾对中国脑卒中死亡人数进行预测，如死亡率维持不变，到 2030 年我国每年将有近 400 万人死于脑卒中，如死亡率增长 1%，届时我国每年脑卒中死亡人数为近 600 万。2003 年调查显示，全国缺血性脑卒中诊治费用达 107 亿元，总费用达 198 亿元，相当于当年卫生总支出的 3%。脑卒中发病与环境、饮食习惯和气候等因素有关，我国脑卒中发病率总体呈现北方高于南方、东部沿海高于西部高原的特征。

二、临床表现

脑卒中的临床表现具有极大的可变性，脑缺血时如血流迅速恢复，脑组织可完全恢复，患者的症状仅为暂时性的，被称为短暂性缺血发作（transient ischemic attack，TIA）。TIA 典型的神经体征和症状可持续 5~15 分钟，如果血流中断持续超过数分钟，脑组织将出现梗塞或死亡，如果神经体征和症状持续超过 24 小时，卒中已经发生，系统低血压导致患者脑血流的全面减少，患者通常会出现晕厥，如果脑血流降低持续时间较长，在大的脑动脉支配交界区将出现梗死，在更为严重的情况下，全脑缺氧缺血可引起广泛性脑损害，并可出现认知障碍的后遗症。

三、病因和分类

缺血性脑卒中的常见病因有血栓形成、栓子阻塞、瓣膜病变、反常栓子、房间隔缺损、卵圆孔未闭、房间隔动脉瘤、自发性超声造影，少见病因有高凝性疾病、静脉窦血栓形成、血管炎、药物因素等。

缺血性脑卒中的分型方法很多，当前国际广泛使用 TOAST（Trial of Org 10172 in Acute Stroke Treatment）病因分型，将缺血性脑卒中分为大动脉粥样硬化型、心源性栓塞型、小动脉闭塞型、其他明确病因型和不明原因型五类。

四、并发症和预后

神经功能恶化，如意识水平降低或局灶神经症状进展，见于 25% 以上的脑卒中患者，在大多数患者中，进展发生于最初的 24~72 小时，之后则不太常见。在首次脑卒中后数天或数周可能复发脑卒中，复发可能性与首次脑卒中的机制及治疗密切相关。常见并发症有脑水肿、癫痫、深静脉血栓形成及肺栓塞、心脏异常、吞咽障碍、代谢及营养障碍、尿路感染及尿失禁、胃肠道出血等。如患者活动受限，则可能出现压力性褥疮、肌肉挛缩及肩痛、周围神经损伤、骨质减少及骨质疏松、疲乏、抑郁及脑卒中导致的其他心理问题。

第二节　缺血性脑卒中二级预防的治疗

脑卒中二级预防针对发生过一次或多次脑卒中的患者。我国所有脑卒中患者中，复发性脑卒中占比高达 40%，有效的二级预防可以减少 80% 脑卒中患者的 5 年内复发血管事件。减少复发和死亡的关键在于对脑卒中病因的诊断及危险因素的认识，探寻病因和控制可干预危险因素，预防或降低脑卒中再发危险，临床无症状脑梗死是二级预防的重点。应针对不同患者进行全面的风险评估及病因诊断，并根据危险因素的严重程度（可参照采用 Essen 脑卒中危险评分或 ABCD2 评分法），制定个体化预防策略。本节结合国内外相关指南就如何预防缺血性脑卒中再发进行总结归纳。

一、疾病预防

脑血管病的危险因素分为可干预与不可干预两种，年龄和性别是两个不可干预的危险因素。随着年龄的增长，脑卒中的危险性持续增加，55 岁以后每 10 年脑卒中的危险性增加一倍。世界各国发病人群普遍存在性别之间的明显差异，从总体看，脑卒中的男性发病率高于女性。此外，不可干预的危险因素还有种族和家族遗传性。可干预的一些主要危险因素包括高血压、心脏病、糖尿病、血脂异常、睡眠呼吸暂停、吸烟、酗酒和颈动脉狭窄等。

1. 高血压

高血压是脑卒中的主要危险因素，无论收缩压还是舒张压升高均与脑卒中的发生密切相关，基线收缩压每增加 10mmHg，脑卒中发病危险相对增加 49%，舒张压每增加 5mmHg，脑卒中危险增加 46%。

措施：降压治疗标准应个体化，对可疑低血流动力学缺血性脑卒中患者和双侧颈动脉狭窄的患者，不应该强化降压，对于可耐受、适宜降压的患者，血压控制在 140/90mmHg 内为宜，对近期发生过腔隙性脑卒中的患者，收缩压控制在 130mmHg 内（Ⅱb 类建议；B 级证据）。

2. 心脏病

各种类型的心脏病都与脑卒中密切相关。有心脏病者发生脑卒中的危险要比无心脏病者高 2 倍以上。其中心房纤颤是脑卒中的一个非常重要的危险因素。

措施：无论心房颤动为阵发性还是持续性，应选用抗凝药物用于非瓣膜性心房颤动患者脑卒中复发的预防（Ⅰ 类建议；A 级证据）。

3. 糖尿病

血糖控制不良与脑卒中复发有关，2 型糖尿病患者发生脑卒中的危险性增加 2 倍。

措施：患者缺血性脑卒中后，尽可能通过检测空腹血糖、HbA1c 或口服葡萄糖耐量试验来进行糖尿病筛查（Ⅱa 类建议；C 级证据）。

4. 血脂异常

胆固醇水平与缺血性脑卒中相关性较大。可通过改变行为生活方式和使用药物降低胆固醇水平，从而有效降低脑卒中复发风险。

措施：对于 LDL－C≥100mg/dL 的动脉粥样硬化所致的缺血性脑卒中患者应选用他汀类药物治疗（Ⅰ 类建议；B 级证据）。

5. 睡眠呼吸暂停

缺血性脑卒中或 TIA 患者发生睡眠呼吸暂停的比例比较高，睡眠呼吸暂停的治疗可以改善这些患者的预后；因此建议对缺血性脑卒中或 TIA 患者进行睡眠呼吸暂停监测。

措施：对缺血性脑卒中患者进行睡眠呼吸暂停监测（Ⅱ 类建议；B 级证据）。

6. 吸烟

经常吸烟是一个公认的缺血性脑卒中的危险因素。其对机体产生的病理生理作用是多方面的，主要影响全身血管和血液系统，如加速动脉硬化、升高纤维蛋白原水平、促使血小板聚集、降低高密度脂蛋白水平等。

措施：有吸烟史的缺血性脑卒中患者应进行戒烟（Ⅰ类建议；A级证据）。戒烟途径包括使用尼古丁产品替代和口服戒烟药（Ⅱ类建议；B级证据）。同时应尽量避免被动吸烟（Ⅱ类建议；B级证据）。

7. 酗酒

大量饮酒增加脑卒中风险，可导致酒精诱发性高血压、血液的高凝状态、心梗后房颤、胰岛素抵抗及代谢综合征。

措施：如果缺血性脑卒中患者重度饮酒，建议停止或减少酒精的摄入。

8. 其他危险因素

颅外椎基底动脉病变、颅内动脉粥样硬化、缺乏体力活动、代谢综合征、肥胖等也是脑卒中二级预防需要控制的危险因素。

二、药物治疗

（一）心源性缺血性脑卒中的治疗

我国脑卒中患者伴发房颤比例高达23.7%。国内外相关指南建议无论心房颤动为阵发性还是持续性，华法林（Ⅰ类建议；A级证据）、阿哌沙班（Ⅰ类建议；A级证据）和达比加群（Ⅰ类建议；B级证据）均可用于非瓣膜性心房颤动患者脑卒中复发的预防。心房颤动患者口服华法林抗凝治疗能降低脑卒中发生风险60%，不能接受口服抗凝药物治疗者，可选用阿司匹林单药治疗（Ⅰ类建议；A级证据）。

有研究认为心源性栓塞急性期后何时抗凝取决于梗塞面积，心源性栓塞早期抗凝存在"3、6、12"原则：非致残性的小面积梗塞，应在3天后抗凝；中度梗塞应在6天后使用；大面积梗塞应等待至少2~3周。我国指南推荐出现神经功能症状14天内，应给予抗凝治疗来预防脑卒中复发，如出血风险高的患者，可推迟使用抗凝药物时间（Ⅱ类建议；B级证据）。

（1）华法林：华法林依据剂量不同大约在口服2~7天后出现抗凝作用，常规初始剂量1~3mg，两天后根据INR调整剂量，如患者高龄、肝功能受损、充血性心力衰竭和出血风险高，初始剂量可适当降低。肝肾功能损害、严重高血压、凝血功能障碍伴有出血倾向、活动性溃疡等患者禁用。

药学监护：患者住院期间口服华法林2~3天后开始每日或隔日监测INR，直到INR达到治疗目标。此后根据INR结果的稳定性延长至数天到1周监测1次，出院后可每月监测1次。华法林的目标剂量应使INR维持在2.0~3.0。不良反应重点监测出血风险，与患者相关的最重要出血危险因素为出血病史、年龄、肿瘤、肝脏和肾脏功能不全、脑卒中、酗酒、合并用药尤其是抗血小板药物等。同时药师还应监测药物和食物与华法林的相互作用，如胺碘酮可以增强华法林的抗凝作用，巴比妥、利福平、卡马西平可抑制其抗凝作用。而维生素K含量丰富的食物如菠菜、黄瓜、蛋黄等，可引起INR值的异常波动。

（2）达比加群：达比加群是一种直接凝血酶抑制剂，与经肝脏P50同工酶代谢药物很少有相互作用，无需常规监测凝血功能。常规初始计量为110mg，每日2次，从华法林转换为达比加群，首先应停用华法林，待INR<2.0时，立即给予达比加群。重度肾功能不

全患者、有大出血风险疾病患者禁止使用。

药学监护：定期检查血红蛋白（血红蛋白水平降低提示存在隐性出血）、肝功能和肾功能。使用该药期间监测出血征兆，尽管达比加群与药物相互作用较少，但与降低该药疗效（如利福平、卡马西平或苯妥英等）和增加该药出血风险（如非甾体抗炎药）的药物应避免合用。

（二）非心源性缺血性脑卒中的治疗

非心源性缺血性脑卒中的治疗的二级预防中应加强科学的危险分层管理，除个别情况外，推荐给予抗血小板药物，抗血小板治疗以单药治疗为主，阿司匹林、氯吡格雷为一线药物（Ⅰ类建议；A 级证据），阿司匹林联合氯吡格雷推荐用于脑卒中高复发风险（ABCD－2≥4 分）的非心源性脑卒中或轻型缺血性脑卒中（NIHSS 评分≤3 分）患者，疗程 21 天（Ⅰ类建议；A 级证据）。

胆固醇水平是导致缺血性脑卒中复发的重要因素，降低胆固醇水平可以减少缺血性脑卒中的发生、复发和死亡。我国指南推荐对非心源性缺血性脑卒中患者，无论是否伴有其他动脉粥样硬化证据，给予高强度（每日剂量能降低 LDL－C≥50%）他汀类药物长期治疗以减少脑卒中和心血管事件风险（Ⅰ类建议；A 级证据）。

（1）阿司匹林：单药治疗最佳剂量为每日 75～150mg，急性胃肠道溃疡、严重肝肾心功能衰竭等情况禁用。

药学监护：长期使用阿司匹林应监测出血风险（消化道），重点监测对象包括 65 岁以上的老年人，有消化道出血、溃疡病史患者，双联抗血小板治疗的患者，合用华法林等抗凝药物的患者，合用糖皮质激素的患者，吸烟、饮酒患者等。服药后 12 个月内为消化道损伤的多发阶段，3 个月时达高峰，出现如恶心、呕吐、上腹不适或疼痛、腹泻、呕血、黑便等症状时应考虑到消化道出血可能。为了最大限度地减少抗血小板治疗的消化道损伤，建议用药前进行风险评估和筛查。监测药物间相互作用，不宜与氨甲蝶呤、丙戊酸、布洛芬等联用。

（2）氯吡格雷：单药治疗最佳剂量为每日 75mg，严重的肝脏损害和活动性病理性出血时禁用。

药学监护：长期使用氯吡格雷同样需要监测出血风险（参照阿司匹林），该药不宜与口服抗凝药、糖蛋白Ⅱb/Ⅲa 拮抗剂、奥美拉唑、左氧氟沙星、奥卡西平等药物联用。

（3）阿托伐他汀：常用的起始剂量为每日 10mg。剂量调整时间间隔应为 4 周或更长，最佳剂量为每日 80mg。活动性肝脏疾病，可包括原因不明的肝脏转氨酶持续升高患者禁用。

药学监护：控制血脂目标值 LDL－C＜1.8mmol/L，主要监测以下不良反应：肌肉与肝脏安全性、老年患者他汀用药、他汀与脑出血风险，停药标准为转氨酶超过 3 倍正常值上限，肌酶超过 5 倍正常值上限。高龄或合并严重脏器功能不全的患者可从小剂量开始。该药不宜与克拉霉素、伊曲康唑、环孢霉素等联用。

三、患者教育

脑卒中患者规范的二级预防药物治疗能够显著降低脑卒中复发风险，改善临床预后，因此，应进行正确的用药教育以提高患者服药依从性。

1. **服药方法**

脑卒中患者二级预防药物多为口服制剂，口服片剂应注意药物对胃肠道的刺激及药物与食物的相互作用，如阿司匹林肠溶片在饭前用适量水送服，又如葡萄柚或柚子会增加使用华法林时出血的风险，不可大量食用。同时注意片剂的类型分很多种，肠溶片、缓释片的用法与普通片剂不同，如阿司匹林肠溶片需要整片吞服。患者用药前应仔细阅读药品说明书或咨询药师用法。

2. **不良反应**

患者用药知识不足，对药物副作用过度担心会影响服药依从性。药师应对患者进行正确药物安全性指导，使其了解脑卒中治疗药物常见不良反应，进行正确有效的监护，降低药物不良反应发生率。如抗血小板药物常见的副作用——出血，可以表现为轻微出血和严重出血，轻微出血包括鼻出血、牙龈出血、皮肤黏膜瘀斑、月经过多等，严重出血可表现为肉眼血尿、消化道出血，最严重的可发生颅内出血。药师应教育患者密切留意出血征兆，如不能及时止血，应及时就医。

3. **生活与饮食**

脑卒中患者建议采用地中海饮食，增加蔬菜、水果、全谷类、低脂乳制品、禽类、鱼类、豆类、橄榄油和坚果的摄入，并限制糖类和红肉的摄入；同时应注意减少钠盐摄入。

4. **克服不良习惯**

有吸烟、酗酒嗜好的脑卒中患者应进行戒烟，饮酒要适度，不能过量。

5. **随诊与咨询**

脑卒中患者应定时进行复诊，复查实验室指标如 INR、血常规、肝肾功能数据的变化趋势，根据这些结果适当进行药物剂量的调整；同时应告知医生和药师，在服药期间是否有特殊不适，对于合并高血压、糖尿病的患者，建议提供日常在家的血压或血糖控制结果，保证脑卒中二级预防的有效进行。

第三节 缺血性脑卒中药学监护

药师可参照《中国卒中中心建设指南》对住院患者进行规范的药学监护。该中心采用组织代管理住院脑卒中患者的医疗模式。针对社区患者的药学监护，《脑卒中综合防治工作方案》中提到的科普宣传、慢性病管理、高危人群筛查与干预项目、康复服务、中医药、脑卒中防治的建议有参考意义。

目前我国脑卒中二级预防的药学监护中，良好的药物依从性是持续二级预防的关键，影响依从性的主要因素为医护人员因素、患者因素、医疗体系因素。这与我国脑卒中流行分布区域广泛、医疗体系复杂多样、脑卒中服务水平参差不齐有关。药师进行药学监护时，应根据患者的具体情况、生活环境及附近医疗条件制订计划，同样需关注患者康复教育、营养运动及心理健康等方面。

一、药师执行缺血性脑卒中药学监护步骤

（一）评估

目的是通过交流及辅助工具（缺血性脑卒中相关量表）的评估，掌握患者缺血性脑卒中二级预防的有效程度。

服务项目包括：①利用 ABCD 等评分系统对患者危险程度进行评估。②评估患者合并疾病的控制情况。③评估患者用药依从性。④评估患者生活习惯。⑤评估患者目前治疗存在的问题，并对其分类，对可干预项制订监护计划。

（二）拟订与执行监护计划

目的是对医疗团队/患者提出解决药物治疗问题的方法，确立疾病控制/治疗目标，预防新问题发生。

服务项目包括：①教育或提高患者对缺血性脑卒中二级预防的认知。②教育患者正确了解缺血性脑卒中用药（例如：抗血小板药物或抗凝药物）及正确使用方法，若患者合并其他慢性疾病（例如：高血脂、高血压、糖尿病等），其治疗药物同样纳入药学监护。③教育患者关注和记录药物不良反应（例如：牙龈出血、皮下出血、流鼻血）。无法鉴别者，及时联系医生或者药师。④教育缺血性脑卒中患者改善现有生活习惯（例如：戒烟、少酒、补充营养、饮食低盐低脂、推荐能参加体力活动的缺血性脑卒中患者每周参加至少 3~4 次中到高强度有氧运动）。⑤鼓励合并其他慢性疾病的缺血性脑卒中患者坚持监测指标（例如：血糖、血压、血脂）。⑥鼓励并发脑卒中后抑郁（PSD）的患者接受个体化的心理支持、健康教育等。PSD 症状较轻且不伴认知与交流障碍者推荐单一心理治疗，症状较重者推荐药物治疗和（或）联合心理治疗。⑦教育患者定时复诊，尤其是使用华法林的缺血性脑卒中患者（测量 PT/INR 间期不得超过 3 个月）。⑧根据治疗目标、患者医疗环境的不同，个体化设立随访时间。

（三）随访评估

目的是记录医疗团队/患者改变结果，评估实际疗效进展状态，评估有无新问题。

服务项目包括：①以电话随访、门诊复诊和/或家庭随访等形式随访。②随访缺血性脑卒中患者症状是否有所好转。③随访患者是否按照医嘱用药，是否有随意停药或更改服药次数的行为。④随访是否出现药品副作用或发生出血事件。⑤随访患者自行监测指标是否出现具临床意义的数值变化波动。⑥每次随访皆依患者当次状况，包括疾病状况、检验数据、用药情形，看是否有新问题出现，再次评估且拟订监护计划，持续随访。⑦患者是否持续随访，主要根据患者是否已达到监护计划所订的治疗目标及是否有需要教导的事项作决定。

二、药师执行缺血性脑卒中药学监护标准流程

（一）评估

1. 评估患者药物使用情况是否存在可干预部分

①患者依从性是否提高，是否根据医嘱正确使用。②药物使用效果如何，是否出现药物不良反应，是否需要调整药物或药物剂量。③合并药物中是否存在药物间相互作用，饮食是否会对药物疗效有影响（例如：华法林）。

2. 评估患者自行监测项目的控制情况

①监测项目的完整性，合并其他慢性疾病（例如：高血脂、高血压、糖尿病等）的缺血性脑卒中患者，参照该章节的监测项目。②根据不同患者的医疗环境，评估监测项目的可行性。③患者是否定期监测，是否完整记录数值。④使用华法林患者，PT/INR 监测步骤是否正确。

3. 评估患者卒中后康复治疗情况

①患者功能恢复和实现生活自理的程度（例如：吞咽障碍）。②患者是否出现情感障碍（例如：淡漠）。③患者运动量评估，能否进行基础锻炼。

4. 评估患者生活习惯

①是否有长期吸烟史。②是否有大量饮酒史。③营养状况评估（例如：是否营养不良）。

（二）拟订与执行监护计划

1. 药物治疗

（1）搜集患者用药信息，包括患者合并疾病用药。

（2）了解患者对服用药物的认知度及用药依从性。

（3）根据患者用药习惯，进行用药教育。

①阿司匹林；②硫酸氯吡格雷；③华法林；④达比加群。

（4）对治疗药物副作用（例如：出血风险）的监测。

（5）更改药物治疗方案时，需重新评估其安全性。

2. 饮食

（1）脑卒中后吞咽障碍筛查、评估及治疗。经全面评估存在吞咽障碍的患者应给予促进吞咽功能恢复的治疗。针灸、吞咽康复、饮食改进、姿势改变等可改善患者吞咽功能。营养状况良好的无吞咽障碍的脑卒中患者不需要给予口服营养补充。存在营养不良且无吞咽困难者，建议口服营养补充。

（2）食物对药物的影响（例如：华法林）。

增强华法林作用的食品、膳食补充剂、中草药	影响
含大量维生素 K 的食物、大量鳄梨、鱼油、芒果、龟苓膏	高度可能
葡萄柚、豆奶、丹参、当归、枸杞、人参制品	很可能
含有紫菜的食物	可能

3．PT/INR 监测计划

对于使用华法林的缺血性脑卒中患者，监测计划执行时期包括住院期间、出院教育、随访期间。

（1）剂量调整：对于服用华法林患者，INR 连续测得结果位于目标范围之外再开始调整剂量，单次升高或降低需先寻找原因，不用改变剂量。

（2）监测频率：门诊患者 INR 稳定后，可以每 4 周监测一次。老年患者华法林清除减少，合并其他疾病或合并用药较多，应加强监测。服用华法林 INR 稳定的患者最长可以 3 个月监测一次 INR。

4．康复监护计划

（1）咨询相关医疗人员意见，拟订适合患者的康复计划。

（2）需要复诊的情况：①中到重度运动/感觉障碍；②认知损害；③沟通障碍。

（三）随访评估

1．第一次随访（首次患者复诊期间）

（1）随访药物治疗效果。

①确认服药后症状是否减轻。②确认合并疾病是否得到控制。③确认患者是否根据医嘱执行。④确认患者是否复发脑卒中。

（2）随访药物不良反应。

①确定是否出现出血风险。②确定使用华法林的缺血性脑卒中患者，PT/INR 数值是否在目标范围内。③确定患者其他不适是否由药物引起。④确定患者是否掌握自行监测项目的正确记录方法。

（3）随访患者康复情况。

①确定患者运动/感觉障碍恢复程度。②如果需要重新制定复健内容，应由专业医疗团队进行评估。③掌握患者心理健康状态，及时进行干预。

（4）随访饮食适当性。

①确认患者营养状态，是否能保证热量的充足供给。②对使用华法林患者，确认其是否了解不同食物对华法林药效的影响。③确定其他慢性疾病（例如：高血压、高血脂和糖尿病）患者饮食习惯是否低盐低脂。

2．第二次随访（3 个月后，可采取电话语音/视频、社区随访）

①随访上次建议的接受情形与药物治疗效果。②随访药物不良反应的监测与记录情况。③随访饮食适当性。④随访运动适当性。⑤随访自行监测项目的执行程度。⑥随访个人习惯的调节（戒烟、少酒）。

3．年度随访

①确定患者是否定期进行复诊。②确定患者用药依从性是否逐步提高。③确定患者是否出现脑卒中复发情况。④协助判读患者缺血性脑卒中相关检查数据，提供正确信息（肝、肾功能）。⑤保证患者营养供给合理。⑥提醒患者保持良好个人习惯（戒烟、少酒）。⑦患者生活自理能力及心理状态情况随访。

第四节 案例分析

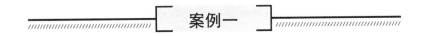
案例一

一、病例描述

患者王某，女，45岁。3个月前，患者突发不能言语，呼之不应，右侧肢体无明显活动，左侧肢体活动大致正常，未见恶心呕吐，无肢体抽搐及口吐白沫，无双眼上翻，无大小便失禁。发病后3小时内入院治疗，入院诊断为脑栓塞，立即给予阿替普酶行静脉溶栓治疗。行溶栓治疗45分钟后，患者牙龈见少量渗血，动态观察后未见增加，剩余剂量继续使用，1小时后溶栓治疗完毕。溶栓24小时后复查头颅CT：见左侧基底节区脑梗，梗死灶内见少量渗血。溶栓3天后头颅CT：左侧颞额叶、左侧基底节区（大脑中动脉供血区）见片状不规则低密度影、边界不清，病灶内后部见小片状高密度影，邻近脑组织肿胀。溶栓7天后头颅MR：左侧颞额叶大片脑梗死伴左侧基底节出血。溶栓10天后头颅CT：左侧颞额叶大片脑梗死伴左侧基底节区脑出血，较前出血灶无扩大。溶栓后11天出院。

既往史： 有高血压病史5年余，最高血压为158/96mmHg，血压控制在140/90mmHg~100/60mmHg。高脂血症。既往无糖尿病病史。既往无结核病史，无肝炎病史，无外伤史，无手术史，无输血史。

药物史：

药品	英文通用名	用法用量
苯磺酸氨氯地平片5mg/片	Amlodipine	5mg po qd #90 片
阿司匹林肠溶片100mg/片	Aspirin	100mg po qd #90 片
阿托伐他汀钙片20mg/片	Atorvastatin	20mg po qd #90 片

过敏史： 既往无食物、药物过敏史。

社会史： （-）吸烟　　（-）饮酒

职业： 家庭主妇。

家族史： 家族中无类似病例，无其他遗传性疾病史。

系统回顾：

（+）神清　　　　　　（+）不完全性运动性失语　　（+）眼球运动正常

（+）查体合作　　　　（+）对光反射灵敏　　　　　（+）两侧额纹对称

（＋）咽反射　　　　　　（＋）指鼻试验　　　　　　（＋）颈软

（＋）右侧病理征　　　　（＋）跟膝胫试验　　　　　（－）克、布氏征

（－）左侧病理征　　　　（－）闭目难立征不合作

生命体征： 体温37.0℃，脉搏89bpm，呼吸19bpm，血压136/90mmHg，身高165cm，体重58kg。

实验室检查：

指标	值	正常值范围	单位
白细胞计数	4.08	4~10	$\times 10^9$个/L
血小板计数	136	125~350	$\times 10^9$个/L
血红蛋白	110	120~180	g/L
总胆红素	9.4	0~20.5	μmol/L
丙氨酸氨基转移酶	11	0~40	U/L
门冬氨酸氨基转移酶	17	0~40	U/L
肌酐	61	52~115	μmol/L
空腹血糖	8.2	4.4~6.7	mmol/L
糖化血红蛋白	5.3%	4%~6%	
甘油三酯	1.34	0.5~1.7	mmol/L
总胆固醇	6.53	3.0~5.7	mmol/L
低密度脂蛋白	4.24	2.7~4.1	mmol/L
高密度脂蛋白	0.87	0.9~1.8	mmol/L

预防性照护： 头颅CT检查：最近一次进行头颅CT在3个月前。

主观性资料： 患者近3个月在家进行脑卒中康复治疗，因行动不便只能在人搀扶的情况下偶尔下床活动。患者仍喜好偏咸且油腻的食物。

病例小结： 45岁女患者在门诊进行缺血性脑卒中管理随访。该患者3个月前诊断突发缺血性脑卒中，入院后立即行静脉溶栓治疗，溶栓过程中出现了出血转化。患者出院后坚持康复治疗，按时服用脑卒中二级预防药物。但患者因行动不便只能在人搀扶的情况下偶尔下床活动。患者仍喜好偏咸且油腻的食物。检查结果发现，随机血糖、糖化血红蛋白正常；血脂高，总胆固醇、低密度脂蛋白胆固醇都偏高，患者神经系统病理征仍存在，症状没有完全改善。

二、作业题

1. 【收集信息】列出需要收集的必要的主观和客观信息

2. 【发现问题】根据提供的患者信息，分析患者的健康状况以及存在的问题并确定各问题的轻重缓急，重点分析药物相关性问题

3. 【治疗目标和可选方案】制订一个个性化的、以患者为中心的、既遵循循证也符合

成本效果的监护计划

4.【执行监护计划】与其他医护人员、患者或照护者协作执行监护计划，建议包括患者教育内容

5.【结果监测和评价】列出需要监测和评价的参数

6.【参考文献】列出主要的参考文献

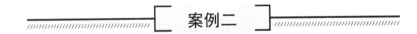

案例二

一、病例描述

患者张某，女，75 岁。8 年前发生右侧脑卒中，近 4 年多次因脑供血不足住院。1 年前，患者突发左侧面部麻木感，同时左侧上下肢麻木感，以及左侧肢体乏力感，诊断为脑梗死。坚持服用脑梗死二级预防用药。患者因担心服用阿司匹林可能出现消化道出血，多次自行更替使用阿司匹林与氯吡格雷。

既往史：既往有高血压，平日在家未自行监测血压。既往有糖尿病，自诉在家偶尔测餐前血糖，血糖在 7 ~ 10mmol/L 波动，未测餐后血糖。既往有冠心病、高脂血症。

药物史：

药品	英文通用名	用法用量
苯磺酸氨氯地平片 5mg/片	Amlodipine	5mg po qd #30 片
硫酸氢氯吡格雷片 75mg/片	Clopidogrel Hydrogen	75mg po qd #30 片
阿托伐他汀钙片 40mg/片	Atorvastatin	40mg po qd #30 片
格列齐特缓释片 60mg/片	Gliclazide	60mg po qd #30 片
阿卡波糖片 100mg/片	Acarbose	100mg po tid #90 片

过敏史：青霉素过敏，皮试阳性，未用过同类药物。

社会史：（-）吸烟　　（-）饮酒

职业：已退休。

家族史：家族中无类似病例，无其他遗传性疾病史。

系统回顾：

（+）神清 　　　　　　　（-）右侧病理征　　　　　　（-）头晕

（+）查体合作　　　　　　（+）左侧病理征　　　　　　（-）低血糖

（-）不完全性运动性失语　（+）指鼻试验　　　　　　　（-）呼吸急促

（+）对光反射灵敏　　　　（+）跟膝胫试验　　　　　　（-）胸痛

（+）眼球运动正常　　　　（-）闭目难立征不合作　　　（-）多尿/多食/烦渴

（+）两侧额纹对称　　　　（+）颈软　　　　　　　　　（-）脚趾发麻，无改变

（+）咽反射　　　　　　　（-）克、布氏征

生命体征：体温 36.5℃，脉搏 80bpm，呼吸 20bpm，血压 130/80mmHg，体重 55kg。

实验室检查：

指标	值	正常值范围	单位
白细胞计数	6.23	4～10	×10⁹个/L
血小板计数	96	125～350	×10⁹个/L
血红蛋白	121	120～180	g/L
总胆红素	8.3	0～20.5	μmol/L
丙氨酸氨基转移酶	13	0～40	U/L
门冬氨酸氨基转移酶	19	0～40	U/L
肌酐	75	52～115	μmol/L
空腹血糖	12.1	4.4～6.7	mmol/L
糖化血红蛋白	8.2%	4%～6%	
甘油三酯	2.30	0.5～1.7	mmol/L
总胆固醇	2.97	3.0～5.7	mmol/L

氯吡格雷基因检测：检测 CYP2C19 基因型为慢代谢型。

预防性照护：

头颅 CT 检查：最近一次进行头颅 CT 在 1 年前。

双侧颈动脉血管超声：最近一次进行双侧颈动脉血管超声在 1 年前。

眼科检查：最近一次进行眼科检查在 1 年前。

足部检查：最近一次接受足部检查在 1 年前。

主观性资料：患者吃饭规律，退休后基本在家吃饭，饮食清淡，食用油为猪油。患者每天坚持运动 30 分钟。

病例小结：75 岁女患者在门诊进行缺血性脑卒中管理随访。该患者 1 年前诊断突发缺血性脑卒中，8 年前发生右侧脑卒中，近 4 年多次因脑供血不足住院。1 年前，患者突发左侧面部麻木感，同时左侧上下肢麻木感，以及左侧肢体乏力感，诊断为脑梗死。患者基本在家吃饭，饮食清淡，食用油为猪油。检查结果发现，随机血糖、糖化血红蛋白偏高；血脂、甘油三酯偏高，总胆固醇正常。患者左侧上下肢麻木感仍存在，症状没有完全改善。

二、作业题

1.【收集信息】列出需要收集的必要的主观和客观信息

2.【发现问题】根据提供的患者信息，分析患者的健康状况以及存在的问题并确定各问题的轻重缓急，重点分析药物相关性问题

3.【治疗目标和可选方案】制订一个个性化的、以患者为中心的、既遵循循证也符合成本效果的监护计划

4.【执行监护计划】与其他医护人员、患者或照护者协作执行监护计划，建议包括患者教育内容

5.【结果监测和评价】列出需要监测和评价的参数

6.【参考文献】列出主要的参考文献

参考文献

［1］彭斌，吴波. 中国急性缺血性脑卒中诊治指南 2018 ［J］. 中华神经科杂志，2018，51（9）：666－682.

［2］吴川杰，宋海庆.《2018 ASA／AHA 急性缺血性脑卒中患者早期管理指南》更新解读［J］. 中国全科医学，2018，21（14）：1639－1644.

［3］POWERS W J，RABINSTEIN A A，ACKERSON T，et al. Guidelines for the early management of patients with acute ischemic stroke：2019 update to the 2018 guidelines for the early management of acute ischemic stroke：a guideline for healthcare professionals from the American Heart Association／American Stroke Association ［J］. Stroke，2019，50（12）：e344－e418.

第十一章
成人哮喘药学监护和案例分析

学习目标

1. 明确哮喘的治疗目标。

2. 讨论哮喘的危险因素和并发症。

3. 从作用机制、联合治疗、并发症以及患者接受程度等方面，比较治疗哮喘的不同药物。

4. 根据患者信息，评论药物相关性问题和原因。

5. 制订个体化的药物治疗计划，包括给药方案、治疗终点和监测参数。

6. 提供患者教育，包括药物疗法，以及良好的依从性、监测疾病状态、控制并维持哮喘水平、必要时咨询医务人员的重要性。

第一节 成人哮喘简介

一、定义和流行病学

（一）定义

哮喘是一种多因素疾病，常以慢性气道炎症为特征；包含随时间不断变化和加剧的呼吸道症状，如喘息、气短、胸闷和咳嗽，同时伴有可变性呼气气流受限。哮喘是一种常见的慢性呼吸系统疾病，患者在不同的国家中占的人口比例从 1% ~18% 不等。哮喘以可变的症状如喘息、气短、胸部紧迫感和（或）咳嗽为特征，伴有可逆的气流受限。症状和气流受限均随时间和强度改变。这些改变通常由锻炼、过敏原和刺激因素、天气改变或者病毒性呼吸道感染诱发。

症状和气流受限可能自发缓解或者经药物治疗缓解，有时几个星期和几个月不发作；另外，患者也可能经历爆发式的发作，可对患者造成生命威胁并且对患者和社会造成负担。哮喘常与直接或间接的刺激因素引起的气道高反应性相关，并伴随慢性气道炎症。这些特征即使在症状缺如或肺功能正常患者中仍存在，但是应该受到规范化治疗。

（二）流行病学

支气管哮喘（简称哮喘）是严重危害人类健康的慢性呼吸系统疾病，随着社会的发展，哮喘的患病率呈现出逐年增高的趋势，造成了巨大的社会负担和经济负担。统计显示，全球有超过 3 亿人受到哮喘疾病的困扰，预计未来 10 年将有 1 亿例新发病例。我国哮喘病患者死亡率明显高于其他国家，流行病学研究显示，我国哮喘病患者数量已超过 3 000 万，且有数据显示，目前我国患者总数已有 4 570 万。

二、临床表现

哮喘典型的呼吸系统症状多于一种（如喘息、气短、咳嗽、胸闷），尤其多见于成人；症状常在夜间或者早上加重；症状随时间和发病强度改变；常由病毒感染、锻炼、接触过敏原、天气改变、大笑或者刺激物（汽车尾气、吸烟和强烈的气味）引起。

三、病因和分类

哮喘是一种多因素疾病，具有不同的潜在的疾病过程。流行病学的、临床的和（或）病理生理学的特点往往被称为"哮喘表型"。对于有严重哮喘的患者，一些表现型的指导性治疗是有效的。然而，至今仍然没有发现特殊的病理特征和特殊的临床模式或者治疗反应的关系。哮喘分型的临床价值仍然需要更多的研究。

许多分型已有定义，最常见的包括：

过敏性哮喘：这是最容易被识别的哮喘分型，最常见于儿童，常见于有家族遗传史或者既往有过敏性疾病的病史例如湿疹、过敏性鼻炎、食物药物过敏者。在治疗前，诱导痰检查常提示嗜酸性粒细胞气道炎。这类患者常对 ICS 治疗敏感。

非过敏性哮喘：一些成人哮喘的发生与过敏无关。这些患者的痰中可能有嗜中性粒细胞、嗜酸性粒细胞或者仅仅是一些炎性细胞。

迟发型哮喘：一些成人尤其是女性，在成人时期第一次发生哮喘。这些患者趋向于非过敏性并且经常需要高剂量的 ICS 或对皮质醇激素不敏感。

哮喘合并混合性气流受限：一些长时间患哮喘的患者发展成混合性气流受限，普遍认为这是气道重构引起的。

哮喘合并肥胖：一些肥胖的哮喘患者有显著的呼吸系统症状和少量的嗜酸性粒细胞浸润的气道炎症。

四、评估和预防

1. 评估哮喘控制：症状控制和未来的不良结果的风险

评估患者在过去 4 周的症状控制；确定其他急性加重的危险因素，如固定气流限制或副作用；测量肺功能自诊断/治疗开始时，在控制治疗后持续进行 3 ~ 6 个月，然后定期测量。

2. 评估治疗的流程

记录患者目前的治疗步骤；关注吸入技术，评估依从性和副作用；检查患者的书面哮喘行动计划表；询问患者的态度与他们的哮喘和药物目标。

3. **评估合并症**

鼻炎，鼻窦炎，胃食管反流，肥胖，阻塞性睡眠呼吸暂停综合征，抑郁和焦虑导致症状多和生活质量差，有时哮喘控制不良。

哮喘一般被认为是由基因—环境相互联系而发病和反复发作的复杂性疾病，这些相互作用中最重要的环节可能发生在早期生活甚至子宫腔内，对于孕期或早期生活的环境因素是否影响哮喘的发展，已经达成共识。多种环境因素（包括生物性因素和社会性因素）均是哮喘发展的关键因素。数据显示促进哮喘发展的危险因素主要有：营养、抗原（吸入性的和食入性的）、污染（特别是烟雾环境）、微生物、社会心理因素。

全球哮喘防治倡议（GINA）的建立，可增加健康专业人士、公共卫生组织和社会对哮喘的理解，以改善哮喘的预防，并通过协调全球范围内的努力从而对哮喘进行管理。GINA 指南在 2014 年进行了广泛修改，对哮喘管理提供了全面和综合的方法，可适用于当地情况和个体患者。目前已有 2023 年版 GINA 指南。

第二节　成人哮喘的疾病治疗

一、一般治疗原则

（1）哮喘治疗的长期目标是获得良好的症状控制，降低未来急性发作、气流受限持续存在、治疗过程中出现副反应的风险。应当识别患者自己关于哮喘和治疗的目标。

（2）有效的哮喘治疗需要哮喘患者（或父母/监护人）和医务人员建立良好的伙伴关系。

（3）医务人员的教育交流技能可使患者的满意度提高，获得更好的健康效果以及减少健康保健资源的利用。

（4）患者的健康认知能力——指患者获得、处理、了解基本的健康信息来作出合适的健康判断的能力——应当被考虑。

（5）基于控制目的的治疗意味着在治疗过程中持续对疗效（包括症状控制、未来急性发作和副反应的风险）进行评估、治疗、复诊。期间可以调整治疗方法。

（6）大众化的哮喘治疗决策每一步的首选项代表着适合大部分患者的最好治疗方法，这是基于随机对照研究、荟萃分析、观察性研究及成本效果研究中关于效果、效用、安全性的研究结果。

（7）对于个体患者来说，治疗的决策应当考虑每个人的特征和表型，这些特征和表型预测着最可能的治疗反应。当然，也要考虑患者的偏好和具体问题，如吸入装置使用技能、意志力及成本。

二、药物治疗

治疗哮喘的药物可以分为控制药物和缓解药物。

（1）控制药物：需要长期每天使用的药物。这些药物主要通过抗炎作用使哮喘维持临床控制，其中包括吸入性糖皮质激素（ICS）、全身用激素、白三烯调节剂、长效 β_2 - 受体激动剂（LABA，须与吸入激素联合应用）、缓释茶碱、色苷酸钠、抗 IgE 抗体及其他有助于减少全身激素剂量的药物等。

（2）缓解药物：按需使用的药物。这些药物通过迅速解除支气管痉挛从而缓解哮喘症状，其中包括速效吸入 β_2 - 受体激动剂（SABA）、全身用激素、吸入性抗胆碱能药物、短效茶碱及短效口服 β_2 - 受体激动剂等。

（一）初始控制治疗

为了达到最佳预后，诊断为哮喘后，应尽可能早地开始进行规律日常控制治疗，因为：①早期使用低剂量 ICS 治疗的哮喘患者，相对于症状已存在 2 ~ 4 年再使用的患者，肺功能有很大提升。②有严重发作但未服用 ICS 的患者，肺功能长期降低情况要比服用 ICS 患者严重。③对于职业性哮喘患者，尽早解除过敏原接触和尽早治疗可以增加康复概率。

规律性使用低剂量 ICS 推荐用于以下患者：①哮喘症状每月发生超过 2 次。②每月因哮喘觉醒超过 1 次。③有任何哮喘症状和任何恶化风险因素［如在过去 12 个月内需使用 OCS（口服糖皮质激素）治疗哮喘；低 FEV1；曾经因哮喘就诊于 ICU］。④多数时间内被哮喘症状困扰，每周≥1 次因哮喘觉醒（尤其是有发作风险）的患者可考虑开始升级治疗（如中/高剂量 ICS，或 ICS/LABA）。⑤若初始哮喘表现为严重的不受控哮喘，或有急性发作，进行短疗程 OCS 治疗，并开始规律性控制治疗（如高剂量 ICS，或中剂量 ICS/LABA）。

不同 ICS 药物的低、中、高剂量如表 11 - 1 所示：

表 11 - 1 常用吸入性糖皮质激素的每天剂量与互换关系

药物	低剂量（μg）	中剂量（μg）	高剂量（μg）
二丙酸倍氯米松	200 ~ 500	500 ~ 1 000	> 1 000
布地奈德	200 ~ 400	400 ~ 800	> 800
丙酸氟替卡松	100 ~ 250	250 ~ 500	> 500
糠酸莫米松	110 ~ 220	220 ~ 440	> 440

（二）开始初始控制治疗前

①若可能，记录哮喘诊断证据。②记录症状控制和风险因素。③需要时，评估患者肺功能。④教育患者正确使用吸入装置，并检查装置。⑤安排随访。

（三）开始初始控制治疗后

①治疗 2 ~ 3 个月后，根据临床需求，复查患者情况。②良好的症状控制维持 3 个月时，考虑进行降级治疗。

（四）调整阶梯治疗

一旦开始哮喘治疗，下一步治疗决策即应基于治疗循环进行评估，调整治疗。

第 1 步：按需使用 SABA（指仅有极少症状，无哮喘夜间觉醒，过去一年无哮喘发作，FEV1 正常）。其他选择：规律性低剂量 ICS 用于有发作风险的患者。

第 2 步：规律性低剂量 ICS 加按需 SABA。其他选择：白三烯受体拮抗剂（LTRA）比 ICS 效果差，联合低剂量 ICS/LABA 作为初始维持控制治疗与单纯低剂量 ICS 相比，能够改善症状，改善肺功能。然而，与单独应用 ICS 相比，这比较昂贵，并且不能进一步长期减少恶化的风险。纯粹季节性过敏性哮喘患者，无间隔的哮喘症状，症状开始时即应立即开始 ICS，并且维持至相关的暴露期结束后四周。

第 3 步：联合低剂量 ICS/LABA 维持治疗加按需 SABA 或联合低剂量 ICS/福莫特罗作为维护和缓解治疗。过去一年发作次数 ≥1 次，低剂量丙酸倍氯米松（BDP）/福莫特罗或 BDP/福莫特罗维持治疗和缓解策略较 ICS/LABA 维持治疗 + 按需 SABA 在减少哮喘急性发作的同时获得相似的症状控制效果。其他选择：中等剂量 ICS。

第 4 步：联合低剂量 ICS/福莫特罗作为维持和缓解治疗，或联合中剂量 ICS/LABA 维持治疗加上按需 SABA。其他选择：由软雾吸入器吸入噻托溴铵可以治疗发作史 ≥12 年的患者；高剂量 ICS/LABA 副作用较多，额外获益较少；其他吸入剂，如 LTRA 或缓释茶碱（成人）。

第 5 步：参考专家调查研究和附加治疗。附加治疗包括由软雾吸入器吸入噻托溴铵治疗发作史 ≥12 年的患者，奥玛珠单抗（抗 IgE）治疗重度过敏性哮喘，和美泊利单抗（anti-IL5）治疗重度嗜酸性粒细胞性哮喘（年龄 ≥12 岁）。如果可行，痰指导治疗可改善预后。其他选择：部分患者可能获益于低剂量 OCS，但可能发生长期系统性副作用。

三、非药物干预

①戒烟和停止烟雾暴露。②进行体育活动。③避免职业暴露。④避免加重哮喘的药物，如非甾体抗炎药、阿司匹林等。⑤避免室内过敏原。

重要的是，每例患者均应接受哮喘自我管理的基本技能培训和指导，包括：①哮喘信息。②吸入技巧。③依从性。④书面哮喘行动计划。⑤自我监管。⑥定期医疗检查。

四、患者教育

尽管哮喘尚不能根治，但通过有效的哮喘管理，通常可以实现哮喘控制。

1. 教育内容

①通过长期规范治疗能够有效控制哮喘。②避免触发、诱发因素方法。③哮喘的本质、发病机制。④哮喘长期治疗方法。⑤药物吸入装置及使用方法。⑥自我监测：了解如

何测定、记录、解释哮喘日记内容，如症状评分、应用药物、最大呼气流量（PEF），哮喘控制测试（ACT）变化。⑦哮喘先兆、哮喘发作征象和相应自我处理方法，如何、何时就医。⑧哮喘防治药物知识。⑨如何根据自我监测结果判定控制水平，选择治疗方法。⑩心理因素在哮喘发病中的作用。

2. 教育方式

①初诊教育：是最重要的基础教育和启蒙教育，是医患合作关系起始的个体化教育，首先应提供患者诊断信息，了解患者对哮喘治疗的期望和可实现的程度，并至少进行以上①至⑥内容教育，预约复诊时间，提供教育材料。②随访教育和评价：长期管理方法，随访时应回答患者的疑问、评估最初疗效、定期评价、纠正吸入技术和监测技术，评价书面管理计划，理解实施程度，反复提供更新教育材料。③集中教育：定期开办哮喘学校、学习班、俱乐部、联谊会进行大课教育和集中答疑。④自学教育：通过阅读报纸、杂志、文章，看电视节目，听广播进行。⑤网络教育：通过中国哮喘联盟网（http://www.chinaasthma.net）、全球哮喘防治倡议网（http://www.ginasthma.org）等或互动多媒体技术传播防治信息。⑥互助学习：举办患者防治哮喘经验交流会。⑦定点教育：与社区卫生单位合作，有计划地开展社区、患者、公众教育。⑧调动全社会各阶层力量宣传普及哮喘防治知识。

第三节　成人哮喘药学监护

药师对成人哮喘患者进行药学监护，应该与医疗团队合作，共同照护患者达到控制哮喘的目标。并且从药物治疗角度切入，发现问题、解决问题、预防问题发生，让患者药物治疗符合适应证，有效、安全、配合度高。为提高哮喘患者的临床疗效，药学监护应成为哮喘患者综合治疗的一个重要环节。医师、药师和护士共同参与哮喘治疗并加强对患者的指导和监测，对患者及其家属进行哮喘基本防治知识教育；与哮喘患者建立伙伴关系，加强医患交流，调动其能动性，提高用药的依从性。合理的治疗方案、正确的药物选择方法、简单方便的用药方法均为哮喘患者药学监护的重点和方向。

药师需与医师充分合作，收集病人的基本资料，包括体重、饮食、体能活动、生活习惯、职业、哮喘治疗药物的种类与剂量及服药状况，服用的其他慢性病用药、中草药或保健食品，压力状况（生理、心理），其他如肝、肾功能及慢性疾病等，掌握哮喘的控制目标，评估药物治疗有效性和安全性，重新评估病情控制情况并记录病人状况，与医师讨论，调整治疗策略或重新设定目标，评估随访，处理特殊状况，如哮喘急性加重等。

一、药师执行成人哮喘药学监护步骤

药师执行成人哮喘药学监护，要遵循特定的步骤：

（一）评估

目的是了解患者用药需求，确认哪些疾病或医疗问题没得到良好控制，以及有哪些药物治疗问题存在，需要解决。

服务项目包括：①与患者进行面谈沟通，了解患者对哮喘自我监护的认知，了解患者需求。②评估哮喘患者目前使用药物的临床疗效和反应，了解疾病控制情况。③评估哮喘患者目前所患有的疾病以及合并使用的药品，尤其要注意是否有药品与药品间的交互作用、疾病与药品间的治疗禁忌。④评估患者对目前用药的认知程度及了解其服药依从性状况，发现及记录患者本身是否有药物治疗问题。

（二）拟订与执行监护计划

目的是为医疗团队/患者提出解决药物治疗问题的方法，确立疾病控制/治疗目标，预防新问题发生。

服务项目包括：①教育患者提高对哮喘的认知（例如：基本疾病了解、治疗方式）。②若发现处方用药需要调整，适时建议开处方医师作处方用药的调整。③教育患者正确了解哮喘用药及正确使用方法，并给予哮喘用药宣传单张；注意哮喘急性加重事件发生迹象，教育患者如何应对。④教育患者改变有关生活方式（例如：戒烟、戒酒、避免粉尘暴露、适当运动、避免过敏原、预防感冒）。⑤教育患者提高自我照顾能力。⑥鼓励哮喘患者在家自行监测自己的峰流速，做好记录，定期复诊。这对医师了解病情变化、调整用药种类和剂量很有必要。另外，若连续 2 日以上峰流速数值均在个人最佳值的 80% 以下，应及时就诊，在医师指导下调整用药。⑦确立治疗目标：获得良好症状控制，维持正常的活动水平。减少未来急性发作、气流受限持续存在和治疗副反应产生的风险。⑧根据治疗目标，设立随访时间：2~7 天内随访和下一次 1~2 个月内随访，根据临床、社会和实际病情恶化情况而定。⑨特殊情况下将患者转介哮喘照顾团队的其他医疗人员（例如：护士、营养师、心血管医生等）。⑩哮喘患者每年或每半年还应去医院常规检查肺功能一次，以获得肺功能变化的详细指标，为进一步治疗提供帮助。

（三）随访评估

目的是记录医疗团队/患者改变结果，评价实际疗效进展状态，评估有无新问题。

服务项目包括：①通过电话或在患者回药房调剂药品时随访。②随访哮喘控制是否得当。③随访是否有药品副作用等不良反应事件的发生。④随访上次对医师之建议，看医师是否修正处方用药。⑤随访上次教育患者行为改变的内容，看患者行为是否有改变。⑥每次随访皆依患者当次状况，包括疾病状况、检验数据、用药情形，看是否有新问题出现，再次评估且拟订监护计划，持续随访。

是否持续随访患者，主要根据患者是否已达到拟订监护计划所定的治疗目标及是否有需要教导的事项而决定。

二、药师执行成人哮喘药学监护标准流程

（一）评估

1. 症状评估

临床常用 ACT 等问卷（见附录）来评价症状控制水平，具有较好的可操作性和临床应用价值。

2. 评估患者使用的哮喘控制药物是否有问题存在

①评估此次哮喘治疗药物是否安全有效、方便使用，是否需要增加药品剂量或改用注射类药物。②评估患者使用的其他处方药品，以及目前的全部用药状况，探讨那些药品是否会影响到哮喘的控制，以及患者服药依从性如何。③了解哮喘控制不佳与治疗策略改变的相关性，分析是医师处方问题还是患者自己用药的问题。④评估是否有其他会影响哮喘的状况或用药，如合并心血管疾病患者使用 β 受体拮抗剂等。

3. 评估饮食及饮酒情形

①有无食用含过敏原的食物。②酒精摄取是否过量。

4. 评估运动情形

①运动量评估（中等费力天数或走路天数总和达 5 天以上，且每天至少 30 分钟）。②评估个案对运动效益的认知程度及执行障碍。

5. 评估哮喘监测情形

①了解医师建议哮喘监测模式，如肺功能。②评估哮喘控制的两个领域：症状控制（以前称为当前临床控制）和未来不良后果，以及治疗问题，如吸入技术和依从性、副作用和风险合并症。③评估白天、夜间哮喘症状发作频率，使用缓解装置频率和活动受限程度。症状控制差对患者来说是负担，也是未来病情加重的危险因子。④评估患者未来发作的风险、气流受限和药物的副作用。导致急性加重的危险因素包括一个独立的控制症状、上一年≥1 次的发作史、依从性差、吸入技术不正确、肺功能差、吸烟、血嗜酸粒细胞增多。

（二）拟订与执行监护计划

药物治疗：

（1）对患者进行评估后，针对所发现的问题，拟订更新处方或患者行为的方案。

（2）若患者不了解，应教导其认识哮喘症状，避免药物改变导致哮喘急性加重。

（3）及早合并使用较低剂量的多种口服降糖药，或使用高剂量的单一口服降糖药，更能快速改善血糖，且不会增加副作用。

（4）依照每位病人所使用的药品，做好用药教育。

①ICS/LABA。②白三烯受体拮抗剂。③茶碱。④噻托溴铵。⑤口服激素。⑥抗过敏药。

（5）确认药物服用方式及剂量调整正确。

进行患者用药教育：目前临床使用的平喘药剂型多样，有注射制剂、口服制剂、吸入

制剂等，使用较多的为吸入制剂。吸入制剂的器具包括压力驱动定量雾化器（pMDIs）、呼吸启动器（MDIs）、干粉吸入器（DPIs）和射流雾化器等。吸入疗法是目前临床上治疗哮喘的首选给药途径，但不同制剂的吸入器具和吸入方法有所不同。错误的吸药方法会直接影响药物的疗效，甚至导致没有接受过用药指导的患者使用时发生意外，同时，哮喘的治疗是一个长期的过程，需要患者有很好的依从性才能使病情得到彻底控制，因此，临床药师必须对患者进行用药教育，特别是对吸入制剂的用法予以指导。

确保有效使用吸入装置的策略：

①选择：在开处方前，选择最合适的吸入装置，要考虑到药物因素、可获得的装置、患者使用技巧、费用；如果有不同的选择，鼓励患者参与选择；对于干粉吸入剂，要使用储雾罐，促进药物吸收，减少潜在的副作用；确保患者没有身体障碍，如关节炎，限制吸入装置的使用；尽可能避免使用不同的装置，以免混淆。

②检查：一旦有机会，就检查患者的吸入技术；要求患者展示如何使用吸入装置（而不是问他是否会使用吸入装置）；用吸入装置专有的清单检查患者使用过程中是否存在错误。

③纠正：使用正确的医用装置向患者展示如何使用，如演示如何使用吸入装置的模型；反复检查患者的吸入技术，重视容易出问题的环节，可能需要重复这个过程 2～3 次；如果在几次重复之后，患者仍不能正确掌握，就要更换吸入装置；反复经常检查患者的吸入技术，患者可能在培训后的 4～6 周还会出现同样的错误。

④保证：医师对于每一个他们开出的装置都能正确演示；药师和护士应该能提供更有效的培训技巧。

上述原则适用于所有形式的装置。对于适用干粉吸入装置的患者，可用储雾罐增加药物分布和（对于糖皮质激素）减少潜在的局部副作用，如声音嘶哑和口腔念珠菌病。使用吸入性糖皮质激素后用清水漱口也可减少念珠菌病的发生。

使用标准的条款检查和纠正吸入技术需 2～3 分钟，为了提高吸入技术，医学演示是必不可少的。如果医师有吸入装置模型和储雾罐，培训后，就可以反复进行检查和重复教育。这对症状控制不佳和有急性加重风险历史的患者尤其重要。药师和护士应该为患者提供更有效的培训技巧。

用药依从性包括剂量依从性和给药次数依从性，其好与差直接影响治疗效果。哮喘患者大多数采用吸入疗法，依从性差的原因主要是对疾病或药物的认识不足、治疗方法不便或医患交流少等，还与患者对吸入治疗配合差及对疗效不满意有关。提高患者用药依从性是哮喘综合治疗中的关键之一，应选择正确、合理的治疗方案、加强对患者及家属的用药指导、优化吸入装置、增加医患交流等，提高患者的用药依从性。

影响哮喘患者用药依从性的因素：

①药物因素：使用吸入装置困难（如关节炎患者）；用药次数（如一天多次）；多种不同的吸入装置。

②无意的依从性差：对说明的误解；忘记；出差；费用。

③有意的依从性差：拒绝治疗；认为没必要、担心副作用、对医师不满；不合理的期望；误解；文化或宗教因素；费用。

医师、药师可通过提问或检查药物使用情况，如检查最后处方的日期、检查日期和吸入药物的剂量及监测开处方和配药频率来识别患者的依从性，对依从性差的患者反复进行用药教育。

（6）提供引导自主管理教育（自我检测＋书面行动计划＋定期回顾）。

①控制可变危险因素与合并症，如：吸烟、肥胖、焦虑等。

②提供非药物疗法和建议，如：体育活动、减肥、适当情况下避免接触敏化剂。

③如果患者出现症状、发作或者危险失控，要考虑升级治疗。但要先检查诊断情况，以及患者吸入器使用方式是否正确和是否坚持服药。

④如果症状得以控制 3 个月以上且加重风险降低，要考虑降级治疗。

⑤不建议停服。

（三）随访评价

首次随访：出院后 1~7 天。

缓解药物：减少按需应用。

控制药物：根据恶化的原因持续或调整剂量，和增加额外的沙丁胺醇。

风险因素：检查和更正引起哮喘急性加重的风险因素，包括患者的吸入技术和依从性。

行动计划：随访行为是否被患者理解？患者的药物有无恰当的应用？患者在自我管理中有无需要修改的地方？

制订下一次随访计划，下一次 1~2 个月内随访，根据临床、社会和患者的实际病情恶化情况而定。但是随访患者的时间至少要达 12 个月。

哮喘自我管理教育第三个有效组成部分为医务工作者的定期随访。咨询应该定期进行，定期随访包括如下内容：

1. 询问患者是否有任何疑问及关注的事项

必要时提供进一步的教育知识，如果可以的话，将患者引荐给受过哮喘培训的患者。

2. 评估哮喘控制状态

（1）回顾哮喘患者症状控制水平及危险因素。

（2）询问患者急性发作情况，辨别危险因素及患者反应是否适当（如是否有哮喘执行方案）。

（3）回顾患者哮喘症状和呼气峰流量监测日记。

（4）评估并发症。

3. 评估治疗

（1）观察患者使用吸入装置，必要时反复检测和更正。

（2）评估患者用药依从性及有无障碍。

（3）询问患者影响依从性的其他因素（如终止吸烟）。

（4）回顾哮喘执行方案，并根据患者哮喘的控制及治疗水平更新方案。

第四节　案例分析

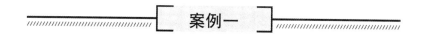

一、病例描述

患者，女，42 岁，10 余年前因咳嗽、喘息伴发作性呼吸困难，发作时可闻及哮鸣音，诊断为"支气管哮喘"，长期予丙酸氟替卡松气雾剂联合硫酸特布他林片治疗，自觉症状控制尚可，偶有喘息，近几年有数次轻中度急性发作，未发生严重的急性加重发作。6 个月前调整治疗，改为沙美特罗替卡松吸入剂 50/250μg 1 吸 bid 联合沙丁胺醇气雾剂（按需使用）治疗。平时基本不使用沙丁胺醇气雾剂，无明显咳嗽、喘息，无发作性胸闷、呼吸困难等症状，日常劳作、旅游爬山等活动均不受限制。患者自觉哮喘已完全治愈，遂于 1 周前自行停药，近 2 天来，咳嗽、喘息逐渐加重，并伴有胸闷不适，夜间憋醒数次，使用沙丁胺醇气雾剂后胸闷可稍缓解，为进一步治疗来门诊就诊。

既往史：有过敏性鼻炎病史；否认高血压、糖尿病病史。

药物史：

药品	英文通用名	用法用量
沙美特罗替卡松吸入剂 50μg：250μg/瓶	Salmeterol Texon Inhalation Aerosol	1 揿 inh. tid #1 瓶
沙丁胺醇气雾剂 100μg/瓶	Salbutamol Aerosol	按需吸入#1 瓶

过敏史：否认药物、食物过敏史。

社会史：出生于广东广州，是一名会计。无地方病病史。无烟酒史。无有害粉尘吸入史。进食无偏嗜。

婚育史：已婚，育一儿。

家族史：否认家族遗传性疾病史。

系统回顾：

（－）咽部充血　　　　　（－）三凹征　　　　　（＋）呼吸急促

（－）双肺湿啰音　　　　（－）双下肢水肿　　　（＋）双肺哮鸣音

（＋）双肺呼吸音粗

生命体征：心率 82bpm，体温 36.8℃，脉搏 86bpm，呼吸 20bpm，血压 116/89mmHg，体重 53kg。

实验室指标:

指标	值	正常值范围	单位
降钙素原	<0.05	<0.05	ng/mL
白细胞计数	8.6	4~10	$\times 10^9$个/L
红细胞计数	4.5	4~5.5	$\times 10^{12}$个/L
血小板计数	310	125~350	$\times 10^9$个/L
血红蛋白	126	120~180	g/L
血沉	3.16	0~6	mg/L
免疫球蛋白E	852	10~100	IU/mL
动脉血气分析:pH 7.35,pCO_2 36mmHg,pO_2 84mmHg,SO_2 91%			

预防性照护:

接种流感疫苗:无。

接种肺炎球菌疫苗:无。

峰流速监测:无。

主观性资料:患者规律用药时哮喘控制可,自行停药哮喘复发。

病例小结:患者于门诊看病,医生予沙美特罗替卡松吸入剂 50/250μg 1 吸 bid(嘱吸后漱口)、强的松 30mg po qd(并待病情稳定后逐渐减量)、沙丁胺醇气雾剂每 3~4h 2 喷,孟鲁司特钠片 10mg po qn;嘱不得随便自行停药,不适随诊。

随访:

2 周后咳嗽、喘息症状好转,胸闷及呼吸困难症状消失。

4 周后 ACT 评分 21 分,激素减量至停药,继续沙美特罗替卡松吸入剂吸入治疗。

12 周后 ACT 评分 25 分,复诊:停用孟鲁司特钠片,继续沙美特罗替卡松吸入剂 50/250ug 1 吸 bid 治疗。

评估:完全控制。

二、作业题

1.【收集信息】列出需要收集的必要的主观和客观信息

2.【发现问题】根据提供的患者信息,分析患者的健康状况以及存在的问题并确定各问题的轻重缓急,重点分析药物相关性问题

3.【治疗目标和可选方案】制订一个个性化的、以患者为中心的、既遵循循证也符合成本效果的监护计划

4.【执行监护计划】与其他医护人员、患者或照护者协作执行监护计划,建议包括患者教育内容

5.【结果监测和评价】列出需要监测和评价的参数

6.【参考文献】列出主要的参考文献

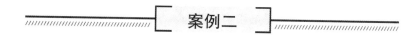

案例二

一、病例描述

张某某，74 岁，男性，诊断哮喘 3 年余，因自觉吸入药物后有口干、口苦感，平时未规律服药。近一年来病情经常反复，给予抗感染、止咳、祛痰、平喘等治疗可好转。近 1 个月余反复出现咳嗽、咳痰、气喘，6 天前因感冒哮喘再发，痰液呈白色，量不多，自觉有痰无法咳出。发作时气促明显，有口唇发绀，自觉心率加快，吸入沙丁胺醇气雾剂后症状缓解。为求进一步诊治入院进行治疗，以"支气管哮喘急性发作"收入呼吸内科。

既往史： 无特殊。

药物史：

药品	英文通用名	用法用量
倍氯米松福莫特罗气雾剂 100μg：6μg/瓶	Beclometasone Dipropionate and Formoterol Inhalation Aerosol	1 揿 inh. bid #1 瓶
沙丁胺醇气雾剂 100μg/瓶	Salbutamol Aerosol	按需吸入 #1 瓶

过敏史： 否认药物、食物过敏史。

社会史： 出生于四川渠县。无地方病病史。戒烟 30 余年，无饮酒史。无有害粉尘吸入史。进食无偏嗜。

婚育史： 已婚，育有一儿一女。

家族史： 父亲有支气管炎病史。

系统回顾：

（−）咽部充血　　　　　　（＋）呼吸急促　　　　　　（＋）双肺哮鸣音

（−）双肺湿啰音

生命体征： 心率 86bpm，体温 37.6℃，脉搏 88bpm，呼吸 20bpm，血压 106/85mmHg，体重 65kg。

实验室指标：

指标	值	正常值范围	单位
降钙素原	<0.05	<0.05	ng/mL
白细胞计数	6.09	4～10	$\times 10^9$ 个/L
红细胞计数	4.12	4～5.5	$\times 10^{12}$ 个/L
血小板计数	194	125～350	$\times 10^9$ 个/L
血红蛋白	130	120～180	g/L
血沉	3.16	0～6	mg/L
免疫球蛋白 E	983	10～100	IU/mL

预防性照护：

接种流感疫苗：在最近的流感季节没有接种过。

接种肺炎球菌疫苗：无。

峰流速监测：无。

主观性资料：患者平时未规律用药。

病例小结：患者入院后完善检查，给予抗炎、解痉平喘、止咳化痰等治疗。治疗第三天，患者吸入治疗后，未及时进行口腔护理，在口腔左右两侧可见少量白斑，后给予碳酸氢钠漱口后有所改善。患者治疗后咳嗽、咳痰有明显缓解，痰液呈白色，量少。仍有少量气促。精神一般，睡眠、食欲可，二便正常。双肺呼吸音正常，双下肺可闻及少量哮鸣音，未闻及胸膜摩擦音。双下肢无水肿。治疗 7 天后出院。

主要治疗药物：

药品名称	剂量	给药方法	给药次数
吸入用布地奈德混悬液	1mg	inh	tid
硫酸特布他林雾化液	5mg		
注射用甲泼尼龙琥珀酸钠	40mg	iv	qd
0.9% 氯化钠	20mL		
注射用哌拉西林他唑巴坦钠	3.75g	iv	q8h
0.9% 氯化钠	100mL		
孟鲁司特钠片	10mg	po	qn
富马酸酮替芬片	1mg	po	qn
盐酸氨溴索注射液	60mg	ivgtt	qd
0.9% 氯化钠	100mL		
羧甲司坦口服溶液	0.5g	po	tid
复方甲氧那明胶囊	2 粒	po	tid
注射用奥美拉唑钠	42.6mg	ivgtt	qd
0.9% 氯化钠	100mL		

出院带药：

布地奈德福莫特罗粉吸入剂 inh bid #长期

复方甲氧那明胶囊 2 粒 po tid #20d

羧甲司坦口服溶液 0.5g po tid #20d

孟鲁司特钠片 10mg po qn #10d

雷贝拉唑钠肠溶片 10mg po qd #30d

强的松片 20mg po qd #7d，第一周

强的松片 15mg po qd #7d，第二周

强的松片 10mg po qd #7d，第三周

强的松片 5mg po qd #10d，最后 10 天

二、作业题

1. 【收集信息】列出需要收集的必要的主观和客观信息

2. 【发现问题】根据提供的患者信息，分析患者的健康状况以及存在的问题并确定各问题的轻重缓急，重点分析药物相关性问题、该患者入院的药物治疗存在的问题

3. 【治疗目标和可选方案】制订一个个性化的、以患者为中心的、既遵循循证也符合成本效果的监护计划

4. 【执行监护计划】与其他医护人员、患者或照护者协作执行监护计划，建议包括患者教育内容

5. 【结果监测和评价】列出需要监测和评价的参数

6. 【参考文献】列出主要的参考文献

附录 1　哮喘控制测试量表（ACT 评分表）

近年来，哮喘控制测试量表一直受到人们的关注，对哮喘的防治和控制具有积极意义，值得广泛推广。Nathan 等设计了一种含 5 项内容的哮喘调查问卷，5 项内容包括：活动受限、呼吸困难、喘息症状、急救药物的使用频次和患者对哮喘控制的自我评估。以上 5 项内容分 5 个等级，用 1～5 分的评分方法进行评估，最后将总分相加，若得分低于 20 分为没有控制，若得分 20～24 分为良好控制，若得分 25 分为完全控制。具体如下：

以下测试可以帮助哮喘患者（12 岁及以上）评估哮喘控制程度。请尽可能如实回答，这将有助于您与您的医生讨论您的哮喘。

共有 5 个问题，请选择每个问题的得分。最后把每一题的分数相加得出您的总分。

1. 在过去 4 周内，在工作、学习或家中，哮喘有多经常妨碍您进行日常活动？

（1）所有时间　（2）大多数时候　（3）有些时候　（4）很少时候　（5）没有

2. 在过去 4 周内，您有多少次呼吸困难？

（1）每天不止 1 次　（2）一天 1 次　（3）每周 3 至 6 次　（4）每周 1 至 2 次（5）完全没有

3. 在过去 4 周内，因为哮喘症状（喘息、咳嗽、呼吸困难、胸闷或疼痛），您有多少次在夜间醒来或早上比平时早醒？

（1）每周 4 次或更多　（2）每周 2 至 3 次　（3）每周 1 次　（4）1 至 2 次（5）没有

4. 在过去 4 周内，您有多少次使用急救药物治疗（如沙丁胺醇）？

（1）每天 3 次以上　（2）每天 1 至 2 次　（3）每周 2 至 3 次　（4）每周 1 次或更少　（5）没有

5. 您如何评估过去 4 周内您的哮喘控制情况？

（1）没有控制　（2）控制很差　（3）有所控制　（4）控制很好　（5）完全控制

总分：

得分：25 分——祝贺您，达到目标！在过去 4 周内，您的哮喘已得到完全控制。您没有哮喘症状，您的生活也不受哮喘限制。如果有变化，请联系您的医生。

得分：20～24 分——接近目标。在过去 4 周内，您的哮喘已得到良好控制，但还没有完全控制。您的医生也许可以帮助您得到完全控制。

得分：低于 20 分——未达到目标。在过去 4 周内，您的哮喘可能没有得到控制。您的医生可以帮您制订一个哮喘管理计划，帮助您改善哮喘控制。

附录 2　哮喘生存质量量表（AQLQ）

哮喘生存质量量表内容包括 5 个方面：活动受限（内容包括日常活动受限和因回避刺激原而引起的活动受限）（12 项）、哮喘症状（8 项）、心理状况（5 项）、对刺激原的反应（6 项）、对自身健康的关心（4 项），共计 35 条项目，采用 5 分制评分方法，评分越低，受影响程度越重。具体内容如下：

本表共有 35 条项目，包括活动受限（1～12）、哮喘症状（13～20）、心理状况（22～26）、对刺激原的反应（27～31）、对自身健康的关心（32～35），活动受限包括日常活动受限和因回避刺激原而引致的活动受限，按 5 分制评分，1 分为最差，5 分为最好，请逐项选择打钩。

下面是人们最常见的日常活动，请指出您平时最经常参与的 5 项活动，若您平时生活中的活动未被列入下表，请您另选，然后将您选出的 5 条项目填到下列 5 个空格中，并逐项打分。

①骑自行车；②室内打扫；③洗碗；④烧饭；⑤洗衣服；⑥步行；⑦与儿童游戏；⑧到亲戚、朋友家串门；⑨乘公共汽车；⑩闲聊；⑪身体锻炼；⑫商店购物；⑬看电视。

1. 在上两周中您受哮喘的影响如何：
（1）完全受限　　（2）明显受限　　（3）受限　　（4）稍受限　　（5）不受限

2. 在上两周中您受哮喘的影响如何：
（1）完全受限　　（2）明显受限　　（3）受限　　（4）稍受限　　（5）不受限

3. 在上两周中您受哮喘的影响如何：
（1）完全受限　　（2）明显受限　　（3）受限　　（4）稍受限　　（5）不受限

4. 在上两周中您受哮喘的影响如何：
（1）完全受限　　（2）明显受限　　（3）受限　　（4）稍受限　　（5）不受限

5. 在上两周中您受哮喘的影响如何：
（1）完全受限　　（2）明显受限　　（3）受限　　（4）稍受限　　（5）不受限

6. 上两周，在您必须参加的活动中，哮喘对您的影响程度是：
（1）完全受限　　（2）明显受限　　（3）受限　　（4）稍受限　　（5）不受限

7. 上两周，在您应该参加的活动中，受哮喘的影响如何：
（1）完全受限　　（2）明显受限　　（3）受限　　（4）稍受限　　（5）不受限

8. 在上两周中，您因身边或周围环境中有香烟气味而走开的频率：
（1）一直　　（2）经常　　（3）有时　　（4）偶尔　　（5）从未

9. 在上两周中，您因身边或周围环境中有异味或香水味而走开的频率：

（1）一直　（2）经常　（3）有时　（4）偶尔　（5）从未

10. 在上两周中，您因身边或周围环境中有灰尘而走开的频率：

（1）一直　（2）经常　（3）有时　（4）偶尔　（5）从未

11. 在上两周中，您因身边或周围环境中有煤烟或炒菜油烟而走开的频率：

（1）一直　（2）经常　（3）有时　（4）偶尔　（5）从未

12. 在上两周中，您因身边或周围环境中烟雾或气候变化而被迫待在家中或被迫外出的频率：

（1）一直　（2）经常　（3）有时　（4）偶尔　（5）从未

13. 在上两周中，您因哮喘而上气不接下气的频率：

（1）一直　（2）经常　（3）有时　（4）偶尔　（5）从未

14. 在上两周中，您的气喘发作频率：

（1）一直　（2）经常　（3）有时　（4）偶尔　（5）从未

15. 在上两周中，您因咳嗽而觉得不适的频率：

（1）一直　（2）经常　（3）有时　（4）偶尔　（5）从未

16. 在上两周中，您有窒息感或濒死感的频率：

（1）一直　（2）经常　（3）有时　（4）偶尔　（5）从未

17. 在上两周中，您觉得胸闷的频率：

（1）一直　（2）经常　（3）有时　（4）偶尔　（5）从未

18. 在上两周中，您在早晨醒来时哮喘发作的频率：

（1）一直　（2）经常　（3）有时　（4）偶尔　（5）从未

19. 在上两周中，您因哮喘发作而惊醒的频率：

（1）一直　（2）经常　（3）有时　（4）偶尔　（5）从未

20. 在上两周中，您因哮喘发作而影响睡眠的频率：

（1）一直　（2）经常　（3）有时　（4）偶尔　（5）从未

21. 在上两周中，您因哮喘发作而心情烦躁的频率：

（1）一直　（2）经常　（3）有时　（4）偶尔　（5）从未

22. 在上两周中，您因哮喘而感到悲观或心情压抑的频率：

（1）一直　（2）经常　（3）有时　（4）偶尔　（5）从未

23. 在上两周中，您因哮喘反复发作而对治疗失去信心的频率：

（1）一直　（2）经常　（3）有时　（4）偶尔　（5）从未

24. 在上两周中，您当着别人面吸入气雾剂感到难为情的频率：

（1）一直　（2）经常　（3）有时　（4）偶尔　（5）从未

25. 在上两周中，您担心身边没有哮喘防治药物的频率：

（1）一直　（2）经常　（3）有时　（4）偶尔　（5）从未

26. 在上两周中，您担心哮喘发作的频率：

（1）一直　（2）经常　（3）有时　（4）偶尔　（5）从未

27. 在上两周中，您因接触到香烟而引起哮喘发作的频率：

　（1）一直　　（2）经常　　（3）有时　　（4）偶尔　　（5）从未

28. 在上两周中，您因灰尘引起哮喘发作的频率：

　（1）一直　　（2）经常　　（3）有时　　（4）偶尔　　（5）从未

29. 在上两周中，您因接触到煤烟或炒菜油烟引起哮喘发作的频率：

　（1）一直　　（2）经常　　（3）有时　　（4）偶尔　　（5）从未

30. 在上两周中，您因接触到异味或香水味引起哮喘发作的频率：

　（1）一直　　（2）经常　　（3）有时　　（4）偶尔　　（5）从未

31. 在上两周中，您因气候变化或烟雾引起哮喘发作的频率：

　（1）一直　　（2）经常　　（3）有时　　（4）偶尔　　（5）从未

32. 在上两周中，您因哮喘担心目前的健康状况的频率：

　（1）一直　　（2）经常　　（3）有时　　（4）偶尔　　（5）从未

33. 在上两周中，您因哮喘担心将来健康状况的频率：

　（1）一直　　（2）经常　　（3）有时　　（4）偶尔　　（5）从未

34. 在上两周中，您担心哮喘缩短自己寿命的频率：

　（1）一直　　（2）经常　　（3）有时　　（4）偶尔　　（5）从未

35. 在上两周中，您担心自己对药物有依赖的频率：

　（1）一直　　（2）经常　　（3）有时　　（4）偶尔　　（5）从未

参考文献

［1］ Global Initiative for Asthma. Global strategy for asthma management and prevention，2023 ［EB/OL］. Updated May 2023. www. ginasthma. org.

［2］ 苏楠. 支气管哮喘控制的中国专家共识 ［J］. 中华内科杂志，2013（5）：440－443.

［3］ NATHAN R A，SORKNESS C A，KOSINSKI M，et al. Development of the asthma control test：a survey for assessing asthma control ［J］. Journal of allergy and clinical immunology，2004，113：59－65.

［4］ FURUKAWA T，KLÖPPEL G，VOLKAN ADSAY N，et al. Classification of types of intraductal papillary-mutinous neoplasm of the pancreas：a consensus study ［J］. Virchows archiv，2005，447（5）：794－797.

［5］ 中华医学会呼吸病学分会，哮喘学组中国哮喘联盟. 支气管哮喘急性发作评估及处理中国专家共识 ［J］. 中华内科杂志，2018，57（1）：4.

［6］ 中华医学会，中华医学会杂志社，中华医学会全科医学分会，等. 支气管哮喘基层诊疗指南（2018 年）［J］. 中华全科医师杂志，2018，17（10）：751－762.

第十二章

慢性阻塞性肺疾病药学监护和案例分析

学习目标

1. 明确慢性阻塞性肺疾病的治疗目标。
2. 讨论慢性阻塞性肺疾病的危险因素和合并症。
3. 评估慢性阻塞性肺疾病存在和潜在的药物治疗问题并提出干预策略。
4. 制订个体化的药学监护计划，包括给药方案、治疗终点及监测和随访、患者教育。

第一节　慢性阻塞性肺疾病简介

一、定义和流行病学

（一）定义

慢性阻塞性肺疾病（chronic obstructive pulmonary disease，COPD，简称慢阻肺）是一种常见的以持续性气流受限为特征的可以预防和治疗的疾病，其气流受限通常为进展性发展，与气道和肺脏对有毒颗粒或气体的慢性炎性反应增强相关。慢阻肺主要累及肺脏，但也可引起全身（或称肺外）的不良反应。慢阻肺可存在多种合并症。其急性加重和合并症影响患者的整体严重程度。慢阻肺的诊断需进行肺功能检查：使用支气管扩张剂后，$FEV1/FVC < 0.70$，确定存在持续性气流受限，诊断为慢阻肺。其病程可分为：①急性加重期：患者呼吸道症状超过日常变异范围的持续恶化，并需改变药物治疗方案，在疾病过程中，患者常有短期内咳嗽、咳痰、气短和（或）喘息加重，痰量增多，脓性或黏液脓性痰，可伴有发热等炎症明显加重的表现；②稳定期：患者的咳嗽、咳痰和气短等症状稳定或症状轻微，病情基本恢复到急性加重前的状态。

（二）流行病学

慢阻肺是一种严重危害人类健康的疾病，严重影响患者的生命质量，病死率较高，并给患者及其家庭以及社会带来沉重的经济负担。据"全球疾病负担研究项目"估计，2020年慢阻肺位居全球死亡原因的第三位。世界银行和世界卫生组织的资料表明，到2020年，慢阻肺位居世界疾病经济负担的第五位。本章将结合慢阻肺相关指南以及临床药师的工作特点对慢阻肺的药物治疗方案进行总结，掌握慢阻肺药学监护的步骤和标准流程，明确疾病治疗的目的，对该类患者实施药学监护，以便提高患者用药的依从性，降低药物不良反应的发生率，进一步优化治疗方案，降低患者的经济负担，为患者提供安全、有效、经济、合理的用药保障。

二、临床表现

慢阻肺的特征性症状是慢性和进行性加重的呼吸困难、咳嗽和咳痰。慢性咳嗽和咳痰常先于气流受限多年而存在，然而有些患者也可以无慢性咳嗽和咳痰的症状。常见症状：①呼吸困难：这是慢阻肺最重要的症状，也是患者体能丧失和焦虑不安的主要原因。患者常描述为气短、气喘和呼吸费力等。早期仅在劳力时出现，之后逐渐加重，以致日常活动甚至休息时也感到气短。②慢性咳嗽：通常为首发症状，初起咳嗽呈间歇性，早晨较重，以后早晚或整日均有咳嗽，但夜间咳嗽并不显著，少数病例咳嗽不伴有咳痰，也有少数病例虽有明显气流受限但无咳嗽症状。③咳痰：咳嗽后通常咳少量黏液性痰，部分患者在清晨较多，合并感染时痰量增多，常有脓性痰。④喘息和胸闷：这不是慢阻肺的特异性症状，部分患者特别是重症患者有明显的喘息，听诊有广泛的吸气相或呼气相哮鸣音，胸部紧闷感常于劳力后发生，与呼吸费力和肋间肌收缩有关。临床上如果听诊未闻及哮鸣音，既不能排除慢阻肺的诊断，也不能由于存在上述症状而确定哮喘的诊断。⑤其他症状：在慢阻肺的临床过程中，特别是程度较重的患者可能会发生全身性症状，如体重下降、食欲减退、外周肌肉萎缩和功能障碍、精神抑郁和（或）焦虑等，长时间的剧烈咳嗽可导致咳嗽性晕厥，合并感染时可咯血痰。

三、病因

在我国，慢阻肺的发病率呈持续上升趋势，这与诸多因素有关。引起慢阻肺最危险的因素可分为个体因素和环境因素，主要包括遗传因素、吸烟、空气污染、接触职业性粉尘和化学物质以及感染等，且各因素之间相互影响。

（一）个体因素

个体因素包括遗传和生理因素。已知的遗传因素为 α_1-抗胰蛋白酶缺乏，重度 α_1-抗胰蛋白酶缺乏与非吸烟者的肺气肿形成有关。在生理因素方面，哮喘和气道高反应性是慢阻肺的危险因素，气道高反应性可能与机体某些基因和环境因素有关。

（二）环境因素

环境因素包括吸烟、空气污染、职业性粉尘、化学物质、生物燃料烟雾、感染、社会经济地位等。

（1）吸烟：吸烟是慢阻肺最重要的环境发病因素。烟草烟雾包括香烟、旱烟、水烟、雪茄、大麻和其他类型的烟草烟雾。死于慢阻肺的吸烟者人数多于非吸烟者。被动吸烟也可能导致呼吸道症状及慢阻肺的发生。孕妇吸烟可能会影响胎儿肺脏的生长及其在子宫内的发育，并对胎儿的免疫系统功能有一定的影响。

（2）空气污染：化学气体（氯、氧化氮和二氧化硫等）对支气管黏膜有刺激和细胞毒性作用。空气中的烟尘或二氧化硫明显增加时，慢阻肺急性发作显著增多。其他粉尘也刺激支气管黏膜，使气道清除功能遭受损害，为细菌入侵创造条件。大气中直径 2.5 ~ 10μm 的颗粒物，即 PM（particulate matter）2.5 和 PM10 可能与慢阻肺的发生有一定关系。

（3）职业性粉尘和化学物质：职业性粉尘包括二氧化硅、煤尘、棉尘和蔗尘等。化学物质包括烟雾、过敏原、工业废气和室内空气污染等。研究表明上述两种物质浓度过大或接触时间过久，均可导致慢阻肺的发生。接触某些特殊物质、刺激性物质、有机粉尘及过敏原也可使气道反应性增加。

（4）生物燃料烟雾：生物燃料是指柴草、木头、木炭、庄稼秆和动物粪便等，其烟雾的主要有害成分包括碳氧化物、氮氧化物、硫氧化物和未燃烧完全的碳氢化合物颗粒与多环有机化合物等。使用生物燃料烹饪时产生的大量烟雾可能是不吸烟妇女发生慢阻肺的重要原因。生物燃料所产生的室内空气污染与吸烟具有协同作用。

（5）感染：呼吸道感染是慢阻肺发病和加剧的另一个重要因素，病毒和（或）细菌感染是慢阻肺急性加重的常见原因。儿童期重度下呼吸道感染与成年时肺功能降低及呼吸系统症状发生有关。

（6）社会经济地位：慢阻肺的发病与患者的社会经济地位相关，室内外空气污染程度、营养状况等与社会经济地位的差异也许有一定内在联系；低体重指数也与慢阻肺的发病有关，体重指数越低，慢阻肺的患病率越高。吸烟和体重指数对慢阻肺存在交互作用。

四、常见合并症

慢阻肺常与其他疾病合并存在，最常见的是心血管疾病、骨质疏松、焦虑和抑郁，这些合并症可发生在轻、中、重度及严重气流受限的患者中，对疾病的进展产生显著影响，对住院率和病死率也有影响。

（1）心血管疾病：心血管疾病是慢阻肺最常见和最重要的合并症，可能与慢阻肺共同存在，常见的有缺血性心脏病、心力衰竭、心房颤动以及高血压。

（2）骨质疏松：骨质疏松是慢阻肺的主要合并症，多见于肺气肿患者。在体重指数下降和无脂体重降低的慢阻肺患者中，骨质疏松也较为常见。

（3）焦虑和抑郁：常发生于较年轻、女性、吸烟、FEV_1 较低、咳嗽、圣乔治呼吸问卷评分较高及合并心血管疾病的患者。

（4）其他：慢阻肺患者还可能合并肺癌、感染（尤其是呼吸道感染）以及代谢综合征和糖尿病等疾病。

第二节　慢性阻塞性肺疾病的疾病治疗

一、慢性阻塞性肺疾病稳定期的治疗

稳定期是指患者的咳嗽、咳痰和气短等症状稳定或症状轻微，病情基本恢复到急性加重前的状态。稳定期治疗的目的是稳定病情，预防急性发作。依据肺功能分级和对症状及急性加重风险的评估，即可对稳定期慢阻肺患者的病情严重程度进行综合性评估，并依据评估结果选择稳定期的治疗方案。综合评估系统中，根据患者气流受限程度分为 GOLD 1~4 级；根据症状水平和过去 1 年的中/重度急性加重史将患者分为 A、B、C、D 四个组。

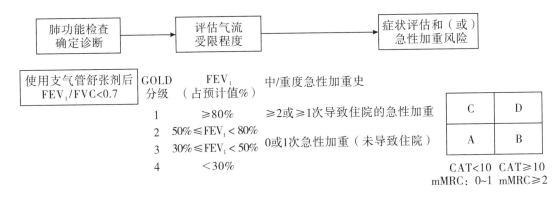

图 12 - 1　慢性阻塞性肺疾病综合评估示意图

（一）药物治疗

药物治疗用于预防和控制症状，减少急性加重的频率和严重程度，提高运动耐力和生命质量，应根据患者对治疗的反应及时调整治疗方案。

1. **支气管舒张剂**

支气管舒张剂可松弛支气管平滑肌、扩张支气管、缓解气流受限，是控制慢阻肺症状的主要治疗措施。短期按需应用可缓解症状，长期规则应用可预防和减轻症状，增加运动耐力，但不能使所有患者的 FEV_1 得到改善。与口服药物相比，吸入剂的不良反应小，因此多首选吸入治疗。目前主要应用的支气管舒张剂有 β_2 - 受体激动剂、抗胆碱药及氨茶碱等。

（1）β_2 - 受体激动剂：主要有沙丁胺醇和特布他林等，为短效定量雾化吸入剂，数分钟内起效，15~30 分钟达到峰值，疗效持续 4~5 小时，每次剂量 100~200μg（每喷 100μg），24 小时内不超过 8~12 喷，主要用于缓解症状，按需使用。福莫特罗为长效定

量吸入剂，作用持续 12 小时以上，较短效 β_2 – 受体激动剂更有效且使用方便，吸入福莫特罗后 1~3 分钟起效，常用剂量为 4.5~9μg，每日 2 次。

（2）抗胆碱药：主要品种有异丙托溴铵气雾剂，可阻断 M 胆碱受体，定量吸入时开始作用时间较沙丁胺醇等短效 β_2 – 受体激动剂慢，但持续时间长，30~90 分钟达最大效果，可维持 6~8 小时，使用剂量为 40~80μg（每喷 20μg），每日 3~4 次，该药不良反应小，长期吸入可改善慢阻肺患者的健康状况。噻托溴铵是长效抗胆碱药，可以选择性作用于 M3 和 M1 受体，作用长达 24 小时以上，吸入剂量为 18μg，每日 1 次，长期使用可增加深吸气量，减低呼气末肺容积，进而改善呼吸困难，提高运动耐力和生命质量，也可减少急性加重频率。

（3）茶碱类药物：可解除气道平滑肌痉挛，在治疗慢阻肺中应用广泛。该药还有改善心搏出量、舒张全身和肺血管、增加水盐排出、兴奋中枢神经系统、改善呼吸肌功能及某些抗炎作用。每日口服缓释型或控释型茶碱 1~2 次，监测茶碱的血浓度对评价疗效和不良反应有一定意义。血液中茶碱浓度 >5mg/L 即有治疗作用；>15mg/L 时不良反应明显增加。

2. 激素

长期规律的吸入激素适用于 FEV_1 占预计值% <50% 且有临床症状及反复加重的慢阻肺患者。吸入激素和 β_2 – 受体激动剂联合应用较分别单用的效果好，目前有沙美特罗/氟地卡松、布地奈德/福莫特罗两种联合制剂使用。FEV_1 占预计值% <60% 的患者规律吸入激素和长效 β_2 – 受体激动剂联合制剂，能改善症状和肺功能，提高患者的生命质量，减少急性加重频率。不推荐对慢阻肺患者采用长期口服激素及单一吸入激素治疗。

3. 磷酸二酯酶 – 4（PDE – 4）抑制剂

PDE – 4 抑制剂的主要作用是通过抑制细胞内环腺苷酸降解来减轻炎症。该类药物中的罗氟司特已在临床应用，每日口服 1 次，可改善应用沙美特罗或噻托溴铵治疗患者的 FEV_1。对于存在慢性支气管炎、重度至极重度慢阻肺、既往有急性加重病史的患者，罗氟司特可使需要用激素治疗的中重度急性加重发生率下降 15%~20%。最常见的不良反应有恶心、食欲下降、腹痛、腹泻、睡眠障碍和头痛，发生在治疗早期，可能具有可逆性，并随着治疗时间的延长而消失。有研究结果表明，在罗氟司特治疗期间会出现不明原因的体重下降（平均 2kg），因此建议在治疗期间监测体重，低体重患者应避免使用，罗氟司特与茶碱不应同时使用。

初始治疗方案推荐：稳定期慢阻肺患者初始治疗方案见图 12 – 2。A 组使用 1 种支气管舒张剂（短效或长效）治疗。B 组使用 1 种长效支气管舒张剂治疗。若患者 CAT >20 分，可考虑使用 LABA + LAMA 联合治疗。C 组使用 LAMA 或 ICS + LABA 治疗。D 组根据患者的情况选择 LAMA 或 LAMA + LABA 或 ICS + LABA 或 ICS + LAMA + LABA 治疗。若患者 CAT >20 分，推荐首选双支气管舒张剂联合治疗。对于血嗜酸粒细胞计数 ≥300 个/μL 或合并哮喘的患者首先推荐含 ICS 的联合治疗。

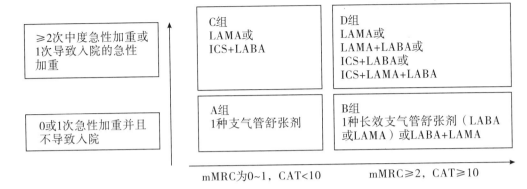

注：ICS：吸入性糖皮质激素，LAMA：长效抗胆碱能药物，LABA：长效 $β_2$ - 受体激动剂。A 组患者，条件允许可推荐使用 LAMA；B 组患者，若 CAT > 20 分，推荐起始使用 LABA + LAMA 联合治疗；D 组患者，若 CAT > 20 分和血嗜酸粒细胞计数 ≥ 300 个／μL，可考虑 ICS + LAMA + LABA 三联治疗，尤其是重度或以上气流受限者。

图 12 - 2　慢性阻塞性肺疾病稳定期初始治疗推荐方案

（二）非药物治疗

1. 氧疗

慢阻肺稳定期患者进行长期家庭氧疗，可以提高有慢性呼吸衰竭患者的生存率，对血流动力学、血液学特征、运动能力、肺生理和精神状态都会产生有益的影响。长期家庭氧疗应在极重度慢阻肺患者中应用，具体指征：① PaO_2 ≤ 55mmHg 或 SaO_2 ≤ 88％，有或无高碳酸血症；② PaO_2 为 55 ~ 60mmHg 或 SaO_2 < 89％，并有肺动脉高压、心力衰竭水肿或红细胞增多症（血细胞比容 > 0.55）。长期家庭氧疗一般是经鼻导管吸入，流量 1.0 ~ 2.0L／min，每日吸氧持续时间 > 15 小时。

2. 通气支持

呼吸道气流受限不完全可逆是慢阻肺的重要特征，患者常常会出现呼吸衰竭等严重并发症，导致肺通气和（或）换气功能障碍，进而引起缺氧和（或） CO_2 潴留。无创通气广泛用于极重度慢阻肺稳定期患者，可以改善患者的生存率但不能改善生命质量。

3. 康复治疗

康复治疗对进行性气流受限、严重呼吸困难而很少活动的慢阻肺患者，可以改善其活动能力，提高生命质量，这是对慢阻肺患者一项重要的治疗措施。康复治疗包括呼吸生理治疗、肌肉训练、营养支持、精神治疗和教育等多方面措施。

4. 手术治疗

肺减容术（LVRS）是治疗重度慢阻肺的有效外科手段，目前常用的 LVRS 有电视胸腔镜下 LVRS、经支气管镜 LVRS。与常规开胸手术相比，电视胸腔镜手术具有创伤小、手术并发症少、术后恢复快、住院时间短等突出优点，对于重度慢阻肺的患者是可行的。

二、慢性阻塞性肺疾病急性加重期的治疗

慢阻肺急性加重是指患者以呼吸道症状加重为特征的临床事件，其症状变化程度超过

日常变异范围并导致药物治疗方案改变。慢阻肺急性加重是慢阻肺疾病病程的重要组成部分，急性加重可降低患者的生命质量，使症状加重、肺功能恶化，数周才能恢复，加快患者肺功能下降速率，特别是与住院患者的病死率增加相关。

（一）药物治疗

慢阻肺急性加重的治疗目标为最小化本次急性加重的影响，预防急性加重的再次发生。根据慢阻肺急性加重和（或）伴随疾病的严重程度，患者可以院外治疗或住院治疗，多数患者可以使用支气管舒张剂、激素和抗生素治疗。对于慢阻肺急性加重早期的患者，可以适当增加以往所用支气管舒张剂的剂量及频度，单一吸入短效 β_2 - 受体激动剂或联合使用短效 β_2 - 受体激动剂和短效抗胆碱药物。对于较严重的患者可给予较大剂量雾化治疗数日，如沙丁胺醇 2 500μg、异丙托溴铵 500μg，或沙丁胺醇 1 000μg 加用异丙托溴铵 250 ~ 500μg 雾化吸入，每日 2 ~ 4 次。这对于急性加重患者，可缩短康复时间，改善肺功能和动脉血气。症状较重及有频繁急性加重史的患者除使用支气管舒张剂外，还可考虑口服激素，如泼尼松龙每日 30 ~ 40mg，连用 10 ~ 14 天，也可用激素联合 SABA 雾化吸入治疗。慢阻肺症状加重，特别是有脓性痰液时应积极给予抗生素治疗。应依据患者急性加重的严重程度及常见的致病菌，结合患者所在地区致病菌及耐药菌的流行情况，选择敏感的抗生素，疗程为 5 ~ 10 天。

（二）非药物治疗

1. 氧疗

氧疗是治疗慢阻肺急性加重期住院患者的一个重要部分，氧流量调节以改善患者的低氧血症、保证88% ~ 92%氧饱和度为目标，氧疗 30 ~ 60 分钟后应进行动脉血气分析，以确定氧合满意而无 CO_2 潴留或酸中毒。

2. 机械通气

可通过无创或有创方式实施机械通气，无论何种方式都只是生命支持的一种手段，进行机械通气的患者应有动脉血气监测。

（1）无创通气：根据病情需要可首选此方法，慢阻肺急性加重期患者应用无创通气可降低 $PaCO_2$，降低呼吸频率、呼吸困难程度，减少呼吸机相关肺炎等并发症和住院时间，更重要的是降低病死率和插管率。具体应用指征见表 12 - 1：

表 12 - 1　无创通气在慢阻肺急性加重期的应用指征

适应证（具有下列至少 1 项）：
呼吸性酸中毒［动脉 pH 值≤7.35 和（或）$PaCO_2$ ≥45mmHg］
严重呼吸困难且具有呼吸肌疲劳或呼吸功增加的临床征象，或二者皆存在，如使用辅助呼吸肌、腹部矛盾运动或肋间隙凹陷
禁忌证（符合下列条件之一）：
呼吸抑制或停止

（续上表）

心血管系统功能不稳定（低血压、心律失常和心肌梗死）
嗜睡、意识障碍或患者不合作
易发生误吸（吞咽反射异常、严重上消化道出血）
痰液黏稠或有大量气道分泌物
近期曾行面部或胃食管手术
头面部外伤，固有的鼻咽部异常
极度肥胖
严重胃肠胀气

（2）有创机械通气：在积极的药物和无创通气治疗后，患者的呼吸衰竭仍进行性恶化，出现危及生命的酸碱失衡和（或）意识改变时，宜用有创机械通气治疗，待病情好转后，可根据情况采用无创通气进行序贯治疗。具体应用指征见表 12 - 2：

表 12 - 2　有创机械通气在慢阻肺急性加重期的应用指征

不能耐受无创通气，或无创通气失败，或存在使用无创通气的禁忌证
呼吸或心搏骤停
呼吸暂停导致意识丧失或窒息
意识模糊、镇静无效的精神运动性躁动
严重误吸
持续性气道分泌物排出困难
心率 < 50 次 / 分且反应迟钝
严重的血流动力学不稳定，补液和血管活性药无效
严重的室性心律失常
危及生命的低氧血症，且患者不能耐受无创通气

第三节　慢性阻塞性肺疾病药学监护

慢阻肺是临床常见的一种慢性呼吸系统疾病，且随着近年来人口老龄化进程的加快，该疾病的患病率不断升高。慢阻肺易反复发作，在治疗过程中选择合理、安全、有效的治疗方案显得尤为重要。药师利用药学知识对该类患者进行药学监护，并配合医师制订合理的治疗方案，可保证患者用药安全有效，从而达到疾病治疗的目的。

为了保证患者合理使用药物，药师应积极参与慢阻肺的治疗中，全面了解患者目前的病情、治疗史和用药史，对患者目前的治疗方案进行评估，以进一步优化治疗方案。用药过程中加强对治疗方案的安全性和有效性的观察，指导患者准确掌握使用药物的方法和时机，提高依从性。及时对患者进行随访评估，了解药物治疗的疗效以及患者的生活健康状况，从而实现对患者全程的药学监护。

一、药师执行慢性阻塞性肺疾病药学监护步骤

药师执行慢阻肺药物治疗管理，要遵循以下特定步骤：

（一）评估

目的是了解患者用药需求，明确疾病的严重程度，明确其急性加重的诱因，确认有哪些药物治疗问题存在及需要解决。

服务项目包括：①与患者进行面谈沟通，了解患者对慢阻肺自我照护的认知，了解患者需求。②评估患者目前使用药物的临床疗效和反应，了解疾病控制情况。③评估患者目前所患有的疾病以及合并使用的药物，注意药物相互作用、不良反应、疾病与药物间的治疗禁忌。④评估患者对药物的认知程度及了解其服药依从性情况，发现并记录是否有药物治疗问题。

（二）拟订与执行监护计划

目的是对医疗团队/患者提出解决药物治疗问题的方法，确立疾病控制/治疗目标，预防新问题发生。

服务项目包括：①教育患者提高对慢阻肺的认知（例如：了解基本疾病、治疗方式，熟知病情加重或缓解的因素）。②若发现处方用药需要调整，适时建议开处方医师作处方用药的调整。③教育患者正确了解慢阻肺用药及药物的正确使用方法，并给予慢阻肺用药宣传单；注意用药后不良反应发生迹象，教育患者如何预防和应对不良反应的发生。④教育慢阻肺患者改变有关生活方式（例如：少油腻、少辛辣、戒烟、禁酒、避免环境污染、多吃蔬菜水果、多运动）。⑤教育慢阻肺患者提高自我照顾能力（例如：长期家庭氧疗、呼吸功能锻炼、注意营养、戒烟和避免烟雾刺激、预防感冒）。⑥鼓励慢阻肺患者在家密切监测病情变化，临床症状中咳、痰、喘对判断病情变化具有重要价值，咳、痰、喘突然加重往往提示病情由稳定期突然转为急性加重期，需要就诊加强治疗。⑦确立治疗目标，缓解症状、提高活动耐力、改善健康状况、预防疾病进展、预防和治疗急性加重、降低死亡率。⑧根据治疗目标，设立随访时间。⑨特殊情况下将患者转介接受慢阻肺照顾团队的其他医疗人员（例如：医师、护士、药师、营养师等）。

（三）随访评估

目的是记录医疗团队/患者改变结果，评估实际疗效进展状态，评估有无新问题。
服务项目包括：

①可通过电话或在病患回药房调剂药品时随访。②随访患者症状控制是否得当。③随访患者是否有药品副作用，如口腔溃疡、骨质疏松等不良反应发生。④随访上次医师之建

议，看医师是否修正处方用药。⑤随访对患者用药教育的内容，看患者之前错误的用药方法是否有所改变。⑥每次随访依患者当次状况，包括疾病状况、检验数据、用药情形，看是否有新问题出现，再次评估且修改拟订监护计划，持续随访。⑦患者是否持续随访，主要根据患者是否已达到拟订监护计划所定的治疗目标及是否有需要教导的事项作决定。

二、药师执行慢性阻塞性肺疾病药学监护标准流程

（一）评估

1. 评估慢阻肺患者疾病情况

（1）依据患者症状、肺功能改变和急性加重风险等评估其病情严重程度，根据评估结果选择主要治疗药物。

（2）了解患者既往慢阻肺急性加重病史，明确诱发因素（细菌感染、病毒感染、环境因素、理化因素、稳定期治疗不规范等）。

（3）了解患者其他合并症情况，如心血管疾病、焦虑和抑郁、感染、肺癌、代谢综合征和糖尿病等，评估其对慢阻肺治疗的影响。

2. 评估慢阻肺患者的用药情况

（1）评估此次慢阻肺治疗药物是否安全有效、方便使用。

（2）了解患者既往稳定期或急性加重期用药情况，了解其服药依从性和药物使用方法是否正确，确认此次发病是否与用药相关，是否需更改治疗方案。

（3）了解患者目前的全部用药情况，是否存在药物相互作用、疾病与药物间的治疗禁忌、药物不良反应等。

3. 评估目前症状和未来风险

（1）患者症状是否缓解，身体状况、运动耐受情况是否改善。

（2）了解患者职业性质、生活习惯、接触环境，是否吸烟、是否长期吸入有害气体或有害颗粒等。

（二）拟订与执行监护计划

1. 药物治疗

（1）对患者进行评估后，针对所发现的问题，拟订改变医师处方行为或病人行为的方案。

（2）若患者不了解相关药物的不良反应，应教导其认识药物不良反应的症状，避免用药后不良反应的发生。

（3）依照每位病人所使用的药物，做用药教育，使患者正确掌握治疗药物的使用方法。

稳定期治疗：①支气管扩张剂（优先选择吸入治疗，包括β_2-受体激动剂、抗胆碱能药物、茶碱类药物或联合用药）。②糖皮质激素。③祛痰药。④磷酸二酯酶-4抑制剂。⑤长期家庭氧疗。

急性加重期用药：①支气管扩张剂。②低流量吸氧。③抗菌药物。④糖皮质激素。

⑤祛痰药。

（4）确认药物使用方法及剂量调整正确。

①雾化吸入药物时，经吸嘴有力且深长地吸气，确保合适的剂量被带入肺中，严禁对着吸嘴呼气。为减少真菌性口咽炎，应在每次吸药后用水漱口。由于药粉剂量很少，使用吸入装置吸入时可能感觉不到。

②静脉或口服激素时不能骤然停药，需逐渐减量后停用，否则容易引起停药后反跳现象。

2. 饮食及饮酒

（1）合理的饮食非常重要，中医认为应主要以滋阴润肺、清热饮食为主，避免油腻、辛辣之品，食物以蛋白质为主，避免易产气食品、低营养价值食品等，并注意足够热量和维生素的补充，多吃水果，少吃海鲜之类。

（2）应禁酒。

（3）应戒烟。

3. 运动监护计划

（1）病情较重者，可在床上活动四肢、翻身等。

（2）其他患者可采用散步、打太极拳、骑健身车等方式进行运动。

（3）康复期后的患者主要进行呼吸肌功能锻炼，包括缩唇呼吸、腹式呼吸和呼吸操等。

（三）随访评估

1. 第一次随访（一般出院 3 天后，可以电话随访）

（1）随访药物治疗效果。

①确认请医师调整药物治疗后，医师处方是否有更正，换药/停药/剂量调整是否正确。②确认患者用药依从性，是否按时服用药物，喷雾剂或雾化溶液使用方式是否正确。③确认患者有没有因改药而发生新的不良反应等。④确定患者慢阻肺急性加重的症状是否缓解。

（2）随访患者饮食及生活方式。

①是否摄入充足的蛋白质、维生素，如：鸡肉、牛肉、瘦猪肉、豆制品、新鲜蔬菜及水果。②在补充营养的同时要保证水摄入（1 500～2 000mL/d），可预防脱水、呼吸道黏膜干燥、营养不良及呼吸肌疲劳的发生。营养不良可降低呼吸肌肌力和耐力，容易发生呼吸肌疲劳和加重通气功能障碍，进而发生呼吸衰竭。③是否戒烟。④是否避免接触污染环境、粉尘、烟雾等。

2. 第二次随访（一般一个月后，患者回医院领药时）

（1）随访上次建议的接受情形与药物治疗效果。

①可事先提醒患者按时回医院领药或就诊。②确认患者慢阻肺咳嗽、咳痰、呼吸困难等症状是否得到改善。③确认请医师调整药物治疗后，医师处方是否有更正，换药/停药/剂量调整是否正确。④确认患者用药配合度，确认药物服用方式及剂量是否正确，检查剩余药量状况。⑤确认患者是否有因副作用发生而停药的状况。⑥药师应实际观看患者如何

使用喷雾剂，针对错误操作进行教育。⑦确认有没有因治疗策略或服药错误导致慢阻肺急性加重的。⑧确认患者是否吸烟，是否执行戒烟计划。

（2）随访饮食和生活环境。

①再次确认患者对慢阻肺患者需要充足的蛋白质和维生素饮食的认知。②确认患者对慢阻肺患者需要水摄入（1 500～2 000mL/d）的认知。③避免或防止粉尘、烟雾、有害气体吸入。

（3）随访运动适当性。

①后续的随访，查看患者运动目标的执行进度及协助患者排除困难。②加强患者平静呼吸、缩唇呼吸、腹式呼吸锻炼及肌肉锻炼。③体能锻炼的目标每次从 5 分钟开始逐渐加至 30 分钟，每日 1～2 次，逐渐增加，每周从 1～2 次开始，逐渐增加。

（4）监测患者各项指标。

①患者自我监测咳嗽、咳痰、呼吸困难症状的改善，并告知药师。②监测患者口唇发绀、哮鸣音、湿啰音、下肢水肿的体征，评估患者疾病状况。③抽血检查血常规，进行肺功能检查。④检查患者过往记录，看患者能否主动、积极修正饮食结构、体能活动及药物剂量。

3. 第三次随访（一般三个月后，可以电话随访）

（1）药物治疗效果。

①随访患者上次建议的接受情形与药物治疗效果。②随访患者咳嗽、咳痰、呼吸困难症状是否改善，口唇发绀、哮鸣音、湿啰音、下肢水肿的体征是否改变。③确认上次请医师调整药物治疗后，医师处方是否有更正，换药/停药/剂量调整是否正确。④确认患者用药配合度，确认药物服用方式及剂量是否正确，检查剩余药量状况。⑤确认患者是否有因副作用发生而停药的状况。

（2）随访饮食和生活习惯。

①随访患者是否起居规律，早睡早起，不过度疲劳。②随访患者是否有高蛋白饮食和高维生素饮食，是否吃新鲜蔬菜、牛奶、豆制品等。③随访患者是否戒烟并避免二手吸烟环境。

（3）随访运动适当性。

①随访患者是否坚持锻炼，如散步、打太极、练习气功，以增强体质，提高抗病能力，活动量以无明显气急、心跳加速及过分疲劳为度。②随访患者是否腹式呼吸保持呼吸道顺畅，增加肺活量，减少慢性支气管炎的发作，预防肺气肿、肺源性心脏病的发生，每天锻炼 2～3 次，每次 10～20 分钟。

（4）评估病人的各项指标。

①采用 6 分钟步行距离进行。②运用圣乔治问卷得分进行评估。③通过再入院率进行评估。

4. 第四次随访（一般六个月后，患者回医院复诊时）

（1）回院复诊前一个月需再次提醒患者回医院门诊进行全面检查。

（2）协助判读慢阻肺照护之实验数据，并加以解释或澄清，提供正确信息，如血常规、肺功能等。

（3）提醒患者慢阻肺加重的因素，并注意避免。

（4）评估戒烟计划是否有成效。

（5）转诊情况的随访。

（6）评估患者对慢阻肺的认识和自主管理技能是否需要加强。

（7）心理社会问题。

第四节　案例分析

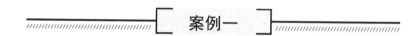

一、病例描述

李某是一名68岁的男性，在门诊进行慢阻肺管理随访。该患者10余年前诊断为慢阻肺，反复外院住院治疗，出院后长期吸入 LAMA、LABA + ICS 维持治疗。近4年来症状加重，多次入院治疗好转后出院。1年前肺功能检查提示极重度阻塞性肺通气功能障碍（$FEV_1\%16.8\%$）。最近一次住院是2个月前。

既往史： 肠结核（已治愈），肺结核（已治愈），胃出血，高血压 Ⅱ 级。

药物史：

药品	英文通用名	用法用量
噻托溴铵粉吸入剂 18μg/支	Thiamethoxam Bromine Amine Powder Inhaler	18μg inh qd #1 支
沙美特罗替卡松吸入剂 50μg：250μg/支	Salmeterol Assigned Powder Inhaler	50μg inh bid #1 支
苯磺酸氨氯地平片 5mg/片	Amlodipine Besylate	5mg po qd #60 片
富马酸比索洛尔片 2.5mg/片	Bisoprolol Fumarate	1.25mg po qd #30 片
地高辛片 0.25mg/片	Digoxin	0.125mg po qd #7 片

过敏史： 无食物及药物过敏史。

社会史：（＋）吸烟史30余年，每天1包，现已戒烟10年　　（－）饮酒

职业： 已退休。

家族史： 无家族传染病、遗传性疾病史。

系统回顾：

（＋）咳嗽、咳痰（黄绿色）　（＋）呼吸困难　　　　　（＋）发热

（＋）畏寒　　　　　　　　　（－）头晕　　　　　　　　　（－）胸痛、胸闷

（－）腹痛、腹泻

生命体征：体温 38.3℃，脉搏 105bpm，呼吸 25bpm，血压 128/76mmHg；身高 165cm，体重 50kg。

实验室指标：

指标	值	正常值范围	单位
pH	7.39	7.35～7.45	
氧分压	68	83～108	mmHg
二氧化碳分压	58	32～48	mmHg
钠	134	135～149	mmol/L
白细胞计数	29.25	4～10	$\times 10^9$个/L
中性粒细胞计数	25.92	1.8～6.3	$\times 10^9$个/L
单核细胞计数	1.55	0.1～0.6	$\times 10^9$个/L
嗜碱性粒细胞计数	0.12	0～0.06	$\times 10^9$个/L
中性粒细胞比例	88.6%	40%～75%	
淋巴细胞比例	4.5%	20%～40%	
红细胞计数	4.01	4.0～5.5	$\times 10^{12}$个/L
血红蛋白	126	120～180	g/L
降钙素原	1.23	<0.05	ng/mL
C反应蛋白	116	0～6	mg/L
脑钠肽前体	274	0～125	pg/mL
血沉	40	0～15	mm/H

痰涂片镜检：找到革兰阴性杆菌；未找到菌丝孢子。

预防性照护：

戒烟：已戒烟10年。

避免烟雾刺激：已尽量避免。

防寒保暖，适时添加衣物：有。

接种疫苗：孩童时接种过卡介苗，最近的流感季节接种过流感疫苗，未接种过肺炎球菌疫苗。

注意营养：有。

体育锻炼：每天坚持散步。

呼吸功能锻炼：有。

长期家庭氧疗：依从性差。

长期规律吸入LAMA和ICS＋LABA：用药依从性差。

肺功能：1年前肺功能检查提示极重度阻塞性肺通气障碍（FEV$_1$% 16.8%）。

主观性资料：无。

病例小结：68岁男患者在门诊进行慢阻肺管理随访。该患者10余年前诊断为慢阻肺，反复外院住院治疗，出院后长期吸入 LAMA、LABA + ICS 维持治疗。近4年来症状加重，多次入院治疗好转后出院。1年前肺功能检查提示极重度阻塞性肺通气障碍（FEV$_1$% 16.8%）。最近一次住院是2个月前。检查结果发现，白细胞、中性粒细胞、C反应蛋白、降钙素原、血沉升高。痰涂片中发现革兰阴性杆菌，未发现菌丝孢子。咳嗽、咳痰、呼吸困难症状持续性加重。

二、作业题

1.【收集信息】列出需要收集的必要的主观和客观信息

2.【发现问题】根据提供的患者信息，分析患者的健康状况以及存在的问题并确定各问题的轻重缓急，重点分析药物相关性问题

3.【治疗目标和可选方案】制订一个个性化的、以患者为中心的、既遵循循证也符合成本效果的监护计划

4.【执行监护计划】与其他医护人员、患者或照护者协作执行监护计划，建议包括患者教育内容

5.【结果监测和评价】列出需要监测和评价的参数

6.【参考文献】列出主要的参考文献

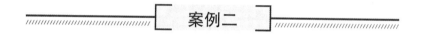

案例二

一、病例描述

82岁男性患者，10余年前无明显诱因出现咳嗽、咳痰、气促，当时诊断为"慢性梗阻性肺病"。长期规律吸入 LABA + ICS，症状进行性加重，多次于外院及我院住院治疗，最近一次住院时间为2个多月前。4天前受凉后，咳嗽较前频繁，咳大量白色黏液痰，偶有黄色脓痰，缓慢上一层楼出现气喘症状。曾在外院就诊，诊断为"慢性阻塞性肺疾病急性加重"，予头孢地嗪抗感染等治疗后疗效欠佳转入我院。

既往史：

2013年"椎基底动脉供血不足"，具体治疗不详。

2014年"脑梗死"，具体治疗不详，未见后遗症。

药物史：

药品	英文通用名	用法用量
布地奈德福莫特罗粉吸入剂 160μg∶4.5μg/支	Symbicort Turbuhalar	1～2吸 inh bid #1 支
注射用头孢地嗪钠 1g/支	Cefodizime Sodium for Injection	1g ivgtt bid #8 支

过敏史：青霉素过敏，一般性皮疹。

社会史：吸烟 50 余年，1~2 包/天，戒烟 12 年。以前饮酒，已戒酒多年。

系统回顾：

（+）咳嗽　　　　　　　（+）气短或呼吸困难　　　　（-）体重下降

（+）咳痰　　　　　　　（+）喘息和胸闷　　　　　　（-）食欲减退

生命体征：血压 132/89mmHg，脉搏 68bpm，体重 65kg。

实验室指标：

指标	值	正常值范围	单位
白细胞计数	4.43	4~10	×10⁹ 个/L
中性粒细胞比例	91%	40%~75%	
C 反应蛋白	6.24	0~6	mg/L
尿素氮	4.94	1.8~7.1	mmol/L
肌酐	95	52~115	μmol/L

胸部 CT：①左下肺慢性炎症。②右上肺后段小结节，与 5 个月前对比，大致同前，考虑良性结节可能。③两肺气肿。

查体：双肺叩诊过清音，听诊呼吸音减弱，右肺较左侧稍弱，呼气延长，双肺可闻及哮鸣音，未闻及明显干、湿啰音。

预防性照护：

戒烟：已戒烟 12 年。

避免烟雾刺激：已尽量避免。

防寒保暖，适时添加衣物：有。

接种疫苗：孩童时接种过卡介苗，未接种过流感疫苗和肺炎球菌疫苗。

注意营养：饮食偏油腻，蛋白摄入不足。

体育锻炼：每周一次散步，每次 15 分钟。

呼吸功能锻炼：无。

长期家庭氧疗：无。

长期规律吸入 LAMA 和 ICS + LABA：长期坚持吸入 ICS + LABA，用药依从性较好。

肺功能：已多年未进行肺功能检查。

病例小结：82 岁男患者，有慢阻肺 10 余年，长期坚持吸入 LABA + ICS 治疗，症状持续加重，反复于外院及我院住院治疗，最近一次住院时间为 2 个多月前。4 天前受凉后急性加重入院。血常规检查白细胞计数正常，中性粒细胞比值偏高，C 反应蛋白偏高。胸部 CT 检查结果发现，左下肺慢性炎症，右上肺后段小结节，两肺气肿。

二、作业题

1.【收集信息】列出需要收集的必要的主观和客观信息

2.【发现问题】根据提供的患者信息，分析患者的健康状况以及存在的问题并确定各问题的轻重缓急，重点分析药物相关性问题

3.【治疗目标和可选方案】制订一个个性化的、以患者为中心的、既遵循循证也符合成本效果的监护计划

4.【执行监护计划】与其他医护人员、患者或照护者协作执行监护计划，建议包括患者教育内容

5.【结果监测和评价】列出需要监测和评价的参数

6.【参考文献】列出主要的参考文献

参考文献

［1］陈灏珠，钟南山，陆再英，等．内科学［M］．8 版．北京：人民卫生出版社，2014：21－27.

［2］中华医学会呼吸病学分会慢性阻塞性肺疾病学组，中国医师协会呼吸医师分会慢性阻塞性肺疾病工作委员会．慢性阻塞性肺疾病诊治指南（2021 年修订版）［J］．中华结核和呼吸杂志，2021，44（3）：170－205.

［3］National Institute for Health and Care Excellence. Chronic obstructive pulmonary disease in over 16s：diagnosis and management ［EB/OL］. http：//nice. org. uk/guidance/ng115.

［4］Global strategy for the diagnosis, management and prevention of chronic obstructive pulmonary disease 2022 report ［EB/OL］. https://goldcopd. org/gold-reports/.

［5］崔亚楠，陈平，陈燕．2018 年版慢性阻塞性肺疾病全球倡议诊断及处理和预防策略解读［J］．中华结核和呼吸杂志，2018，41（3）：236－239.

［6］中华医学会，中华医学会杂志社，中华医学会全科医学分会，等．慢性阻塞性肺疾病基层诊疗指南（实践版·2018）［J］．中华全科医师杂志，2018，17（11）：871－877.

第十三章

原发性骨质疏松症药学监护和案例分析

学习目标

1. 明确原发性骨质疏松症的治疗目标。
2. 讨论原发性骨质疏松症的危险因素和并发症。
3. 评估原发性骨质疏松症患者存在和潜在的药物治疗问题并提出干预策略。
4. 根据患者疾病控制情况、并发症、药物作用特点等方面个体化使用抗骨质疏松药物。
5. 制订个体化的药物监护计划，包括给药方案及监测和随访、患者教育。

第一节　骨质疏松症简介

一、定义及流行病学

（一）定义

骨质疏松症（osteoporosis，OP）是最常见的骨骼疾病，是一种以骨量低、骨组织微结构损坏，导致骨脆性增加、易发生骨折为特征的全身性骨病。骨质疏松症分为原发性和继发性两大类，可发生于任何年龄。

（二）流行病学

随着人口老龄化日趋严重，骨质疏松症已成为我国面临的重要公共健康问题。我国2018 年最新流行病学调查结果显示，50 岁以上人群骨质疏松症患病率为 19.2%，其中男性为 6.0%，女性为 32.1%；65 岁以上人群骨质疏松症患病率达到 32.0%，其中男性为10.7%，女性为 51.6%。骨质疏松性骨折的危害巨大，是老年患者致残和致死的主要原因之一。据估计，2025 年全球将有 5 亿骨质疏松症患者，每年将发生 1 350 万次骨质疏松性骨折。发生髋部骨折后 1 年之内，20% 的患者会死于各种并发症，约 50% 患者致残，生活质量明显下降；另外骨质疏松症及骨折的医疗和护理，需要投入大量的人力、物力和财力，造成沉重的家庭和社会负担。据预测，我国 2035 年和 2050 年主要用于骨质疏松性骨折的医疗费用将分别高达 1 320 亿元和 1 630 亿元。

二、临床表现和诊断

（一）临床表现及体征

①脆性骨折；②不明原因的慢性腰背痛；③身材变矮或脊柱畸形；④心理异常和低生存质量：骨质疏松症患者可出现恐惧、焦虑、抑郁等心理异常和生活自理能力下降等情况。

（二）临床诊断

（1）基于骨密度的诊断：常采用双能 X 线吸收法（DXA），测量部位主要为腰椎和股骨近端，T 值≥ - 1，骨量正常； - 2. 5 < T 值 < - 1，骨量减少；T 值≤ - 2. 5，骨质疏松症；T 值≤ - 2. 5 + 脆性骨折，严重骨质疏松症。

（2）基于脆性骨折的诊断：脆性骨折是指受到轻微创伤或日常活动中即发生的骨折。如髋部或椎体发生脆性骨折，不依赖于骨密度测定，临床上即可诊断骨质疏松症。而在肱骨近端、骨盆或前臂远端发生的脆性骨折，即使骨密度测定显示低骨量（ - 2. 5 < T 值 < - 1），也可诊断骨质疏松症。

（三）鉴别诊断

详细了解病史，分析病因，重视和排除其他影响骨代谢的疾病。需鉴别的疾病主要包括：内分泌疾病如甲状旁腺疾病、性腺疾病、肾上腺疾病和甲状腺疾病等，类风湿关节炎等免疫性疾病，神经肌肉疾病，多种先天和获得性骨代谢异常疾病，多发性骨髓瘤等恶性疾病，长期服用糖皮质激素或其他影响骨代谢的药物等。

三、病因和分类

（一）病因

骨的形成和吸收是一个动态平衡的过程。原发性骨质疏松症的病因与发病机制未明，可能与以下因素有关：

1. 细胞因子

与骨质疏松相关的细胞因子主要有成骨细胞产生的核因子 - kB 受体活化体配体（RANKL）、成骨细胞源性的巨噬细胞集落刺激因子（M - CSF）、成骨细胞分泌的护骨素（OPG）。破骨细胞占骨细胞 1% ~2%，破骨细胞的生成主要受 RANKL 与破骨细胞上的相应受体结合度的影响，而破骨细胞增殖生长和生存也受 M - CSF 与破骨细胞上的受体结合度影响，即 RANKL 与破骨细胞上的相应受体结合度和 M - CSF 与破骨细胞上的受体结合度越高，破骨细胞生成存活量越多，而 OPG 可与 RANKL 结合，使 RANKL 量减少，从而抑制破骨细胞生成，故也有研究者认为 RANKL/OPG 的比值大小决定骨吸收程度。

2. 内分泌因素

（1）雌激素缺乏：为绝经后骨质疏松的主要病因。雌激素缺乏引起 $1,25-(OH)_2D_3$ 的生成与活性降低，致使肠道对食物中钙的吸收减少；雌激素缺乏增强骨对甲状旁腺激素（PTH）的敏感性，使骨吸收增加，亦可能直接抑制成骨细胞活性使骨形成不足。

（2）甲状旁腺激素相对增多：PTH 参与血钙水平的调节，当血钙降低时，PTH 促进破骨细胞的溶骨作用，动员骨钙转入血液，从而维持血钙在正常水平。随着年龄的增长，肾脏功能逐渐减退，$1,25-(OH)_2D_3$ 生成减少，肠道吸收钙减少，血钙水平降低，从而刺激 PTH 分泌，促进破骨细胞骨吸收，以保持血钙稳定。

（3）其他因素：如降钙素水平降低、$1,25-(OH)_2D_3$ 减少等。

3. 衰老

在儿童及青少年期，骨骼从大小、强度和矿物质含量三方面增长，骨形成超过骨吸收，至 35 岁骨容量达到峰值。女性自 40 岁、男性自 50 岁起，成骨细胞功能逐渐下降，破骨细胞的骨吸收功能相对加强，使骨吸收大于骨形成，骨的矿物质和有机基质成等比例减少，骨量趋于下降，使骨的机械强度降低。

4. 遗传因素

研究显示，峰值骨量 50%~80% 由遗传因素决定。骨质疏松症可能是多基因性疾病，多种基因同时涉及骨量的获得和骨转换的调控。骨质疏松症以白种人最多，其次是黄种人、黑种人，可有家族史。

5. 营养因素

钙是骨矿物质中最主要的矿物质，钙不足必然影响骨矿化。在骨的生长发育期和钙需要量增加时，摄入不足或老年人肠钙吸收功能下降都可诱发骨质疏松。

6. 环境因素

成骨细胞和骨细胞是具有接受应力、负重等力学机械刺激的接受体，故成年后的体力活动是刺激骨形成的基本方式，而活动过少易发生骨丢失。此外，吸烟、酗酒、高盐饮食、大量饮用咖啡、维生素 D 摄入不足和光照减少等均为骨质疏松的危险因素。长期卧床和失重也常导致骨丢失。

（二）分类

1. 原发性骨质疏松症

绝经后骨质疏松症（Ⅰ型）、老年性骨质疏松症（Ⅱ型）和特发性骨质疏松症（包括青少年型）。

2. 继发性骨质疏松症

由任何影响骨代谢的疾病或药物及其他明确病因导致的骨质疏松。

四、骨质疏松症筛查工具

（1）国际骨质疏松基金会（International Osteoporosis Foundation，IOF）骨质疏松风险一分钟测试题和亚洲人骨质疏松自我筛查工具（osteoporosis self-assessment tool for Asians，

OSTA），可作为疾病风险评估的初筛工具。

（2）跟骨定量超声测定法（quantitative ultrasound system，QUS）。

（3）SF-36 生活质量调查问卷。

（4）WHO 推荐的骨折风险预测工具（FRAX）可用于评估患者未来 10 年发生髋部骨折及主要骨质疏松性骨折的概率。

第二节　原发性骨质疏松症的疾病治疗

一、治疗目标

针对基层人群年龄分布、经济能力、诊疗设施有限和药物种类不全等特点，利用现有医疗资源，制订合理的中西医结合防治方案。骨质疏松症的防治是一个长期、规范的过程，需要药物、运动等综合措施，以增加骨密度，维持骨质量，预防、减缓骨丢失的进展；同时加强肌肉质量，提高肌肉协调性，避免跌倒和骨质疏松性骨折的发生，从而达到"未病先防，既病防变，瘥后防复"的目的。

二、防治措施

（一）调整生活方式

（1）科学膳食：保证每日膳食丰富、营养均衡是防治骨质疏松症的基础生活方式。饮食上应多吃钙和维生素 D 含量较高的食物，如牛奶、蔬菜、鱼类、蛋类、豆腐、菌菇、燕麦、奶制品等；同时还应坚持低盐饮食，多饮水，保持大便通畅，以增进食欲，促进钙的吸收；注意戒烟、限酒，避免过量饮用咖啡和碳酸饮料。

（2）充足日照：维生素 D 除了来源于食物，还依靠阳光中的紫外线照射皮肤而合成。一般将面部及双臂皮肤暴露照射 15~30 分钟即能满足合成的需要。

（3）合理运动：基层人群分布以中老年为主，日常运动应以负重、抗阻力运动和平衡训练为主，不仅可以增强肌肉质量、改善机体平衡，还能改善骨密度、维持骨结构，降低跌倒和骨折的风险。中年人以有氧运动为基础，配合全身肌肉力量训练，每周 3~7 次，运动量逐渐增加；老年人可选择散步、慢跑、跳舞、骑车等中强度运动，以及哑铃、太极拳、五禽戏、八段锦等力量训练。另外，老年人还应增加手膝位、坐位、站位等平衡练习，每周 3~5 次。

（4）预防跌倒：中老年高危人群和家属应提高防护意识，避免走楼梯，家庭走道保持通畅，卫生间安装夜灯、安全扶手、铺防滑垫，必要时使用拐杖或助行器。

（5）伴有影响骨代谢的内科疾病（如甲状腺功能亢进、糖尿病、肾功能不全等），或服用影响骨代谢的药物（如地塞米松、甲强龙等）的患者，需督促其定期至医院检测骨密度，必要时进行规范抗骨质疏松治疗。

（6）骨质疏松症对患者心理状态的影响常被忽略，主要包括睡眠障碍、焦虑、抑郁、恐惧、自信心丧失等心理异常。老年患者自主生活能力下降，以及骨折后缺乏与外界的交流，也会造成社交障碍等心理负担。因此，应重视和关注骨质疏松症及骨折患者的心理健康评估，并视情况干预，使患者正确认识骨质疏松症，帮助其消除心理负担。

（二）骨健康基本补充剂

（1）钙剂：成人每日钙推荐摄入量为800mg，50岁及以上人群每日钙推荐摄入量为1 000~1 200mg。我国居民日常饮食钙摄入量约为400mg，尽可能通过饮食摄入充足的钙，也可选择合适的钙剂予以补充。长期或大剂量使用钙剂应定期监测血钙及尿钙水平，同时高尿酸血症患者补钙时应多饮水、多运动，防止肾结石形成。

（2）维生素D：成人维生素D推荐摄入量为400IU（10μg）/d，65岁及以上老年人推荐维生素D摄入量为600IU（15μg）/d。维生素D用于防治骨质疏松症时，剂量可为800~1 200IU（20~30μg）/d，可耐受最高摄入量为2 000IU（50μg）/d。

（三）骨质疏松症的药物治疗

1. 双膦酸盐类

双膦酸盐（bisphosphonates）是焦磷酸盐的稳定类似物，其特征为含有P－C－P基团。是目前临床上应用最为广泛的抗骨质疏松症药物。双膦酸盐与骨骼羟磷灰石的亲和力高，能够特异性结合到骨重建活跃的骨表面，抑制破骨细胞功能，从而抑制骨吸收。不同双膦酸盐抑制骨吸收的效力差别很大，因此临床上不同双膦酸盐药物使用剂量及用法也有所差异。目前用于防治骨质疏松症的双膦酸盐主要包括阿仑膦酸钠、唑来膦酸、利塞膦酸钠、伊班膦酸钠、依替膦酸二钠和氯膦酸二钠等。

2. 降钙素类

降钙素（calcitonin）是一种钙调节激素，能抑制破骨细胞的生物活性、减少破骨细胞数量，减少骨量丢失并增加骨量。降钙素类药物的另一突出特点是能明显缓解骨痛，对骨质疏松症及骨折引起的骨痛有效。目前应用于临床的降钙素类制剂有两种：鳗鱼降钙素类似物和鲑降钙素。

3. 绝经激素治疗

绝经激素治疗（menopausal hormone therapy，MHT）类药物能抑制骨转换，减少骨丢失。临床研究已证明MHT包括雌激素补充疗法和雌、孕激素补充疗法，能减少骨丢失，降低骨质疏松性椎体、非椎体及髋部骨折的风险，是防治绝经后骨质疏松症的有效措施。

4. 选择性雌激素受体调节剂类

选择性雌激素受体调节剂类（selective estrogen receptor modulators，SERMs），SERMs不是雌激素，而是与雌激素受体结合后，在不同靶组织导致受体空间构象发生不同改变，从而在不同组织发挥类似或拮抗雌激素的不同生物效应。如雷洛昔芬可在骨骼与雌激素受体结合，发挥类雌激素的作用，抑制骨吸收，增加骨密度，降低椎体骨折发生的风险；而在乳腺和子宫则发挥拮抗雌激素的作用，因而不刺激乳腺和子宫，有研究表明其能够降低雌激素受体阳性浸润性乳癌的发生率。

5. 甲状旁腺素类似物

甲状旁腺素类似物（parathyroid hormone analogue，PTHa）是当前促骨形成的代表性药物，国内已上市的特立帕肽是重组人甲状旁腺素氨基端 1–34 活性片段。间断使用小剂量 PTHa 能刺激成骨细胞活性，促进骨形成，增加骨密度，改善骨质量，降低椎体和非椎体骨折的发生风险。

6. 锶盐

锶是人体必需的微量元素之一，参与人体多种生理功能和生化效应。锶的化学结构与钙和镁相似，在正常人体软组织、血液、骨骼和牙齿中存在少量的锶。雷奈酸锶是合成锶盐，体外实验和临床研究均证实雷奈酸锶可同时作用于成骨细胞和破骨细胞，具有抑制骨吸收和促进骨形成的双重作用，可降低椎体和非椎体骨折的发生风险。

7. 活性维生素 D 及其类似物

目前国内上市用于治疗骨质疏松症的活性维生素 D 及其类似物有 1α – 羟维生素 D_3（α – 骨化醇）和 $1,25$ – 双羟维生素 D_3（骨化三醇）两种，国外上市的尚有艾迪骨化醇。因不需要肾脏 1α – 羟化酶羟化就有活性，故得名为活性维生素 D 及其类似物。活性维生素 D 及其类似物更适用于老年人、肾功能减退以及 1α – 羟化酶缺乏或减少的患者，具有提高骨密度，降低跌倒骨折风险的作用。

8. 维生素 K 类

四烯甲萘醌是维生素 K_2 的一种同型物，是 γ – 羧化酶的辅酶，在 γ – 羧基谷氨酸的形成过程中起着重要作用。γ – 羧基谷氨酸是骨钙素发挥正常生理功能所必需的，具有提高骨量的作用。

9. RANKL 抑制剂

迪诺塞麦（denosumab）是一种核因子 kappa – B 受体活化因子配体（RANKL）抑制剂，为特异性 RANKL 的完全人源化单克隆抗体，能够抑制 RANKL 与其受体 RANK 的结合，减少破骨细胞形成、功能和存活，从而降低骨吸收、增加骨量、改善皮质骨或松质骨的强度。现已被美国 FDA 批准用于治疗有较高骨折风险的绝经后骨质疏松症。

（四）药物联合和序贯治疗

联合使用抗骨质疏松药物应评价潜在的不良反应、治疗成本及获益。骨健康基本补充剂（钙剂和维生素 D）可以与骨吸收抑制剂或骨形成促进剂联合使用。不建议相同作用机制的药物联合使用，特殊情况下为防止快速骨丢失，可考虑两种骨吸收抑制剂短期联合使用，如绝经后妇女降钙素与双膦酸盐短期联合使用。以下情况可考虑药物序贯治疗：某些骨吸收抑制剂治疗失效、疗程过长或存在不良反应时；甲状旁腺激素类似物等骨形成促进剂的推荐疗程仅为 18~24 个月，停药后应序贯治疗，推荐序贯使用骨吸收抑制剂。

（五）中医中药治疗

中医学文献中无骨质疏松之名，按骨质疏松症主要临床表现，中医学中相近的病症有骨痿，见于没有明显的临床表现，或仅感觉腰背酸软无力的骨质疏松患者（"腰背不举，骨枯而髓减");骨痹,症见"腰背疼痛,全身骨痛,身重、四肢沉重难举"的患者。根据中医药"肾主骨""脾主肌肉"及"气血不通则痛"的理论,治疗骨质疏松症以补肾益精、健脾益气、活血祛瘀为基本治法。中药治疗骨质疏松症多以改善症状为主,经临床证明有效的中成药可按病情选用。可能改善本病证候的,且药物有效成分较明确的中成药主要包括骨碎补总黄酮,淫羊藿苷和人工虎骨粉。

第三节　原发性骨质疏松症药学监护

原发性骨质疏松症属于一种中老年人的生理退行性疾病,该疾病致残率、致死率均较高,一旦发生骨质疏松性骨折,患者生活质量将明显下降。因此,骨质疏松症的早期预防、及早诊断、积极有效的治疗都非常重要。骨质疏松症初级预防指尚无骨质疏松症危险因素者,应防止或延缓其发展为骨质疏松症并避免发生第一次骨折;骨质疏松症的二级预防指已有骨质疏松症,T 值 ≤ −2.5 或已发生过脆性骨折,其预防和治疗的最终目的是避免发生骨折或再次骨折。药师在药学监护期间通过与其他医务人员进行多学科合作,可帮助患者改善如骨密度、骨折发生率、血钙水平等临床指标以及经济、人文、社会等各方面结局,提高原发性骨质疏松症患者的健康相关生活质量,即实现药学监护的核心目标。

药师执行骨质疏松症药物治疗管理,要遵循特定的步骤:

一、评估

规范的评估有助于明确骨质疏松症的控制情况以指导治疗。对患者的全面评估还可以及时发现骨质疏松症并发症和伴发病,并给予相应的药物治疗,从而改善患者的预后。有效的评估对于制订合理的药物治疗方案具有重要意义。

1. 评估疾病控制情况

(1) 通过评估患者症状以及骨密度和骨转化标志物等检验检查指标判断疾病缓解和控制情况,是否有病情进展。

(2) 了解骨质疏松症或其他疾病对患者生活的影响程度以及患者的应对方式和效果。

2. 评估药物使用的适宜性和合理性

(1) 当前骨质疏松症治疗药物是否有效,患者是否出现新发骨折、骨痛,是否减轻或骨密度、骨转化标志物等指标是否得到改善。

(2) 患者是否清楚了解药物可能带来的不良反应,服药后是否出现不良反应,患者是否存在用药禁忌证。

(3) 患者是否有良好的用药依从性,服药方式是否正确。

(4) 若疗效欠佳或存在毒副反应,是否需要调整药物剂量、改变给药途径、更换治疗药物或联用其他药物。

(5) 患者合并使用其他药物时,探讨是否会加重患者骨质疏松症状,是否存在药物相互作用,是否增加副作用或是否影响用药依从性。

（6）了解疾病控制不佳与治疗策略改变的相关性，是医师处方问题还是患者自身用药的问题。

3. 评估膳食和营养情况

（1）评估患者日常膳食结构是否合理，每日摄入的维生素 D 和钙含量是否足够，了解碳水化合物、脂肪、蛋白质、钠盐与微量元素的摄入情况。

（2）询问患者是否有饮酒史；若有，了解其酒精摄入情况。

4. 评估运动锻炼情况

（1）了解患者对运动锻炼的认知程度，是否有执行障碍。

（2）评估康复锻炼频率和强度，是否有制订及执行科学的康复锻炼计划。

二、拟订与执行监护计划

针对以上评估结果拟订监护计划。骨质疏松的防治策略是综合性的，应包括基础措施、药物干预和康复治疗。

1. 基础措施

调整生活方式和骨健康基本补充剂详见前文。

2. 药物干预

药物干预的适应证：具备以下情况之一者，需要考虑药物治疗：①确诊骨质疏松症患者，骨密度 T ≤ −2.5，无论有无骨折史；②骨量低下患者 −2.5 ≤ T ≤ −1.0，并存在 1 项以上骨质疏松的危险因素，无论是否有过骨折；③已发生过脆性骨折（临床检查或 X 线摄片已经证实）；④OSTA 筛查为"高风险"；⑤FRAX 工具计算出髋部骨折的概率 ≥3% 或任何重要的骨质疏松性骨折的发生概率 ≥20%（暂借用国外的治疗阈值，目前还没有中国人的治疗阈值）。

（1）对患者病情进行评估后，针对所发现的问题，拟订改变医师处方行为或患者用药行为的方案。

（2）对患者的药物治疗方案给予科学的用药指导，使患者正确认识药物的疗效、注意事项及不良反应，并使患者知晓不良事件发生时的正确应对方法。

（3）对于服药配合度低的患者，制订详尽的服药计划单，具体到每次服药的药名、剂量、时间、注意事项，督促其正确遵守治疗方案，以达到最佳治疗效果。

3. 辅助治疗

详见前文。

4. 骨质疏松防治监测计划

骨质疏松症的治疗是一个长期的过程，在接受治疗期间应对以下指标进行监测：疗效，钙和维生素 D 的摄入是否充足，药物的不良反应，对治疗的依从性和新出现的可能改变治疗预期效果的共患病。

（1）评估患者每日钙和维生素 D 的摄入量是否充足，是否按时服药。

（2）每月评估患者骨痛（腰背酸痛）症状是否减轻，活动能力和生活质量是否有改善。

（3）每月评估患者体重变化，记录其跌倒次数、治疗期间发生骨折次数。

（4）每三个月复查一次肝肾功能、血钙等指标。

（5）每半年查看患者是否定期监测骨密度和骨转化标志物。

三、随访评估

1. 第一次随访（一般一周后，可以电话随访）

（1）随访药物治疗效果。

①确认请医师调整药物治疗，医师处方是否有更正，换药/停药/剂量是否调整正确。②确认患者用药配合度，抗骨质疏松治疗药物服用方法及储存方式是否正确。③确认患者骨痛（腰背酸痛）症状是否减轻。④确认患者服用抗骨质疏松治疗药物后是否发生药物不良反应以及是否可以耐受。⑤教导患者如何处理可能出现的不良反应，如腹痛、反酸、恶心、消化不良等。⑥如患者无法耐受出现的不良反应，请患者回院接受医生或药师的指导。

（2）随访饮食运动适当性。

①评估患者饮食中钙和维生素 D 的摄入量是否充足。②评估患者日常运动是否足量。

2. 第二次随访（一般半年后病人复诊时，也可以三个月后复诊）

（1）随访药物治疗效果。

①可事先提醒按时复诊。②确认患者骨痛（腰背酸痛）症状是否减轻。③确认患者骨密度、骨转化标志物指标是否有所改善。④确认请医师调整药物治疗，医师处方是否有更正，换药/停药/剂量是否调整正确。⑤确认患者用药配合度，确认药物服用方式及剂量是否正确，检查剩药状况。⑥确认患者是否有因副作用发生而停药的状况。⑦药师应与患者面对面交流，确认患者服药及药物储存方式是否正确，针对错误处进行教育。

（2）随访饮食适当性。

①再次确认患者饮食中钙和维生素 D 的摄入量是否充足。②确认患者已学会钙和维生素 D 分量计算，可进一步教导。③确认患者是否有肾脏病变：如合并肾脏病变，补充维生素 D 时要注意选择不经肾脏代谢的维生素 D 补充剂，如骨化三醇。

（3）随访运动适当性。

①后续的随访，查看患者运动目标的执行进度及协助患者排除困难。②体能活动的目标是每周至少应有 150 分钟。或是每周至少 3 日，每日至少 20 分钟，进行强度稍强的体能活动。③饭后 1~2 小时为最佳运动时间，勿空腹运动。④评估患者体重是否较前增加。

（4）用药期期间自我监测。

①患者记录每次服药时间以及服药后出现的不适。②患者记录每天饮食、运动量。③患者每周定时记录体重。

（5）患者填写完整骨质疏松症照护报告书，给医师参考。如需进一步沟通，建议以电话直接与医师联系及说明。

3. 年度随访

（1）靠近年底前一个月需再次提醒病人回医师门诊进行年度检查，检查项目包括：骨密度、骨转化标志物、肝肾功能、电解质、血常规等。

（2）提醒患者规律用药以及饮食运动可避免或者减少骨质疏松性骨折的发生。

（3）评价患者是否熟悉掌握服药方法。

（4）评价服药后是否仍出现不良反应，以及患者的耐受性。

（5）评价患者骨质疏松认知及自主管理技能是否仍需再加强。

四、小结

骨质疏松症管理是一个综合管理的过程，包括饮食控制、生活方式的调整、药物治疗等，从而提高骨密度，降低骨折发生率。但目前骨质疏松症的治疗中仍然存在很多问题。

（1）患者缺乏骨质疏松症知识。对骨质疏松症早预防、早发现、早治疗的益处知之甚少，对定期监测骨密度和骨转化标志物的意义不理解。

（2）患者健康意识不足。不能正确对待自己的疾病，对医嘱的依从性差。

（3）社会保障制度不够完善。患者看病的负担较重，以致疾病迅速发展至发生严重并发症的阶段。

（4）医疗资源分布不均衡。边远或经济不发达地区的患者无法接受专科骨质疏松症教育和科学的管理和诊治。

（5）正规医院教育缺乏。

在骨质疏松症患者治疗中，门诊及住院治疗只是整个治疗过程中的一小部分，更多的时间需要患者进行自我护理，在治疗过程中需要医生、护士和药师相互协助。药师在骨质疏松症患者治疗干预中可以发挥多种作用，包括对骨质疏松症患者强化用药依从性、进行健康教育及生活方式调整，从而与其他医护人员组成治疗团队，促进合理用药，提高骨质疏松症二级、三级预防的水平。但国内药师对患者实施干预的程度还不够深入，社区管理模式建立及运行与国外相比还存在较大差距，药师参与患者治疗的主动性不高，缺乏个体化的干预方案等，国内骨质疏松症慢病管理可借鉴国外模式，以期早日建立一套适合中国患者的干预模式。

慢病照护模式在患者、医务工作者和医疗政策共同干预的基础上提出了慢病管理的组织模式；有利于医生、护士、药师等团队成员相互协作，制订慢病管理计划，帮助患者发挥自我管理的作用，提高慢病照护的水平。CCM 的六大核心要素包括：①诊疗服务体系（跨学科团队协作）；②患者自我管理的支持；③方案的支持（基于循证、指南等）；④临床信息系统（参与诊疗人员可以容易获得患者和该群体的相关信息）；⑤适用于社区的资源和政策（支持健康生活方式）；⑥卫生系统（出台以提升诊疗质量为导向的体系）。其中药师在各级医疗机构中参与骨质疏松症照护中作为最具优势的角色，可以确保提供负责任的药物治疗。

第四节 案例分析

案例一

一、病例描述

患者为一名 67 岁女性，在门诊进行骨质疏松管理随访。该患者半年前出现胸腰部疼痛，活动受限，诊断为原发性骨质疏松症，自发病以来患者未予以重视，服药不规律，医院就诊医生给予唑来膦酸抗骨质疏松治疗及其他对症治疗。

既往史："高血压"病史 15 年余，血压最高达 160/100mmHg，不规律服用氨氯地平治疗，血压控制不详。

药物史：

药品	英文通用名	用法用量
唑来膦酸注射液 5mg/支	Zoledronate	5mg ivgtt q12m #1 支
苯磺酸氨氯地平片 5mg/片	Amlodipine Besylate	5mg po qd #30 片
骨化三醇胶丸 0.25ug/粒	Calcitriol	0.25ug po qd #30 粒
碳酸钙 D3 颗粒 3g/袋	Calcium Carbonate And Vitamin D3	3g po qd #30 袋
依托考昔片 60mg/片	Etoricoxib	60mg po qd #30 片

过敏史：不详。

社会史：（-）吸烟　　（-）饮酒

职业：退休职工。

家族史：家族中无传染病及遗传病史。

系统回顾：

（+）胸腰部疼痛　　　　（-）胸痛胸闷气促　　　　（-）脚踝肿胀

（+）胸 11 椎体骨折　　　（+）头痛　　　　　　　（-）面红

（-）呼吸急促

生命体征：血压：160/100mmHg，脉搏：83bpm，体重：49kg。

实验室指标：

指标	值	正常值范围	单位
甲状旁腺素	6.55	1.6~6.9	pmol/L
β胶联降解产物	0.383	≤1.008	μg/L
总I型胶原氨基端延长肽	46.75	14.28~76.31	μg/L
N端骨钙素	19.65	15~46	μg/L
总蛋白	62.8	65~85	g/L
白蛋白	43.7	40~55	g/L
丙氨酸氨基转移酶	12	0~40	U/L
门冬氨酸氨基转移酶	11	0~40	U/L
碱性磷酸酶	45	30~120	U/L
肌酐	50	52~115	μmol/L
总胆红素	8	0.0~20.5	μmol/L
镁	0.83	0.65~1.05	mmol/L
钾	3.9	3.5~5.5	mmol/L
钠	148	135~149	mmol/L
氯	109	96~110	mmol/L
钙	2.39	2.15~2.55	mmol/L
磷	1.13	0.97~1.62	mmol/L

检查结果：

骨密度测定：腰椎 L2-4 BMD 为 0.718，T 值为 -3.5，Z 值为 -0.7；左股骨颈 BMD 为 0.536，T 值为 -3.3，Z 值为 -1.2；左股骨上端 BMD 为 0.620，T 值为 -2.7，Z 值 为 -1.1。

腰椎正位+侧位 X 线检查：胸椎椎生理曲度存在，腰椎过伸、轴线不直、椎体后缘线 不连续；T8 椎体轻度楔形变，部分胸、腰椎椎体缘见不同程度骨质增生，L4-S1 椎间隙 变窄；所示附件未见特殊，骶胛欠水平、左髋稍低。

主观性资料：患者患病后未予以重视，服药不规律，退休后活动时间减少，户外日照 时间较短。

病例小结：67 岁女患者在门诊进行原发性骨质疏松管理随访。该患者半年前出现胸 腰部疼痛，活动受限，诊断为原发性骨质疏松症。自发病以来患者未予以重视，服药不规 律，且退休后活动时间减少，户外日照时间较短。检查发现患者腰椎骨密度下降，并存在 不同程度骨质增生。

二、作业题

1.【收集信息】列出需要收集的必要的主观和客观信息

2.【发现问题】根据提供的患者信息，分析患者的健康状况以及存在的问题并确定各问题的轻重缓急，重点分析药物相关性问题

3.【治疗目标和可选方案】制订一个个性化的、以患者为中心的、既遵循循证也符合成本效果的监护计划

4.【执行监护计划】与其他医护人员、患者或照护者协作执行监护计划，建议包括患者教育内容

5.【结果监测和评价】列出需要监测和评价的参数

6.【参考文献】列出主要的参考文献

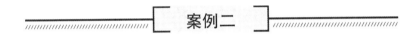

案例二

一、病例描述

患者为一名 84 岁女性，反复头晕恶心 14 年，腰背痛 10 年，加重 1 年余。患者 14 年前无明显诱因出现反复头晕、恶心，发作时伴心前区不适，无肩背放射痛，于我院心内科就诊，行冠脉造影提示心肌缺血，同时电解质提示重度低钠、低氯血症，予患者长期浓钠口服治疗，效果较好。2021 年 4 月患者腰背痛症状加重，不能起身活动，于 2021 年 9 月 28 日在广东省某院行"经皮穿刺脊柱后凸成形术（T12）"，术后予以止痛、护胃、抗骨质疏松、降压、预防垂体危象及营养补液支持等对症治疗。现患者为进一步治疗骨质疏松到我院内分泌门诊治疗。

既往史：2009 年行冠脉造影术，诊断冠心病，未行支架植入术。患高血压病 14 年余，血压最高 160/80mmHg，长期服用厄贝沙坦氢氯噻嗪降血压，自诉血压控制平稳，已停药 3 年。有高脂血症病史，有糜烂性胃炎病史 12 余年，平时服用雷贝拉唑钠肠溶片治疗。有普鲁卡因过敏史。否认肝炎、结核病史，曾行输卵管结扎术、阑尾切除术，否认输血史。否认食物过敏史。

药物史：

药品	英文通用名	用法用量
地舒单抗注射液 60mg/支	Denosumab	60mg ivgtt q6m #1 支
骨化三醇胶丸 0.25ug/粒	Calcitriol	0.25ug po qd #30 粒
碳酸钙 D3 颗粒 3g/袋	Calcium Carbonateand Vitamin D3	3g po qd #30 袋
琥珀酸美托洛尔缓释片 47.5mg/片	Metoprolol	47.5mg po qd #28 片
单硝酸异山梨酯缓释胶囊 50mg/粒	Isosorbide Mononitrate	50mg po qd #30 粒
阿司匹林肠溶片 100mg/片	Aspirin	100mg po qd #30 片

（续上表）

药品	英文通用名	用法用量
阿托伐他汀钙片 20mg/片	Atorvastatin	20mg po qd #28 片
厄贝沙坦氢氯噻嗪胶囊 162.6mg/粒	Irbesartan and Hydrochlorothiazide	162.6mg po qd #30 粒
雷贝拉唑钠肠溶片 10mg/片	Rabeprazole	10mg po qd #18 片
复合维生素 B 片	Compound Vitamin B	2 片 po tid #100 片

过敏史：普鲁卡因过敏史。

社会史：（－）吸烟　　　（－）饮酒

职业：退休职工。

家族史：家族中无传染病及遗传病史。

系统回顾：体温：36.3℃，脉搏：78bpm，呼吸：19bpm，血压：151/79mmHg，体重：54.2kg，身高：147cm，BMI：25.08kg/m²，腰围：90cm，臀围：99cm，腰臀比 0.91。患者神志清，精神可，查体合作，对答合理，听诊呼吸音清晰，未闻及干湿啰音和胸膜摩擦音。全身皮肤黏膜无黄染、色素沉着，心率 78 次/分，心律齐，各瓣膜区未闻及心脏杂音，腹部平软，无压痛及反跳痛，全身浅感觉存在，四肢肌力、肌张力未见异常，双足背动脉搏动正常，双下肢无浮肿。

实验室指标：

指标	值	正常值范围	单位
甲状旁腺素	1.30	1.6～6.9	pmol/L
β 胶联降解产物	0.063	≤1.008	μg/L
总 I 型胶原氨基端延长肽	10.24	14.28～76.31	μg/L
N 端骨钙素	2.88	15～46	μg/L
总蛋白	71.6	65～85	g/L
白蛋白	48.0	40～55	g/L
丙氨酸氨基转移酶	50	0～40	U/L
门冬氨酸氨基转移酶	35	0～40	U/L
碱性磷酸酶	51	30～120	U/L
肌酐	132	52～115	μmol/L
总胆红素	7.79	0.0～20.5	μmol/L
低密度脂蛋白	4.81	2.7～4.1	mmol/L
高密度脂蛋白	1.56	0.9～1.8	mmol/L

检查结果：骨密度测定：该患者左股骨颈 BMD 测量值符合 WHO 界定的骨质疏松范围。

主观性资料：患者患病后给予重视，服药不规律，活动时间减少，户外日照时间较短。

病例小结：患者为一名 84 岁女性，反复头晕恶心 14 年，腰背痛 10 年，加重 1 年余，2021 年 9 月 28 日行"经皮穿刺脊柱后凸成形术（T12）"，骨密度检查结果显示左股骨颈 BMD 测量值符合 WHO 骨质疏松范围，既往诊断冠心病、高血压、高脂血症以及糜烂性胃炎。患者患病后给予重视，但服药不规律，活动时间减少，户外日照时间较短。

二、作业题

1.【收集信息】列出需要收集的必要的主观和客观信息

2.【发现问题】根据提供的患者信息，分析患者的健康状况以及存在的问题并确定各问题的轻重缓急，重点分析药物相关性问题

3.【治疗目标和可选方案】制订一个个性化的、以患者为中心的、既遵循循证也符合成本效果的监护计划

4.【执行监护计划】与其他医护人员、患者或照护者协作执行监护计划，建议包括患者教育内容

5.【结果监测和评价】列出需要监测和评价的参数

6.【参考文献】列出主要的参考文献

参考文献

［1］中华医学会，中华医学会杂志社，中华医学会全科医师分会，等. 原发性骨质疏松症基层诊疗指南（实践版，2019）［J］. 中华全科医师杂志，2020，19（4）.

［2］International Osteoporosis Foundation. IOF one-minute osteoporosis risk test ［EB/OL］.［2021 – 04 – 12］. https://www. osteoporosis. foundation/.

［3］ZHANG C，SONG C. Combination therapy of PTH and antiresorptive drugs on osteoporosis：A review of treatment alternatives ［J］. Front pharmacol，2021（11）.

［4］夏维波，章振林，林华，等. 原发性骨质疏松症诊疗指南（2017）［J］. 中国骨质疏松杂志，2019，25（3）.

［5］邱敏丽，谢雅，王晓红，等. 骨质疏松症患者实践指南 ［J］. 中华内科杂志，2020，59（12）.

第十四章

抑郁症药学监护和案例分析

学习目标

1. 了解抑郁症的临床表现、病因及分类。
2. 了解抑郁症的治疗周期。
3. 熟悉药物治疗方案制订、疗效评估及治疗方案调整。
4. 掌握抑郁症药学监护方案制订及执行。

第一节　抑郁症简介

一、定义和流行病学

（一）定义

抑郁症（depression）是最常见的精神障碍之一，抑郁症又称为抑郁障碍，以持续的情绪低落、思维迟缓、对以往感兴趣的事物失去兴致等为核心特点，同时伴有专注力下降、记忆力衰减等认知偏差，以及食欲下降、失眠、多梦等躯体化症状。此类疾病具有发病率、复发性、死亡率极高的特点，给患者带来极大的身心痛苦，也给家庭和社会造成沉重的疾病经济负担。

（二）流行病学

根据国际精神疾病流行病学调查（ICPS，2003）资料，在全球 10 个国家（包括美洲、欧洲和亚洲国家）37 000 个成人样本中，抑郁症的终生患病率为 3% ~ 16.9%，大多数国家为 8% ~ 12%；亚太地区资料显示为 1.1% ~ 19.9%。2014 年 *Nature* 杂志报道的全球抑郁症流行病学现状显示，我国的抑郁症患病率为 3.02%。据世界卫生组织最新公布的数据显示，全球有超过 3.5 亿人患有抑郁症，我国的抑郁症患者人数则为 1 亿左右，且患病人数每年都在增加。然而在国内抑郁症并未引起足够的重视，治疗比例只有 10%。因其高发病、高复发、高致残的特点，所带来的后果是沉重的经济负担，给社会造成巨大的经济损失。如给予抑郁症患者及时适当的预防、治疗和疾病教育，则能提高临床治愈率，提高患者生存质量，恢复其社会功能，预防复发，减轻社会医疗负担。

二、临床表现

抑郁症以显著而持久的心境低落为主要临床特征，且心境低落与其处境不相称，临床表现可以从闷闷不乐到悲痛欲绝，甚至发生木僵，部分病例有明显的焦虑和运动性激越；严重者可出现幻觉、妄想等精神病性症状。根据抑郁症临床表现可分为：焦虑性抑郁、混合性抑郁、内源性抑郁、非典型抑郁、精神病性抑郁、紧张性抑郁、孕产期抑郁及季节性抑郁。

三、病因及分类

抑郁症的发生与生物、心理和社会因素有关，在有的病例中某方面的因素对于抑郁症的发生起到重要的，甚至是决定性的作用，而在有的病例中，多方面的因素共同对于抑郁症的发生产生影响。认识抑郁症的病因对抑郁症的预防和早期识别有十分积极的作用。

（1）遗传因素。抑郁症的发生与遗传因素密切相关，血缘关系越近，发病一致率越高，关于其遗传方式，目前多数认为是多基因遗传。

（2）生化因素。目前有 5 - 羟色胺假说，去甲肾上腺素假说，多巴胺假说，乙酰胆碱假说及 γ 氨基丁酸假说。

（3）神经内分泌功能失调。近年来大量研究资料证实某些内分泌改变与心境障碍有关。

（4）心理环境因素。不利的环境因素可成为导致抑郁症的高危因素或直接因素，不利的环境因素包括不满意的婚姻状况，如离异、分居、丧偶；低经济收入家庭中的主要成员；重大的突发事件或持续时间在 2 ~ 3 个月以上的生活事件，如亲人死亡或失恋等情况等。

（5）人格因素。人格特征中具有较为明显的焦虑、强迫、冲动等特质的个体易发生抑郁症。

（6）儿童期的经历。儿童期的不良经历，如双亲丧亡，尤其是在学龄期前，儿童期缺乏双亲关爱，儿童期受到虐待，长期生活于相对封闭的环境，父母过分严厉等，构成成年期发生抑郁症的重要危险因素。

（7）躯体因素。躯体疾病，特别是慢性中枢神经系统疾病或其他慢性躯体疾病可成为抑郁症发生的重要危险因素，常见的如肿瘤、内分泌疾病、心血管疾病、神经系统疾病等。

（8）精神活性物质的滥用和依赖。精神活性物质的使用和戒断都可成为抑郁症的危险因素，这些物质包括鸦片类物质、中枢兴奋剂、致幻剂、酒精、镇静催眠药物等。由于酒精使用（饮酒、酗酒）相当普遍，应予特别关注。

（9）药物因素。某些药物在治疗过程中可引起抑郁症，其中包括某些抗精神病药物（如氯丙嗪）、抗癫痫药物（如丙戊酸钠、苯妥英钠等）、抗结核药物（如异烟肼）、某些降压药（如可乐定、利血平等）、抗帕金森病药物（如左旋多巴）、糖皮质激素（如泼尼松）等。这些药物在使用常规治疗量时就可造成部分患者出现抑郁症，或使原有的抑郁加重。

在《国际疾病分类》（第 10 版）精神与行为障碍分类中，根据疾病的严重程度，将抑郁发作分为三种不同形式，即轻度抑郁发作、中度抑郁发作及重度抑郁发作。

四、预后

抑郁症的预后取决于多种因素，如治疗现状、有效支持、慢性症状、同时存在的内科疾病及精神疾病。然而，一般经过治疗预后较好。抑郁发作经抗抑郁治疗达到痊愈平均需要时间约为 20 周，若不经治疗，病程一般会持续 6 个月或更长。经抗抑郁治疗，大部分患者抑郁症状会缓解或得到显著减轻，但仍有约 15% 未达临床治愈，复发率约为 35%。首次抑郁发作缓解后约 50% 患者不再复发，但 3 次发作、未接受维持治疗的患者，则今后的复发风险几乎是 100%。抑郁症缓解后患者一般可恢复到病前功能水平，但有 20% ~ 35% 的患者会有残留症状和社会功能或职业能力的影响。自杀和杀人是抑郁症最严重的后果。

第二节　抑郁症的疾病治疗

一、抑郁症的全病程治疗

（一）治疗目标

（1）提高抑郁症的临床治愈率，最大限度减少病残率和自杀率。成功治疗的关键在于彻底消除临床症状，减少复发风险。

（2）提高生存质量，恢复社会功能，达到真正意义的治愈，而不仅是症状的消失。

（3）预防复发。抑郁为高复发性疾病（50% ~ 85%），其中 50% 的患者在疾病发生后 2 年内复发。抑郁复发可影响大脑生化过程，增加对环境应激的敏感性和复发的风险。因此，目前倡导全病程治疗。

（二）全病程治疗

抑郁的全病程治疗分为：急性期治疗、巩固期治疗和维持期治疗三期。

1. 急性期治疗

我国《抑郁症防治指南》（2015 版）推荐急性期治疗 8 ~ 12 周，治疗目标为临床治愈，完全恢复到患者病前功能水平，提高生活质量。急性期的治疗包括药物治疗，心理治疗、药物治疗和心理治疗的结合，或其他疗法如电休克疗法（ECT）、经颅磁刺激（TMS）、光疗法等。初始治疗方法选择会受到许多因素的影响，包括症状的严重程度，其他疾病或心理压力，以及其他因素（例如病人的偏好、以前的治疗经验）等。急性期治疗的最终目的在于缓解症状，抑郁越严重，患者治疗中所获得的潜在收益越大。抑郁发作结束存在的轻微残留症状，是抑郁症复发中主要的抑郁复发指标。在急性期治疗还要考虑治疗效果的充分性，对有效的部分患者，不要过早地结束急性期治疗。在整个治疗过程中，应当始终对患者的效果和治疗的充分性进行慎重的系统监测。

2. 巩固期治疗

患者在急性期获得成功的药物治疗后，强烈建议继续巩固期治疗至少 4～9 个月。巩固期治疗的目的为预防复发，消除一切残余症状。在此期间患者病情不稳，复发风险大。在抑郁发作恢复后的 6 个月内，抑郁症状复发是常见的，20% 的患者会复发，而接受 ECT 治疗的患者的复发率多达 85%。有证据表明，在急性治疗过程中不完全恢复的患者比那些没有残留症状的患者有着较高的复发风险，更需要巩固治疗。巩固期治疗原则上应继续使用急性期治疗有效的药物，并强调用药剂量与急性期保持一样，用药强度、频率也应保持连续不变。

3. 维持期治疗

为了降低抑郁症的复发风险，在巩固期疗程结束后，应该进入维持期的治疗。在恢复后的 6 个月内，20% 的患者将可能复发。50%～80% 的患者一生至少复发一次，每个人发作时间不一致，通常在 2～3 年内发作。WHO 推荐仅发作一次（单次发作）、症状轻、间歇期长（≥5 年）者，一般可不维持治疗。既往有三次及以上抑郁发作或者慢性抑郁症的患者需维持治疗。如患者存在额外的复发危险因素，如残余症状，持续的心理压力，情绪障碍家族史和之前发作的程度严重，维持治疗尤其需要。由于复发的风险和复发症状早期检测的重要性，在维持治疗期内应定期系统地监测患者状况。维持期的治疗推荐继续使用在急性期及巩固期有效的抗抑郁药，在维持期应当继续使用足剂量的药物治疗。如果药物治疗耐受性良好，建议采用相同处方剂量的药物继续用于维持期治疗，以急性期治疗剂量作为维持治疗的剂量，能更有效防止复发。目前有关维持期的治疗时间意见不一，一般至少 2～3 年，多次复发者主张长期维持治疗。

4. 终止治疗

终止治疗应当考虑如下因素：复发的概率，过去发作的频率和严重程度，恢复后抑郁症状的持久性，共患疾病的存在及病人的喜好。一般建议患者尽量不在假期前，重大的事件（比如结婚）及应激性事件发生时结束治疗。如需终止治疗时，应在终止后立即开始仔细监测，确保缓解是稳定的。当减量或停用抗抑郁药时，可能发生停药综合征如情绪障碍、能量障碍、睡眠障碍和食欲缺乏，这可能被误认为复发。而缓慢（数周）减量或暂时换用其他长效抗抑郁药，可以降低停药综合征的发生风险。

二、抑郁症的药物治疗

抗抑郁药物可消除急性期抑郁心境以及伴随的焦虑、紧张和躯体症状，并可预防复发。抗抑郁药是重性抑郁（中—重度）发作的一线治疗方法，但不推荐常规使用于轻度抑郁症。抗抑郁药治疗对中重度患者中的有效率约为 50%。目前抗抑郁药物主要有：选择性 5-羟色胺再摄取抑制剂（SSRIs）如氟西汀等；选择性 5-HT 及 NE 再摄取抑制剂（SNRIs）如文拉法辛；NE 及特异性 5-HT 能抗抑郁药（NaSSA）如米氮平；选择性 NE 再摄取抑制剂（NRI）如瑞波西汀；5-HT 平衡抗抑郁药（SMA）如曲唑酮；NE 及 DA 再摄取抑制剂（NDRIs）如安非他酮；选择性 5-HT 再摄取激活剂（SSRA）如噻奈普汀；可逆性单胺氧化酶抑制剂（RMAOI）如吗氯贝胺等。轻中度抑郁症患者也可以选择中药舒肝解郁胶囊、圣·约翰草制剂等。

（一）治疗药物的选择

抗抑郁药物应根据抑郁症状表现、严重程度以及耐受性来选择，考虑到可能的短期和长期的影响，应尽可能地个体化用药，在没有特殊因素的情况下，选择耐受性和安全性更好的抗抑郁药。一般来说，选择性 5-羟色胺再摄取抑制剂（SSRIs）、5-羟色胺去甲肾上腺素再摄取抑制剂（SNRI）、安非他酮、三环类抗抑郁药（TCA）以及单胺氧化酶抑制剂（MAOI）等各种抗抑郁药之间，或同种类不同药物之间的治疗作用是相当的。大量证据表明选择性 5-羟色胺再摄取抑制剂（SSRIs）及其他较新的抗抑郁药，可作为一线选择。通常情况下，抗抑郁药物应尽可能单一使用。对大多数患者，可以首选 1 种 SSRIs、1 种 SNRI，米氮平或安非他酮。

（二）疗效评估及疗效不足的处理

结合耐受性评估，选择适宜剂量后，应根据药动学特点制定适宜的药物滴定速度，通常在 1~2 周内达到有效剂量。

1. 疗效评估

一般药物治疗 2~4 周后开始起效，在约 2 周的抗抑郁药治疗后，医师应评估患者的治疗应答。可采用标准化的量表［如汉密尔顿抑郁量表（HAMD）、9 条目患者健康问卷（PHQ9）、快速抑郁症症状自评问卷（QID-SR）］来评估患者疗效。评定量表减分率 > 50% 表示患者应答良好，评定量表减分率在 25%~50% 之间表示部分应答，评定量表减分率 <25% 表示无明显改善。

若在 2~4 周内没有，或几乎没有检测到任何改善，在 3~4 周时应对患者进行每周评估及考虑改变治疗方案。正在缓解的患者应持续监测，如果在 6 周时仍没有足够的响应或持续改善的迹象，应在该阶段考虑改变治疗方案，若有充分的疗效，则接着进行巩固期治疗。

2. 疗效不足处理

当抗抑郁药物疗效不足时应评估以下内容：诊断、不良反应、并发症情况、社会心理因素、治疗依从性、药代动力学和药效学因素等，必要时调整治疗计划。在采取进一步措施时应仔细监测患者耐受性，并根据患者反应及时调整。具体措施如下：

（1）将初始治疗最大化。

如果副反应尚可耐受，可适当提高药物剂量；对那些表现出部分反应的患者，特别是那些具有人格障碍特点和显著社会心理应激源的患者，可以考虑延长抗抑郁药治疗的时间（如 4~8 周，但不是无限期的）。

（2）转换为其他类型的抗抑郁药治疗。

在选择新的药物时，应考虑潜在的相互作用、药物特性和过渡的持续时间。半衰期短的药物通常可以实现在 1 周内切换。从一个不可逆的 MAOI 转换至其他药物，2 周的洗脱期是必需的（其他抗抑郁药不应该在这期间常规开具）。初始选用的抗抑郁药没有反应或仅有部分反应的患者，通常的策略是换用另外 1 种非 MAOI 类抗抑郁药，可以是同一类（如从 1 种 SSRI 换为另外 1 种 SSRI），也可以是不同类（如从 1 种 SSRI 换为 1 种 TCA）；对能够遵守饮食和药物治疗的患者而言，在充分的洗脱期后使用非选择性 MAOI 也是一种选择；司来吉兰透皮剂也可以考虑。

（3）强化和联合治疗。

药物治疗和心理治疗相结合可能会比 2 种治疗单独进行有更多的优势，尤其是对慢性、严重或复杂疾病的患者而言。对使用 1 种抗抑郁药治疗的患者，可采用以下强化策略：①加用 1 种非 MAOI 抗抑郁药。②加用锂盐。③加用甲状腺激素。④加用 1 种第 2 代抗精神病药，美国 FDA 已批准了阿立哌唑、奥氮平及喹硫平用于抑郁症辅助治疗。

（三）药物相互作用

许多重型抑郁症患者，需服用其他的药物治疗其伴发的精神和身体状况。药物相互作用可能会降低抗抑郁药或其他药物的疗效，并增加不良反应。抗抑郁药和抗精神病药的代谢，主要是通过细胞色素 P450（CYP）酶代谢通路。虽然 5-羟色胺能或拟交感神经药物与 MAO 抑制剂（包括可逆的 MAO-A 抑制剂吗氯贝胺和不可逆的 MAO-B 抑制剂司来吉兰）合用并无药代动力学方面的相互作用，但两者合用时仍可能出现 5-羟色胺综合征和/或高血压危象。当几种 5-羟色胺能药物（如 SSRIs、SNRIs、曲马多）合用时也可发生 5-羟色胺综合征。

（四）不良反应

药物不良反应不可避免，但会影响药物治疗的耐受性及依从性。不良反应在各类药物之间，同类药物中的不同药物及不同的个体中发生率均不同。因此，在临床治疗过程中应有针对性地进行监测并及时处理。一些常见的抗抑郁药的副作用，如恶心，通常在治疗的第 1 周可得到缓解，而其他的如抗胆碱能作用和在一些患者中出现的性功能障碍往往会持续存在。如果出现较重的不良反应，应该考虑降低剂量或换用另一种抗抑郁药。

三、抑郁症的非药物治疗

非药物治疗主要包括心理治疗、电抽搐治疗（ECT）、经颅磁刺激治疗（TMS）及补充和替代治疗。

（一）心理治疗

抑郁症的心理治疗种类较多，常用的主要有支持性心理治疗、精神动力学心理治疗、认知行为治疗、人际关系治疗、婚姻和家庭治疗等。

（二）电抽搐治疗

自 20 世纪 30 年代开始，电抽搐治疗（ECT）已被用来治疗抑郁症。ECT 是一种非常有效的对症治疗方法，能使病情迅速得到缓解，尤其适用于有拒食、自杀风险或需要快速控制症状的患者。

（三）经颅磁刺激治疗

在某一特定皮质部位给予重复刺激，通过改变刺激频率而分别达到兴奋或抑制局部大脑皮质功能的目的，与脑内单胺类递质等水平改变有密切关系，从而缓解部分抑郁症状。TMS 是一种无创的电生理技术，对抑郁症状有一定的缓解作用，但应当伴随持续的药物治疗以减少复发风险。

（四）补充和替代治疗

补充和替代治疗包括：光照疗法、睡眠剥夺、运动治疗、瑜伽治疗、针灸治疗和营养食品疗法。其中前 4 种疗法适用于轻中度抑郁；针灸治疗适用于轻中重度抑郁；营养食品疗法补充的包括 $\Omega-3$ 脂肪酸、S 腺苷蛋氨酸 SAM-e、脱氢表雄酮 DHEA、色氨酸、叶酸等。

四、抑郁症的患者教育

患者教育的目的是消除或减轻影响疾病的危险因素，预防疾病复发，提高患者治疗依从性，促进康复和提高生活质量。尽可能地对患者、家属和其重要的相关人员进行健康教育。教育的具体内容包括：

1. **介绍抑郁症的特点**

通过口头讲解、指导患者阅读健康教育资料等方式，让患者和家属了解一些心理健康知识。让抑郁症患者意识到自己的疲惫感、无价值感、无助感和无望感是疾病的症状，是可以治疗的。

2. **告知在治疗中症状改善的规律及可能的不良反应**

通过个别指导、集体讲授、患者现身说法等方式，根据每位抑郁症患者的病因和诱因，治疗药物的种类、作用、注意事项、不良反应，对患者的生活进行指导，提出用药建议。

3. **告知抑郁症可能复发和复发预防的相关知识**

告诉患者甚至家属，抑郁症有明显的复发风险性。告知他们什么是复发的早期症状和体征。指导患者在新的抑郁发作出现的早期，尽快寻求适当的治疗，提高疗效、减少抑郁症带来的负担。

4. **患者家属教育**

良好的家庭和社会支持系统对患者的康复非常有利，对抑郁症患者家属进行教育也十分有必要。让家属了解疾病相关知识，多与缺乏自信、悲观的抑郁症患者交谈，随时掌握患者思想动态，给其帮助和鼓励。加强对患者的观察，严防抑郁症患者发生自杀、自伤等行为。督促患者服药，尤其是病情好转处于康复期的患者，以防抑郁症的复发。注意调整患者饮食，保证其充足的睡眠。鼓励患者回到亲朋好友的社交圈子中，接受他人快乐的感染，获取社会支持的力量。

第三节　抑郁症药学监护

药师应在抑郁症起始治疗及后续治疗的各个阶段持续提供药学监护。药师应与医护人员及患者组成治疗联盟，这对在治疗中与患者协作共同决策、关注患者对治疗的偏好及监测治疗疗效非常重要。

一、抑郁症的药学监护步骤

（一）对抑郁症患者进行评估

主要需要获得患者的病史、用药史信息及了解药物滥用或依赖等问题。

（1）与患者及其家属沟通交流，了解他们对于抑郁症的认识，了解患者是否看过心理医生。

（2）评估患者目前抗抑郁治疗的临床疗效及耐受性，了解目前症状控制情况。

（3）评估患者目前用药情况，是否存在依从性问题。

（4）了解患者目前是否有共患病及合并使用的药物，评估是否有潜在相互作用、配伍禁忌等问题。

（5）评估患者家庭关系、社会关系、工作压力等。

（二）拟订和执行监护计划

根据患者目前药物治疗方面的问题，提出解决方法，确定治疗目标，预防出现新的问题。

（1）对患者及其家属进行宣教，讲解抑郁症的基本知识、治疗周期等内容，纠正患者及其家属对抑郁症的错误认识。

（2）若药物治疗方面存在明显相互作用和/或配伍禁忌的，及时建议处方医生进行调整。

（3）及时告知患者抗抑郁药物的起效过程，服用注意事项及可能出现的不良反应，并提供应对方法。

（4）鼓励患者适当参与社交活动，适当运动。

（5）指导患者家属营造和谐的家庭氛围。

（6）与患者共同商量制定治疗目标，指导患者进行抑郁量表自评，对抗抑郁治疗效果进行自我监测。

（7）告知患者若在治疗期间出现其他不适，一定要及时就医，不可不做处理或自行服药。

（8）制订个体化随访计划：①第一次随访一般在开始治疗2周后。②根据第一次随访患者的应答情况，在前3个月内每2~4周进行1次随访。③若每次回访评估均对抗抑郁药应答良好，症状改善明显，则后续随访间隔可延长。对于维持治疗期的患者，如果病情稳定，可每3~12个月随访1次。

（三）随访评估

目的是记录患者近期抑郁症状控制情况，评价患者治疗效果，评估有无新发情况。

服务项目包括：①随访评估患者抑郁症缓解情况。②随访患者服药依从性情况，是否按医嘱增减药物剂量。③随访是否出现药物不良反应。④随访有无新发的合并疾病及合并用药情况。⑤随访患者最近生活压力、工作压力、社会关系及家庭关系情况。⑥根据患者目前情况，评估是否出现新问题。⑦根据患者目前治疗效果，确定下一步随访计划或是否继续随访。

二、药学监护标准流程

（一）评估

1. 收集患者病史，评估患者药物治疗方面是否存在问题

（1）询问以前是否有使用抗抑郁药物治疗，治疗反应如何，是否可耐受，有无不良反应。对抗抑郁治疗复诊患者采用量表评估疗效，并根据获得信息评估继续目前治疗方案是否合适。

（2）评估目前的治疗效果，询问患者是否清楚抑郁症治疗的周期、抗抑郁药物的起效过程等。

（3）评估患者用药依从性，是否按医嘱每天服药或按医嘱增减剂量。

（4）患者是否对目前治疗药物可能产生的不良反应有清楚的认识。

（5）若存在药物不耐受情况，评估是否需要改变药物剂量、换用其他药物。

（6）询问患者是否进行过心理治疗。

（7）询问患者目前是否有合并其他疾病，是否有合并使用药物，了解目前使用的所有其他药物情况，评估是否存在药物相互作用，是否影响抗抑郁药物的疗效。

（8）分析患者治疗效果不佳的原因，是患者自身因素还是医生处方原因，并为治疗团队给出建议。

2. 评估患者是否有自杀风险

可采用量表，如C - SSRS（哥伦比亚自杀严重程度评定量表）来评估，虽然不是特别可靠，但是可以帮助系统地评估。

3. 了解患者饮酒情况，是否酗酒，是否有精神活性物质的滥用和依赖史，目前是否仍然存在

4. 了解患者目前工作压力、人际关系、家庭关系等情况

（二）拟订和执行监护计划

1. 药物治疗

对患者进行评估后，针对发现的问题，拟订方案改变医师处方或患者行为。

（1）患者若是初始治疗，以往未服用过任何抗抑郁药物，药师应与患者交流沟通，告知如下信息：

①指导患者如何使用药物、具体服药时间。②告知患者抗抑郁药起效过程及疗程，强调抗抑郁药物起效缓慢，不能一步到位，同时抑郁症治疗需要一定时间，且不能见到效果就停用药物。③指导患者利用抑郁症自评量表进行抗抑郁疗效自我评价。④监测不良反应。抗抑郁药物治疗过程中可能的不良反应，如口干、牙龈炎和牙周病等，如有任何不适需告知医生和药师。⑤随访计划，包括电话随访及确认来院复诊时间。

（2）患者若是复诊则对之前疗效进行评估，根据评估结果给出药学建议。

①之前一直使用目前处方的抗抑郁药物，耐受性好，无不良反应，应答良好（评分量表减分率＞50%），可鼓励患者继续当前治疗方案，再次告知患者相关不良反应可能，如有不适即时就医。②之前一直使用目前处方的抗抑郁药物，耐受性好，无不良反应，部分应答（评分量表减分率25%～50%），则继续监测患者反应，若在服用6周后仍未获得充分应答，应建议医生改变治疗方案。③之前一直使用目前处方的抗抑郁药物，耐受性好，无不良反应，在4周时仍无明显改善（评分量表减分率＜25%）或不良反应大，患者不能耐受，应建议医生改变治疗方案。④若患者由于服药依从性不好导致疗效不好，应建议患者按医嘱服药，告知患者抗抑郁药物起效缓慢，不能一步到位，同时抑郁症治疗需要一定时间，且不能见到效果就停用药物。⑤若患者一开始应答良好，但中途由于共病原因合并使用了其他药物后，疗效变差，则需分析药物相互作用导致抑郁药疗效降低的可能，建议医生调整合并药的使用，换用无相互作用的药物或相互作用少的药物。⑥若患者在门诊经过强化治疗仍无应答，考虑患者用药的安全性，可建议患者住院治疗。⑦若患者在治疗过程中出现了不良反应，询问患者是否耐受，若不能耐受则建议患者就医进行相应处理。⑧若患者存在其他疾病，如糖尿病、心血管疾病、脑卒中、慢性疼痛等疾病，而未进行治疗，应建议患者及时就医对这些疾病进行干预。

2. 生活方式

（1）若患者有饮酒习惯，建议患者限制饮酒，最好戒酒。

（2）若患者有精神活性物质的滥用和依赖史，应建议患者就医，戒除精神活性物质。

（3）鼓励患者适当体育锻炼，参与社交活动，建议患者家属平时多关心患者。

（4）建议患者平时多食用包含 $\Omega-3$ 脂肪酸、脱氢表雄酮（DHEA）、色氨酸、叶酸等成分的食品，代表食品如下：

成分	代表食物
$\Omega-3$ 脂肪酸	坚果、海鱼和其他海产品等
DHEA	红薯、山药
色氨酸	牛奶、小米、核桃等
叶酸	绿叶蔬菜

3. 心理治疗及精神健康

（1）对于轻中度抑郁症患者，可鼓励患者寻求心理医生帮助，进行适当的心理治疗。

（2）当患者存在下列情况时，应建议患者寻求精神科医生的帮助。

①存在严重的症状和功能受损，或很高的自杀风险。②存在其他精神疾病（例如人格障碍或躁狂史）。

（三）随访评价

通过电话、入户和患者来院复诊等方式进行随访。

1. 第一次随访（在开始治疗 2 周后）

（1）确认患者是否按照医嘱服用药物，换药/停药/剂量调整是否正确。

（2）询问患者自我感受，有无药物过敏等不良反应。如患者出现药物不良反应，药师应提供相关信息并考虑如下策略：对不良反应轻微和可耐受的患者进行密切监测；对不良反应不可耐受的患者，则建议暂停抗抑郁药或改为其他类型的抗抑郁药，严重者应建议患者就医进行相应处理。

（3）评估患者症状改善情况。

（4）询问患者是否有新发其他疾病，是否有服用其他药物，如有，需分析新增药物与抗抑郁药物之间是否有相互作用。

（5）确认患者工作生活压力大小，人际关系、家庭关系是否融洽等。

（6）确认患者平时运动情况、饮食情况，必要时进行指导修正。

（7）确认患者是否有寻求心理医生进行心理治疗，必要时可帮助患者预约。

（8）确认患者戒除酒精依赖、药物滥用情况。

2. 第二次随访（根据治疗情况，前 3 个月内每 2 ~ 4 周进行一次随访）

（1）确认患者是否按医嘱服用药物。

（2）确认是否因发生不良反应而停药。

（3）评估患者症状改善情况，如未获得改善应建议就医，调整治疗方案。

（4）确认医生处方是否有变更。

（5）询问患者是否有新发其他疾病、新的合并用药情况。

（6）确认患者人际关系、家庭关系是否融洽等。

3. 若每次回访评估均对抗抑郁药应答良好，症状改善明显，则后续随访间隔可延长。对于维持治疗期的患者，如果病情稳定，可每 3 ~ 12 个月随访 1 次

4. 年度随访

（1）靠近年底前 1 个月需再次提醒患者回医师门诊进行年度检查，检查项目包括血常规、肝肾功能等。

（2）评价患者戒除酒精依赖、精神物质依赖计划是否有成效。

（3）评价患者自我管理教育（包括疾病知识宣教、用药指导、膳食指导、自我监测等方面）是否需要帮助。

（4）确认患者工作生活压力，家庭社会关系是否对抑郁症状产生影响。

（5）转诊情况的随访。

第四节 案例分析

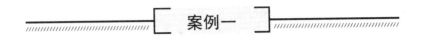

案例一

一、病例描述

张某，女，40 岁，主诉情绪很低落和难过，容易哭，入睡困难，非常焦虑，不愿与人交流，有时想到自杀来解脱。

她小学学历，育有一女，其丈夫 3 年前因车祸去世。丈夫去世后，留下一大笔债务，其独自一人抚养女儿，生活压力很大。3 年来，她白天在超市做保洁员，晚上去大排档洗盘子。对女儿疏于管教，女儿 2 年前初中没毕业便不愿上学，整天与社会不良青年混在一起，经常找她要钱，不给就破口大骂，夜不归宿。这一切每天让她感到压力很大，害怕女儿出事，害怕债主讨债。原本性格开朗的她，3 年来未笑过。2 个月前，女儿带着新交的男朋友回家，张口就跟她要两千块钱。她没有钱给女儿，女儿与她大吵一架后，便离家出走，至今未归。她找遍所有想得到的地方均一无所获。从那以后，她感觉每天注意力不能集中，无法完成日常工作，并因此丢了工作，没有了收入来源。现在她夜晚入睡极其困难，心里不断自责自己没用，没有管教好女儿；食欲减退，精神状态极差，不知道如何生活下去，1 天前上吊自杀未遂。邻居发现她的异常情况，遂带其就医。医生诊断其中重度抑郁发作。

既往史：高血压 5 年，未规律服药，未规律监测血压。否认糖尿病、心脏病等慢性病史，否认肝炎、结核传染病史，否认外伤、手术史，否认食物及药物过敏史，否认输血史，预防接种史不详。

药物史：

药品	英文通用名	用法用量
硝苯地平片 10mg/片	Nifedipine	10mg po tid #90 片

过敏史：否认食物及药物过敏史。

社会史：出生、生长于当地。无吸烟嗜好。无饮酒嗜好。无长期工业毒物、粉尘、放射性物质接触史。否认不洁性交史。

职业：无。

家族史：父亲有高血压，控制良好。舅舅曾患抑郁症，接受抗抑郁治疗（具体不详）后好转。女体健。

系统回顾：

（ - ）头晕、头痛　　　　（ + ）食欲减退　　　　（ + ）自我评价低

（ - ）胸闷、胸痛　　　　（ + ）注意力不集中　　（ + ）自杀想法

（ + ）血压高

生命体征： 血压：160/85mmHg，脉搏：70bpm，体温：36.9℃，体重：55kg，BMI：22kg/m²

实验室指标：

指标	值	正常值范围	单位
天冬氨酸氨基转移酶	25	0 ~ 40	U/L
丙氨酸氨基转移酶	31	0 ~ 40	U/L
钠	138	135 ~ 149	mmol/L
钾	4.1	3.5 ~ 5.5	mmol/L
氯	99	96 ~ 110	mmol/L
二氧化碳	26	22 ~ 30	mmol/L
肌酐	50	52 ~ 115	μmol/L
空腹血糖	5.0	4.4 ~ 6.7	mmol/L
总胆固醇	4.45	3.0 ~ 5.7	mmol/L
低密度脂蛋白	2.63	2.7 ~ 4.1	mmol/L
高密度脂蛋白	1.4	0.9 ~ 1.8	mmol/L
甘油三脂	1.46	0.5 ~ 1.7	mmol/L

预防性照护： 血压测量：最近一次测量血压是6个月前。

主观性资料： 患者为单亲母亲，背负债务，生活压力大，家庭关系不和谐。最近食欲减退，精神状态差。有抑郁症家族史，既往有高血压史5年，未规律服药，无不良嗜好。

病例小结： 患者抑郁症初次发作，有家族史，在门诊就诊。该患者为单亲母亲，背负债务，生活压力大。女儿与其关系极差，吵架后离家出走。患者自责、内疚，觉得自己没用，没有管教好女儿，现在注意力不能集中，无法完成工作，夜晚入睡极其困难。精神状态极差，面色苍白，食欲减退，不知道如何生活下去，有过自杀想法。

二、作业题

1.【收集信息】列出需要收集的必要的主观和客观信息

2.【发现问题】根据提供的患者信息，分析患者的健康状况以及存在的问题并确定各问题的轻重缓急，重点分析药物相关性问题

3.【治疗目标和可选方案】制订一个个性化的、以患者为中心的、既遵循循证也符合成本效果的监护计划

4.【执行监护计划】与其他医护人员、患者或照护者协作执行监护计划，建议包括患

者教育内容

5. 【结果监测和评价】列出需要监测和评价的参数

6. 【参考文献】列出主要的参考文献

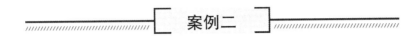

案例二

一、病例描述

秦某，51 岁，女性。1 周前因与丈夫争吵后出现情绪低落，不断哭泣，觉得对不起家人，晚上烦躁失眠，有时说胡话等来院治疗。诊断抑郁症伴精神症状发作。入院后给予文拉法辛联用奥氮平进行治疗，2 天后患者表情呆滞、头晕、嗜睡伴恶心。半年前中度抑郁症发作，给予文拉法辛缓释胶囊 75mg，每天一次，治疗 2 个月后大为缓解，但未继续按医嘱进一步巩固治疗。

既往史：中度抑郁症半年；高血压 7 年，规律用药，血压控制良好。高血脂 3 年，服用阿托伐他汀钙片，但血脂水平控制不理想。

药物史：

药品	英文通用名	用法用量
盐酸文拉法辛缓释胶囊 75mg/粒	Venlafaxine	75 mg po qd #30 粒
硝苯地平控释片 30mg/片	Nifedipine	30 mg po qd #30 片
阿托伐他汀钙片 10mg/片	Atorvastatin	10 mg po qd #30 片
阿司匹林肠溶片 100mg/片	Aspirin	100 mg po qd #30 片

过敏史：否认食物及药物过敏史。

个人史：22 岁参加工作，无特殊爱好，既往未受过重大精神创伤，人际关系一般，无吸烟、饮酒等不良嗜好。性格内向。

职业：家庭主妇。

家族史：家族中无类似心血管疾病、精神疾病史，否认家族遗传性病史及恶性肿瘤病史。

系统回顾：

（+）情绪低落，不断哭泣，失眠

（+）烦躁，有时说胡话

（+）入院 2 天后出现表情呆滞、头晕、嗜睡伴恶心

生命体征：血压：125/88mmHg，脉搏：75bpm，体温：36.7℃。

实验室指标：

指标	值	正常值范围	单位
天冬氨酸氨基转移酶	15	0 ~ 40	U/L
丙氨酸氨基转移酶	12	0 ~ 40	U/L
钠	141	135 ~ 149	mmol/L
钾	4.2	3.5 ~ 5.5	mmol/L
氯	103	96 ~ 110	mmol/L
二氧化碳	24	22 ~ 30	mmol/L
肌酐	60	52 ~ 115	μmol/L
空腹血糖	5.1	4.4 ~ 6.7	mmol/L
总胆固醇	5.55	3.0 ~ 5.7	mmol/L
低密度脂蛋白	4.17	2.7 ~ 4.1	mmol/L
高密度脂蛋白	0.82	0.9 ~ 1.8	mmol/L
甘油三脂	1.45	0.5 ~ 1.7	mmol/L

预防性照护：

不良反应：在临床治疗过程中应有针对性地进行监测并及时处理。

自杀预防：警告患者这种潜在的不利影响，并告知患者必要时如何寻求帮助。

主观性资料：1周前因与丈夫争吵后出现情绪低落，不断哭泣，觉得对不起家人，晚上烦躁失眠，有时说胡话。

病例小结：患者51岁，半年前抑郁症发作，规律服药后缓解，但未进行巩固期治疗。因与丈夫吵架，抑郁症复发，情绪低落，不断哭泣，失眠伴轻微精神症状。近两天表情呆滞，嗜睡并伴恶心。

二、作业题

1. 【收集信息】列出需要收集的必要的主观和客观信息

2. 【发现问题】根据提供的患者信息，分析患者的健康状况以及存在的问题并确定各问题的轻重缓急，重点分析药物相关性问题

3. 【治疗目标和可选方案】制订一个个性化的、以患者为中心的、既遵循循证也符合成本效果的监护计划

4. 【执行监护计划】与其他医护人员、患者或照护者协作执行监护计划，建议包括患者教育内容

5. 【结果监测和评价】列出需要监测和评价的参数

6. 【参考文献】列出主要的参考文献

参考文献

［1］PARIKH S V , QUILTY L C , RAVITZ P , et al. Canadian network for mood and anxiety treatments（CANMAT）2016 clinical guidelines for the management of adults with major depressive disorder：section 2. psychological treatments ［J］. The Canadian journal of psychiatry，2016，61（9）：524 – 539.

［2］DODD S , MITCHELL P B , BAUER M , et al. Monitoring for antidepressant-associated adverse events in the treatment of patients with major depressive disorder：An international consensus statement ［J］. The world journal of biological psychiatry，2017：1 – 19.

［3］QASEEM A , BARRY M J, KANSAGARA D . Nonpharmacologic versus pharmacologic treatment of adult patients with major depressive disorder：a clinical practice guideline from the american college of physicians. ［J］. Annals of internal medicine，2016，164（5）：350 – 359.

［4］BENNABI D, YRONDI A, CHARPEAUD T, et al. Clinical guidelines for the management of depression with specific comorbid psychiatric conditions French recommendations from experts（the French Association for Biological Psychiatry and Neuropsychopharmacology and the fondation FondaMental）［J］. BMC psychiatry，2019，19（1）：1 – 9.

［5］AVASTHI A , GROVER S . Clinical practice guidelines for management of depression in Elderly ［J］. Indian journal of psychiatry，2018，60（Suppl 3）：S341 – S362.

［6］BAUER M , SEVERUS E , MÖLLER H-J, et al. Pharmacological treatment of unipolar depressive disorders：summary of WFSBP guidelines ［J］. International journal of psychiatry in clinical practice，2017：1 – 11.

第十五章

类风湿关节炎药学监护和案例分析

学习目标

1. 明确类风湿关节炎的治疗目标。
2. 熟悉类风湿关节炎的症状和体征。
3. 了解类风湿关节炎的危险因素和并发症。
4. 评估类风湿关节炎患者的药物相关性问题。
5. 为类风湿关节炎患者提供合适的药物治疗方案及推荐适当的非药物治疗方案。
6. 指导类风湿关节炎患者进行自我疾病管理。

第一节　类风湿关节炎简介

一、定义及流行病学

（一）定义

类风湿关节炎（rheumatoid arthritis，RA）是一种常见的以关节慢性炎症性病变为主要表现的全身性自身免疫病，多数表现为以双手和腕关节等小关节受累为主的对称性、持续性多关节炎。RA 主要侵犯外周关节，但肺、心、神经系统、血液、眼等器官或组织亦可受累。主要病理变化为滑膜细胞增生、炎症细胞浸润、血管翳形成，侵蚀入软骨及骨组织。滑膜持续炎症导致关节结构破坏、畸形和功能丧失。

（二）流行病学

RA 几乎见于全世界所有的地区和各个种族，各地成年人发病率约 2‰～4‰，患病人数约占世界总人口的 1.0%。在某些人群中，如北美印第安披玛族人患病率可高达 5.0%，在我国约为 0.32%～0.36%。RA 可发生于任何年龄，但多见于 30 岁以后，女性高发年龄为 45～54 岁，男性患病比例随年龄增加而上升。女性易患本病，女性与男性罹患本病的比例约为 3 : 1。《2018 中国类风湿关节炎诊疗指南》报道类风湿关节炎全球发病率为 0.5% ~0.1%，中国发病率大约为 0.42%，是我国最为常见的风湿病之一。

二、临床表现

（一）症状和体征

典型 RA 患者表现为对称性、外周多关节炎症。大小关节均可侵犯，受累关节以近端指间关节，掌指关节，腕、肘和足趾关节最为多见，其次为肘、肩、踝、颈、颞颌及髋关节也可受累。远端指间关节、脊柱关节极少受累。起初可能是单一关节，亦可呈游走性多关节肿痛。受累关节因炎症充血、水肿、渗液，呈梭形肿胀。由于水肿液蓄积在关节炎症部位，晨起或关节活动起始时出现的僵硬和明显疼痛的现象，被称为晨僵。晨僵是 RA 突出的临床表现，往往持续时间较长，超过 1 小时。晨僵时间长短可反映关节滑膜炎症严重程度。关节炎症反复发作或迁延不愈，表明炎症可能累及关节软骨、软骨下骨及关节周围组织，最终可导致关节肌肉萎缩或关节畸形，严重影响关节功能。因此，中、晚期的患者常常可出现手指的"天鹅颈"及"纽扣花"样畸形，关节强直和掌指关节半脱位，表现为掌指关节向尺侧偏斜。除关节症状外，患者病情严重或关节症状突出时易见关节外表现。也有部分患者伴有皮下类风湿结节，或出现某一器官或多个内脏受累，如心脏、肺部、神经系统、眼部及胃肠系统等，其受累程度也不尽相同。

60% ~70% RA 患者缓慢起病，在数周或数月内逐渐出现掌指关节、腕关节等四肢小关节肿痛、僵硬。8% ~15% 的患者可在某些外界因素如感染、劳累过度、手术、分娩等刺激下，在几天内急性起病。患者发病时常伴乏力、食欲减退、体重减轻等全身不适，有些患者可有低热。

（二）实验室检查及辅助检查

类风湿关节炎尚缺乏特异性实验室诊断指标，临床上常用的检查方法如下：

（1）血常规。病情较重或病程长者，红细胞和血红蛋白有轻至中度降低，贫血大多属于正细胞、正色素型，约 25% 为缺铁性贫血。活动期血小板可增高。白细胞及分类多为正常。

（2）炎症标志物可作为判断疾病活动程度或病情缓解的指标。在 RA 活动期，可表现为血沉增快和 C 反应蛋白升高，经治疗缓解后下降。

（3）自身抗体。可检测类风湿因子（rheumatoid factor，RF）、抗环瓜氨酸肽（CCP）抗体、抗修饰型瓜氨酸化波形蛋白抗体、抗核周因子抗体、抗角蛋白抗体、抗聚角蛋白微丝蛋白抗体、抗 Sa 抗体、抗 RA33 抗体、抗 II 型胶原抗体、抗钙蛋白酶抑素抗体等自身抗体，新的抗体发现为研究 RA 的发病、预后和早期诊断提供了参考。

（4）滑膜液检查。RA 患者的滑膜液呈微混浊，黏稠度较低，滑液中白细胞升高，一般为 5 000 ~50 000/μl，中性粒细胞 >50%，白蛋白 >40g/L，透明质酸酶 <1g/L，镜下可见巨噬细胞、多形核细胞及其残核（Reiter 细胞）。

（5）影像学检查。双手、腕关节以及其他受累关节的临床 X 线片对 RA 的诊断有重要意义。美国风湿病学院（ACR）根据 X 线所见分为以下 4 期：①Ⅰ期：正常或关节端骨质疏松；②Ⅱ期：关节端骨质疏松，偶有关节软骨下囊样破坏或骨侵蚀改变；③Ⅲ期：明显的关节软骨下囊性破坏，关节间隙狭窄，关节半脱位等畸形；④Ⅳ期：除Ⅱ、Ⅲ期改变外，并有纤维性或骨性强直。另外，CT、MRI 及关节超声等检查手段也不断被应用于早期 RA 诊断。

三、病因及病理

RA 的病因尚未完全阐明。目前研究认为，RA 的发病可能与遗传、感染、性激素、免疫紊乱等因素有关。

RA 的基本病变主要有 3 种：①关节滑膜炎：弥漫性或灶性淋巴细胞和浆细胞浸润，并伴有淋巴滤泡形成；②类风湿血管炎：血管内皮细胞增生肿胀，管腔狭窄、阻塞，血管壁纤维素变性、坏死，血管周围淋巴细胞及浆细胞浸润；③类风湿结节：结节中央为大片纤维素样坏死灶，坏死灶周围呈栅栏状或放射状排列的成纤维细胞，最外层为增生的毛细血管和聚集的单核细胞、浆细胞及淋巴细胞，外周由纤维组织包绕。

四、诊断标准

RA 的诊断主要依靠临床表现、实验室检查及影像学检查。1987 年美国风湿病学院提出 RA 的修订诊断标准（见表 15 - 1），7 项中符合 4 项可诊断为 RA。在国外该标准的敏感性为 91% ~94%，特异性为 89%。我国临床试验证实敏感性为 91%，特异性为 88%。不典型及早期 RA 易出现误诊或漏诊。对这些患者，除 RF 和抗 CCP 抗体等检查外，还可考虑 MRI 及超声检查，以利于早期诊断。对可疑 RA 的患者要定期进行复查和随访。

2009 年 ACR 和欧洲抗风湿病联盟（EULAR）提出了新的 RA 分类标准和评分系统（见表 15 - 2）。该标准包括关节受累情况、血清学指标、滑膜炎持续时间及急性时相反应物 4 个部分进行评分，总得分 6 分以上也可诊断 RA。提出该标准的目的是强调 RA 早期诊断的重要性。通过早期诊断、实现早期治疗，达标治疗，改善患者预后，提高患者生活质量。

在 RA 的诊断中，应注意与骨关节炎、痛风性关节炎、血清阴性脊柱关节病、系统性红斑狼疮、干燥综合征及硬皮病等其他结缔组织病所致的关节炎鉴别。

表 15 - 1　1987 年美国风湿病学院的 RA 诊断标准

条件	定义
晨僵	关节及其周围僵硬感至少持续 1 小时
≥3 个以上关节区的关节炎	观察到下列 14 个关节区（两侧的近端指间关节、掌指关节、腕、肘、膝、踝及跖趾关节）中至少 3 个有软组织肿胀或积液（不是单纯骨隆起）
手关节炎	腕、掌指或近端指间关节区中，至少有一个关节区肿胀

（续上表）

条件	定义
对称性关节炎	左右两侧关节同时受累（两侧近端指间关节、掌指关节及跖趾关节受累时，不一定绝对对称）
类风湿结节	观察到在骨突部位、伸肌表面或关节周围有皮下结节
RF 阳性	任何检测方法证明血清中 RF 含量升高
影像学改变	在手和腕的后前位相上有典型的 RA 影像学改变：必须包括骨质侵蚀或受累关节及其邻近部位有明确的骨质脱钙

注：以上 7 条满足 4 条或 4 条以上并排除其他关节炎可诊断为 RA，条件 1～4 必须持续至少 6 周（引自 *Arthritis Rheum*，1988，31：315－324）

表 15 - 2　ACR/EULAR 2009 年 RA 分类标准和评分系统

关节受累情况		得分（0~5 分）
受累关节数	受累关节情况	
1	中、大关节	0
2~10	中、大关节	1
1~3	小关节	2
4~10	小关节	3
>10	至少 1 个为小关节	5
血清学		得分（0~3 分）
RF 或抗 CCP 抗体均为阴性		0
RF 或抗 CCP 抗体至少 1 项低滴度为阳性		2
RF 或抗 CCP 抗体至少 1 项高滴度（超过正常值 3 倍以上）为阳性		3
滑膜炎持续时间		得分（0~1 分）
<6 周		0
>6 周		1
急性时相反应物		得分（0~1 分）
CRP 或 ESR 均正常		0
CRP 或 ESR 增高		1

五、并发症及预后

RA 患者因治疗的需要长期服用免疫制剂药物，可导致机体免疫功能下降，往往有并发肺炎、泌尿系统感染、口腔溃疡、传染病等疾病风险。另外，部分 RA 患者由于糖皮质激素使用时间过长，体内肾上腺皮质功能受到抑制而容易并发柯兴氏综合征，甚至增加骨折发生风险。近年来，RA 患者并发心血管疾病（CVD）也逐渐引起临床的重视。RA 发生心血管疾病的风险几乎与糖尿病相似。与普通人群相比，RA 患者中，因心肌梗死和卒中等心血管事件导致死亡的风险增加约 50%。RA 增加心血管疾病风险的原因复杂，认为与慢性炎症、非甾体抗炎药（NSAIDs）和糖皮质激素等药物使用，以及高血压、高脂血症等心血管疾病危险因素控制不充分等情况有关。阻止 RA 患者心血管疾病并发症，对改善患者预后至关重要。

10% ~20% RA 患者疾病快速进展，在 1 ~2 年内发展成严重残疾。还有 10% 患者病情较轻，能自行缓解。大部分患者表现为慢性反复发作。早期积极的治疗可使 80% 以上患者病情得以缓解。一般而言，RF 阴性、起病时症状明显、HLA - DR4 阴性的患者预后较好。RA 的主要结局是残疾，它严重影响患者生活质量，对家庭和社会造成严重的经济负担。

第二节　类风湿关节炎的疾病治疗

RA 治疗的目标在于缓解关节症状，延缓病情进展，减少残疾发生，尽可能维护关节功能，以改善患者的生活质量。RA 治疗应强调早期治疗、达标治疗和个体化治疗的原则。治疗措施包括一般治疗、药物治疗、非药物治疗等，其中以药物治疗最为重要。

一、一般治疗

急性期全身症状严重，关节肿痛明显，应以卧床休息为主，并保持关节于功能位置。缓解期应尽早开始关节功能锻炼，运动量应量力而行，循序渐进，以避免长期卧床导致肌肉萎缩、关节强直。应适当补充营养，增加优质蛋白和高纤维素食物。

二、药物治疗

根据药物作用机制，治疗 RA 的常用药物分为 5 大类，即非甾体抗炎药（NSAIDs）、改变病情抗风湿药（DMARDs）、糖皮质激素（Glucocorticoid，GC）、植物药和生物制剂等。

（一）非甾体抗炎药

NSAIDs 主要通过抑制环氧化酶（COX）活性，减少前列腺素合成而起到消炎止痛的作用，是临床最常用的 RA 治疗药物。NSAIDs 起效快，能在较短时间内缓解症状，但不能控制病情，常与改变病情抗风湿药物联合使用。其主要不良反应包括胃肠道症状、肝和肾功能损害以及可能增加的心血管不良事件。根据现有的循证医学证据和专家共识，使用 NSAIDs 应注意以下几点：①注重 NSAIDs 的种类、剂量和剂型的个体化。②尽可能用最低有效量、短疗程。③一般先选用一种 NSAID，应用数日至 1 周无明显疗效时应加到足量。如仍然无效则再换用另一种制剂，避免同时服用 2 种或 2 种以上 NSAIDs。④对有消化性溃疡病史者，宜用选择性 COX -2 抑制剂或其他 NSAID 加质子泵抑制剂。⑤老年人可选用半衰期短或较小剂量的 NSAID。⑥心血管高危人群应谨慎选用 NSAIDs，如需使用，建议选用对乙酰氨基酚或萘普生。⑦肾功能不全者应慎用 NSAIDs。⑧注意血常规和肝肾功能的定期监测。

（二）改善病情抗风湿药

该类药物较 NSAIDs 发挥作用慢，大约需 1～6 个月。DMARDs 不具备明显的止痛和抗炎作用，但可延缓或控制病情的进展。目前国内外指南均强调，确诊为 RA 的患者都应尽早使用 DMARDs。病情较重、有多关节受累、伴有关节外表现或早期出现关节破坏等预后不良因素者应考虑 2 种或 2 种以上 DMARDs 的联合应用。甲氨蝶呤（MTX）应作为 RA 的首选用药，并将它作为联合治疗的基本药物。若 MTX 无效或不能耐受，可选其他 DMRADs，如来氟米特、柳氮磺吡啶和羟氯喹作为一线治疗药物。各种 DMARDs 有其不同的作用机制及毒副反应，在应用时需谨慎监测。常用于治疗 RA 的 DMARDs 见表 15 – 3。

表 15 – 3　治疗 RA 的主要 DMARDs

药物	起效时间（月）	常用剂量	给药途径	主要不良反应
甲氨蝶呤	1～2	7.5～20mg/w	口服、肌注、静注	胃肠道症状、口腔炎、皮疹、脱发、骨髓抑制、肝脏毒性，偶有肺间质病变
柳氮磺吡啶	1～2	500～1 000mg tid	口服	皮疹、胃肠道反应，偶有骨髓抑制；对磺胺过敏者不宜服用
来氟米特	1～2	10～20mg qd	口服	腹泻、瘙痒、转氨酶升高、脱发、皮疹
羟氯喹	2～4	200mg bid	口服	头晕、头痛、皮疹、视网膜毒性、偶有心肌损害，禁用于窦房结功能不全、传导阻滞者
金诺芬	4～6	3mg bid	口服	口腔炎、皮疹、腹泻、骨髓抑制、偶有蛋白尿
硫唑嘌呤	2～3	50～150mg/d	口服	胃肠道症状、肝功能异常、骨髓抑制
青霉胺	3～6	250～500mg/d	口服	皮疹、口腔炎、味觉障碍、蛋白尿
环孢素 A	2～4	1～3mg·kg⁻¹·d⁻¹	口服	胃肠道反应、高血压、肝肾功能损害、齿龈增生及多毛等
环磷酰胺	1～2	1～2mg·kg⁻¹·d⁻¹	口服	恶心、呕吐、骨髓抑制、肝功能损害、脱发、性腺抑制、出血性膀胱炎等
		400mg/2～4w	静注	

（三）生物制剂靶向治疗

生物制剂靶向治疗是目前治疗 RA 快速发展的治疗方法，疗效显著，其中包括 TNF－α拮抗剂、IL－1 拮抗剂和 IL－6 拮抗剂、CD20 单克隆抗体、抑制 T 细胞活化生物制剂等，还有多种新的生物制剂在研究中。与传统抗风湿药相比，生物制剂治疗 RA 的主要特点是起效快、耐受性相对较好，延缓或抑制骨破坏的效能明显。早期应用可使更多 RA 患者的临床症状、躯体功能障碍得到缓解，阻止影像学进展。2013 年 APLAR 指南认为，当传统类 DMARDs 方案治疗不充分或不耐受，或存在有预后不良因素且处于疾病活动期时，应考虑尽早使用生物制剂。生物制剂与 MTX 联合可增加疗效和提高安全性。经生物制剂治疗 6个月仍未缓解或未达到低疾病活动度，建议改用另一种生物制剂。处于长期缓解状态（＞12 个月）的患者，可以考虑减少生物制剂用量。这类生物制剂可有注射部位反应或输液反应，可能有增加感染或肿瘤的风险。用药前应对患者进行结核筛查，除外活动性感染和肿瘤。目前有关生物制剂的长期疗效、疗程、停药复发和副作用还有待进一步的临床观察与研究。

（四）糖皮质激素

GC 具有强大的抗炎作用，能迅速改善关节肿痛和全身症状。对重症 RA 伴有心、肺或神经系统等受累的患者，可给予短效 GC，其剂量依病情严重程度而定。针对关节病变，如需使用，通常为小剂量激素（泼尼松≤7.5 mg/kg）。GC 可用于以下几种情况：①伴有血管炎等关节外表现的重症 RA；②不能耐受 NSAIDs 的 RA 患者作为"桥梁"治疗；③其他治疗方法效果不佳的 RA 患者；④伴局部激素治疗指征（如关节腔内注射）。GC 治疗 RA 的原则是小剂量、短疗程，且须同时应用 DMARDs，当临床条件允许时应尽快递减 GC用量至停用。使用 GC 时应注意补充钙剂和维生素 D，警惕感染、高血压、血糖增高、骨质疏松、消化道溃疡等副作用。

（五）植物药制剂

目前国内已有多种治疗 RA 的植物药制剂，如雷公藤、白芍总苷、青藤碱等，对缓解关节症状有一定作用，常作为联合治疗药物使用。其中雷公藤最为常用，应注意其明显性腺抑制、骨髓抑制、肝损伤等副作用。白芍总苷可引起皮疹和白细胞减少等不良反应。青藤碱主要不良反应有皮肤瘙痒、皮疹和白细胞减少等。因此，植物药制剂在临床应用时应引起一定关注。

三、非药物治疗

RA 患者经过积极内科正规治疗，病情仍不能控制，为纠正畸形、提高生活质量可考虑手术治疗。常用的手术主要有滑膜切除术、人工关节置换术、关节融合术及软组织修复术等。根据不同的病期施行不同的手术，以单关节炎、大关节炎为主时可行病变滑膜切除术。中、晚期患者由于关节骨受到破坏，在切除滑膜后还需行关节清理术、骨矫正术、关节形成术或人工关节置换术等。然而，手术并不能根治 RA，术后仍需要进一步药物治疗。

对于少数经规范用药疗效欠佳，血清中有高滴度自身抗体、免疫球蛋白明显增高的患者可考虑免疫净化，如血浆置换或免疫吸附等治疗。此外，自体干细胞移植、T 细胞疫苗以及间充质干细胞治疗对 RA 的缓解可能有效，但仅适用于少数患者，仍需进一步的临床研究。

四、患者教育

RA 患者教育应主要包括用药指导、膳食指导、康复锻炼指导、自我监测几个方面。

1. 用药指导

对 RA 患者不同疾病时期的药物治疗方案应给予科学的用药指导，使患者正确认识药物的疗效、服药方法及不良反应，并使患者知晓不良事件发生时的正确应对方法。例如，甲氨蝶呤是治疗 RA 的首选药物，但若患者不按医嘱服用，可能出现危及生命的副作用。甲氨蝶呤用药同时补充低剂量叶酸能降低毒性反应（黏膜炎症、恶心、血常规异常和转氨酶升高）的发生而不影响甲氨蝶呤的药效，因此应特别强调甲氨蝶呤的服用方法和与叶酸合用的必要性。对于用药依从性差的患者，制订详尽的服药日计划单，具体到每次服药的药名、剂量、时间、注意事项，督促患者正确遵守治疗方案，以达到最佳治疗效果。对于考虑使用生物制剂的患者，因药物价格昂贵，且具有一定副作用，可能会引起患者的焦虑情绪。对于此类患者，应从生物制剂的疗效、安全性和花费等方面进行指导。

2. 膳食指导

对 RA 患者开展以健康促进理论为指导的行为干预应作为药学监护的重要方面。吸烟会增加 RA 患者的疾病风险，应教育患者戒烟，制订戒烟的个体化计划。RA 患者应避免高糖、含有反式脂肪、油炸的食物和过量酒精，在饮食中添加鱼油可改善患者的临床症状和血清中的炎性标记物。研究表明，在饮食中添加 ω-3 脂肪酸可以改善关节评分，还能减少早期 RA 患者的心血管风险因素。推荐患者采用以全谷物食品、新鲜蔬果、豆类、种子和坚果为主的膳食结构。有证据支持含有抗炎成分的饮食联合鱼油使用可改善血清的炎性标记物和临床症状，其中抗炎成分包括纤维、异黄酮、类胡萝卜素、植物激素、单不饱和脂肪酸、益生菌等。

3. 康复锻炼指导

重视患者的康复锻炼，与患者共同制订锻炼计划，指导患者选择矫形器具，监测和评价体力活动情况、肌力、关节功能及躯体功能。RA 患者的康复锻炼有助于提高肌力、关节稳定性和体力，长期规律的身体活动还能预防心血管并发症的发生。

4. 自我监测

应指导患者掌握疼痛、疲劳疾病活动度以及躯体功能等方面的评估方法。症状、疾病活动度、躯体功能是患者与医师双方较为关注的问题。其中，疾病活动度是指导 RA 患者治疗方案调整的重要标准。有研究显示，将基于患者的疾病活动度评估整合进常规卫生服务中可以提高服务的效率和质量。RA 患者自我监测症状、疾病活动度和躯体功能有助于与风湿免疫专科医师及其他专业人员的沟通，提高患者参与治疗的主动性和依从性，更有利于医师、药师及时、适当地调整治疗方案，达到最佳治疗效果。常用的评估工具有 VAS（疼痛、疲劳）、DAS28（疾病活动度）、8 个条目的健康评估问卷 HAQ-DI（躯体功能）。

在患者来访时，教会患者这些自评工具的使用方法，使其能独立评估自己目前的状况并理解评估结果的意义。

第三节　类风湿关节炎药学监护

RA 是一种自身免疫性、系统性的慢性炎症性多关节炎，目前尚无治愈方法。随着 RA 病程的进展，患者会出现关节畸形、残疾，劳动力丧失，严重影响生活质量，无论对患者本人还是其家庭都有极大影响，同时也给国家和社会带来巨大的经济负担。国外研究表明，RA 慢病管理工作对患者的健康结局明显有益，且有助于降低医疗费用。药师作为 RA 慢性病管理团队中不可或缺的一员，在用药指导、疗效评估、生活干预等方面可充分发挥作用，通过与患者沟通，了解患者的需求、疾病状态，开展治疗和并发症的监测，为患者提供个体化、全面的疾病管理，在减轻医生负担和减少不良事件发生的同时，提高患者的满意度和生活质量。

药师执行 RA 治疗管理，要遵循特定的药学监护流程：

一、评估

1. 评估疾病控制情况
（1）判断患者疾病缓解情况，是否有病情进展。
（2）了解患者关节功能情况，是否出现关节破坏或残疾情况。
（3）了解疾病对患者生活的影响程度以及患者的应对方式和效果。

2. 评估药物使用的适宜性
（1）当前 RA 治疗药物是否安全有效，患者是否存在用药禁忌证。
（2）患者是否有良好的用药依从性，服药方式是否正确。
（3）患者是否清楚药物可能带来的不良反应。
（4）若疗效欠佳或存在毒副反应，探讨是否需要调整药物剂量、改变给药途径、更换治疗药物或联用其他药物。
（5）患者合并使用其他药物时，探讨是否影响到当前 RA 病情的控制，是否存在药物相互作用，是否增加副作用或是否影响用药依从性。
（6）了解疾病控制不佳与治疗策略改变的相关性，是医师处方问题还是患者自身用药的问题。

3. 评估膳食情况和生活习惯
（1）评估患者日常膳食结构是否合理，了解糖分与反式脂肪酸的摄入情况。
（2）询问患者是否有饮酒嗜好；若有，了解酒精摄入情况。
（3）询问患者是否有吸烟嗜好；若有，确认患者是否开始戒烟。

4. 评估康复锻炼情况
（1）了解患者对康复锻炼的认知程度，是否有执行障碍。

（2）评估康复锻炼频率和强度，是否制订及执行科学的康复锻炼计划。

二、拟订和执行监护计划

1. 药物治疗

（1）对患者病情进行评估后，针对所发现的问题，拟定改变医师处方行为或患者用药行为的方案。

（2）指导患者开展自我监测症状、疾病活动度和躯体功能，掌握常用的评估工具如VAS（疼痛、疲劳）、DAS28（疾病活动度）、8 个条目的健康评估问卷（HAQ - DI），提高患者参与治疗的主动性和依从性。

（3）对患者的药物治疗方案给予科学的用药指导，使患者正确认识药物的疗效、注意事项及不良反应，并使患者知晓不良事件发生时的正确应对方法。

（4）尽早开始传统类 DMARDs 单药或联合治疗；对于传统类 DMARDs 治疗反应欠佳的患者，可考虑加用生物制剂，并从药物效果、安全性和花费等方面对患者进行指导。

（5）对于服药配合度低的患者，制订详尽的服药日计划单，具体到每次服药的药名、剂量、时间、注意事项，督促患者严格遵守治疗方案，达到最佳治疗效果。

（6）若疾病持续缓解或活动度低达 6 ~ 12 个月，在医生与患者充分沟通的基础上，可考虑逐步减少剂量或停用药物。

2. 膳食管理

（1）教育患者应减少或避免食用有反式脂肪的食物、人造黄油、高糖产品、动物脂肪、奶酪、油炸食品、加工肉食、精制淀粉食品、过量的酒精和咖啡。

（2）推荐在饮食中添加鱼油，有助于改善临床症状和血清中的炎性标记物。

（3）建议多食用含有抗炎成分的食物，如表 15 - 4 所示。

（4）对吸烟者，应教育其戒烟的重要性，并对其拟定戒烟的计划。

表 15 - 4 含有抗炎成分的食物

抗炎成分	代表食物
纤维	全谷食物、蔬果、大豆和其他豆类
异黄酮	大豆和其他豆类、柑橘类水果、番茄
类胡萝卜素	番茄、橘子汁、菠菜、甘蓝
植物激素	豆类、蔬菜
单不饱和脂肪酸	橄榄油、菜籽油
益生菌	酸奶

3. 康复锻炼指导

（1）教育患者康复锻炼对提高肌力、关节稳定性和体力以及预防心血管并发症的意义。

（2）对患者的身体状况和运动能力进行评估和评价，结合个人兴趣和生活环境协助患者制订运动计划和注意事项。

（3）康复锻炼计划包括原则、频率、强度，应具体到不同部位的锻炼、运动的选择，并指导患者正确使用矫形器具。

三、随访评价

1. 第一次随访（在 2~3 周内，可采用上门、电话访问等方式随访）

（1）随访药物治疗效果。

①确认患者疾病是否较前缓解（询问晨僵、关节疼痛、活动受限等情况）。②确认是否请医师调整药物治疗，医师处方是否有更正，换药/停药/剂量调整是否正确。③评估患者用药依从性，确认服药行为（方式/时间/剂量/频次）是否正确。④确认患者是否因调整治疗药物而出现副作用；若发生副作用，指导患者如何处理。

（2）随访膳食适当性。

①确认患者是否已戒烟、限酒。②了解患者的日常膳食情况，确认是否符合健康管理要求，并依据饮食内容指导患者如何修正。

（3）随访患者康复锻炼情况。

①确认是否执行康复锻炼计划。②确认日常运动方式、频率及强度是否适宜，必要时予以修正。③确认患者是否正确使用矫形器具。

2. 第二次随访（一般 3 个月后患者回药房领药时）

（1）随访上次建议的接受情形与药物治疗效果。

①确认患者疾病是否较前缓解（询问晨僵、关节疼痛、活动受限等情况）。②患者对药物治疗效果是否满意，是否出现焦虑等不良情绪。③确认医师处方是否有更正，换药/停药/剂量调整是否正确。④评估患者用药依从性，服药行为（方式/时间/剂量/频次）是否正确。⑤确认是否有因副作用发生而停药的状况。

（2）随访膳食的适当性。

①再次确认患者对健康膳食的认知。②确认患者日常膳食结构是否合理，是否执行健康饮食计划。③确认患者是否执行戒烟和限酒的计划。④确认患者是否在日常饮食中添加鱼油（ω-3脂肪酸）或增加抗炎成分食物的摄入。

（3）随访患者康复锻炼情况。

①确认患者康复锻炼计划的执行情况及协助患者困境排除。②再次确认患者运动方式、频率及强度是否合理。③再次确认患者是否正确使用矫形器具。④检查患者是否能正确自我监测症状、疾病活动度和躯体功能。

（4）填写完整照护报告书，给医师参考。如需进一步沟通，建议以电话直接与医师联系及说明。

3. 年度随访

（1）临近年底前一个月需再次提醒患者回门诊进行年度检查，检查项目包括：血常规、炎症指标、自身抗体、影像学检查、肝肾功能检查等。

（2）协助判读实验室检查数据，并加以解释或澄清。

（3）评估接受生物制剂治疗的患者是否出现活动性感染。

（4）评价患者戒烟计划、合理膳食、康复锻炼是否有成效。

（5）评价患者自我管理教育（包括疾病知识宣教、用药指导、膳食指导、康复指导、自我监测等方面）是否仍需再加强。

（6）转诊情况的随访。

（7）关注社会心理问题（生活质量、无助感、焦虑、抑郁）。

第四节　案例分析

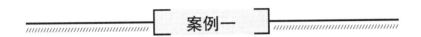

案例一

一、病例描述

王某，48 岁男性患者，在门诊进行 RA 管理随访。该患者 2 年前被诊断为 RA，过去未进行规律治疗。最近他常感到全身多处关节疼痛，右膝关节明显肿胀并伴晨僵。他最近一次去门诊是在 3 个月前。

既往史：患高血压 6 年。

药物史：

药品	英文通用名	用法用量
羟氯喹 100mg/片	Hydroxychloroquine	200mg po bid #120 片
双氯芬酸钠肠溶片 25mg/片	Diclofenac Sodium ER	25mg po tid #90 片
氨氯地平 5mg/片	Amlodipine	5mg po qd #30 片
氢氯噻嗪 25mg/片	Hydrochlorothiazide	25mg po qd #30 片

过敏史：无

职业：银行客户经理

社会史：

（＋）吸烟：每日 10 支　　（＋）饮酒：一周喝酒 1～2 次，每次 4～5 两白酒

家族史：母亲：2 型糖尿病、痛风。父亲：高血压、冠心病

系统回顾：

（－）头痛　　　　　　　　　（＋）晨僵（持续 >2h）

（－）胸闷、胸痛　　　　　　（＋）双手第 3、4 掌指关节对称性出现肿胀和压痛

（－）胃肠道不适

（＋）双手第 3、4、5 近侧指间关节对称性出现肿胀和压痛

（＋）双侧膝关节疼痛，右侧较明显出现肿胀

（＋）左前臂伸肌表面有一个明显皮下结节

生命体征：血压：138/80mmHg，脉搏：68bpm，体重：76kg

实验室指标：

指标	值	正常值范围	单位
门冬氨酸氨基转移酶	20	0～40	U/L
丙氨酸氨基转移酶	18	0～40	U/L
碱性磷酸酶	42	30～120	U/L
钠	140	135～149	mmol/L
钾	3.1	3.5～5.5	mmol/L
氯	101	96～110	mmol/L
二氧化碳	23	22～30	mmol/L
尿素/肌酐	15：1	10：1～20：1	
血沉	67	0～15	mm/H
类风湿因子	1：726	＜1：20	
抗环状瓜氨酸多肽抗体	阳性	阴性	
抗核抗体	阴性	阴性	

X 线检查：双侧掌指关节及指间关节侵蚀，较 6 个月前关节间隙变窄。

关节液检查：取自右膝关节：白细胞 23 000/μl，混浊。

主观性资料：患者工作忙碌，经常加班和外出应酬，三餐饮食不规律，几乎无时间运动，偶有忘记服药，常有疲惫感。

预防性照护：无。

病例小结：48 岁男性患者在门诊进行 RA 管理随访。该患者 2 年前被诊断为 RA，过去未进行规律治疗。最近，患者常常感到全身多处关节疼痛，右膝关节肿胀并伴晨僵。患者工作忙碌，经常加班和外出应酬，三餐饮食不规律，几乎无时间运动，偶有忘记服药。检查结果发现，患者 ESR、RF 偏高，Anti－CCP 阳性，血钾偏低。

二、作业问题

1.【收集信息】列出需要收集的必要的主观和客观信息

2.【发现问题】根据提供的患者信息，分析患者的健康状况以及存在的问题并确定各问题的轻重缓急，重点分析药物相关性问题

3.【治疗目标和可选方案】制订一个个性化的、以患者为中心的、既遵循循证也符合成本效果的监护计划

4.【执行监护计划】与其他医护人员、患者或照护者协作执行监护计划，建议包括患者教育内容

5. 【结果监测和评价】列出需要监测和评价的参数

6. 【参考文献】列出主要的参考文献

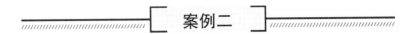

案例二

一、病例描述

LMY 是一位 52 岁女性患者，在门诊进行 RA 管理随访。该患者 1 年前被诊断为 RA。最近 3 个月她双侧膝关节及双侧肘关节有明显疼痛，疼痛时关节活动受限伴有晨僵，休息后未能明显缓解。她最近一次去风湿门诊是在两周前。

既往史：高血脂、慢性浅表性胃炎。

药物史：

药品	英文通用名	用法用量
泼尼松 5mg/片	Prednisone	10mg po qd #60 片
甲氨蝶呤 2.5mg/片	Methotrexate	10mg po qw #20 片
柳氮磺吡啶肠溶片 0.25g/片	Sulfasalazine ER	0.75g po tid #90 片
辛伐他汀 40mg/片	Simvastatin	80mg po qd #60 片

过敏史：磺胺过敏（皮疹）。

社会史：（-）吸烟 　　（-）饮酒

职业：公司行政人员。

家族史：母亲：骨质疏松；父亲：高血压、高血脂、心肌梗死；弟弟：高血脂。

系统回顾：

（-）头晕、头痛 　　　　（+）胃肠道不适 　　　　（+）双侧掌指关节肿胀

（-）胸闷、胸痛 　　　　（+）口腔炎 　　　　　　（+）双侧腕关节肿胀

（-）浅表淋巴结无肿大 　（+）晨僵（>1h） 　　　（+）双侧膝关节肿胀

生命体征：血压：119/74mmHg，脉搏：65bpm，体重：75kg，BMI：26kg/m^2

实验室指标：

指标	值	正常值范围	单位
白细胞	3 900	3 500 ~ 9 500	/mm^3
血红蛋白	11	11 ~ 15	g/L
血小板	250 000	100 000 ~ 300 000	/mm^3
天冬氨酸转氨酶	12	0 ~ 40	U/L
丙氨酸转氨酶	14	0 ~ 40	U/L

（续上表）

指标	值	正常值范围	单位
碱性磷酸酶	42	30 ~ 120	U/L
总胆固醇	210	< 200	mg/dl
低密度脂蛋白	137	< 100	mg/dl
高密度脂蛋白	51	> 50	mg/dl
甘油三酯	165	< 150	mg/dl
C - 反应蛋白	8.3	0 ~ 1	mg/dl
类风湿因子	1 : 780	< 1 : 20	
抗环状瓜氨酸多肽抗体	阳性	阴性	

X 线检查：双侧掌指、腕、膝关节周围软组织肿胀及关节附近骨质疏松；双侧膝关节可见轻度软骨破坏。

主观性资料：患者工作忙碌，尽管能坚持每日服药，但服药时间相对不固定。患者三餐不规律，未控制饮食，体型偏胖，血脂偏高，平时较少时间运动。最近一周她常感到胃肠道不适，且出现口腔炎。

预防性照护：接种流感疫苗：在最近的流感季节接种过。

病例小结：LMY 是一位 52 岁女性患者，在门诊进行 RA 管理随访。该患者 1 年前被诊断为 RA。最近 3 个月双侧膝关节及双侧肘关节有明显疼痛，疼痛时关节活动受限伴有晨僵，休息后未能明显缓解。工作忙碌，未能做到按固定时间服药。三餐不规律，无控制饮食，体型偏胖，平时较少时间运动。最近一周常感到胃肠道不适，且出现口腔炎。

二、作业题

1. 【收集信息】列出需要收集的必要的主观和客观信息

2. 【发现问题】根据提供的患者信息，分析患者的健康状况以及存在的问题并确定各问题的轻重缓急，重点分析药物相关性问题

3. 【治疗目标和可选方案】制订一个个性化的、以患者为中心的、既遵循循证也符合成本效果的监护计划

4. 【执行监护计划】与其他医护人员、患者或照护者协作执行监护计划，建议包括患者教育内容

5. 【结果监测和评价】列出需要监测和评价的参数

6. 【参考文献】列出主要的参考文献

参考文献

［1］中华医学会风湿病学分会. 2018 中国类风湿关节炎诊疗指南［J］. 中华内科杂志，2018，204（57）：242 - 251.

［2］陈灏珠，林果为，王吉耀. 实用内科学［M］. 14 版. 北京：人民卫生出版社，

2013：2611 - 2620.

［3］中华医学会风湿病学分会. 类风湿关节炎诊断及治疗指南［J］. 中华风湿病学杂志，2010，14（4）：265 - 270.

［4］风湿免疫疾病慢病管理全国护理协作组. 类风湿关节炎患者的慢病管理专家共识（2014版）［J］. 中华风湿病学杂志，2016，（2）：127 - 131.

［5］SMOLEN J S，BREEDVELD F C，BURMESTER G R，et al. Treating rheumatoid arthritis to target：2014 update of the recommendations of an international task force ［J］. Annals of the rheumatic diseases，2016，75（1）：3 - 15.

［6］LAU C S，CHIA F，DANS L，et al. 2018 update of the APLAR recommendations for treatment of rheumatoid arthritis ［J］. International journal of rhoumatic diseases. 2019，22（3）：357 - 375.

［7］FRAENKEL L，BATHON J M，ENGLAND B R，et al. 2021 American College of Rheumatology Guideline for the Treatment of Rheumatoid Arthritis ［J］. Arthritis care res（Hoboken）. 2021，73（7）：924 - 939.

［8］2018 NICE guideline. Rheumatoid arthritis in adults：management ［EB/OL］. https://www. nice. org. uk/.

［9］DAIEN C，HUA C，GAUJOUX-VIALA C，et al. Update of French society for rheumatology recommendations for managing rheumatoid arthritis ［J］. Joint bone spine. 2019，86（2）：135 - 150.

［10］中华医学会风湿病学分会. 2018 中国类风湿关节炎诊疗指南［J］. 中华内科杂志，2018，57（4）：242 - 251.

第十六章

癌痛药学监护和案例分析

学习目标

1. 明确癌痛的治疗目标。
2. 了解癌痛的评估方法及相关药物治疗方法。
3. 评估癌痛患者存在和潜在的药物治疗问题并提出干预策略。
4. 根据患者疼痛控制情况、药物作用特点等方面个体化使用癌痛治疗药物。
5. 制订个体化的药物监护计划，包括给药方案、疼痛动态评估和随访、患者教育。

第一节 癌痛简介

一、癌痛定义、流行病学

（一）定义

国际疼痛研究协会（International Association for the Study Pain，IASP）将疼痛定义为一种与组织损伤或潜在组织损伤相关的感觉、情感、认知和社会维度的痛苦体验。癌症疼痛（Cancer pain，简称"癌痛"）是指癌症、癌症相关病变、抗癌治疗以及癌症患者合并疼痛性疾病所导致的疼痛。疼痛是癌症患者尤其是中晚期癌症患者常见症状。有研究显示59%的癌症患者经历过疼痛，其中癌症进展的患者出现疼痛的比例更是高达64%，对于75%~90%的癌症进展患者来说疼痛是影响他们生活质量的最大因素，疼痛也是癌症患者、家属及其医生姑息治疗阶段最关心的合并症。癌痛除带给患者极大的痛苦外，还会引起或加重患者的焦虑、抑郁、乏力、失眠、食欲减退等症状，严重影响患者日常活动、自理能力、交往能力及整体生活质量。

（二）流行病学

我国癌痛治疗存在严重不足。我国癌痛的发生率为61.6%，其中50%的疼痛级别为中度至重度，30%为难以忍受的重度疼痛，约有70%的疼痛患者未能接受规范化的镇痛治疗。另外值得关注的是近些年来美国正经历着阿片类药品的滥用，据美国CDC（美国疾病管制与预防中心）的数据，2014年有近200万美国人存在有阿片类处方药（最常见过量使用的阿片类药物为：美沙酮、羟考酮）滥用或依赖，每天有超过1 000人由于滥用阿片类处方药接受急诊治疗；2015年有超过3.3万名美国人的死与阿片类药物过量相关。所以在药学监护中一方面要加强癌痛治疗，同时也要防止阿片类止痛药物滥用，要严格遵照相关的指南和管理规定使用该类药物。

二、癌痛的临床表现

如果癌痛不能得到及时、有效的控制，患者往往感到极度不适，可能会引起或加重其焦虑、抑郁、乏力、失眠以及食欲减退等症状，显著影响患者的日常活动、自理能力、社会交往和整体生活质量。因此，在癌症治疗过程中，镇痛具有重要作用。对于癌痛患者应当进行常规筛查、规范评估和合理有效地控制疼痛，强调全方位和全程管理，还应当做好患者及其家属的宣教。越来越多的临床证据也表明，积极的镇痛治疗除了可以减轻患者的痛苦，还可明显改善癌症患者的生活质量。

三、癌痛的病因及分类

（一）癌痛病因

癌痛病因包括肿瘤相关性疼痛，抗肿瘤治疗相关性疼痛及非肿瘤因素性疼痛。肿瘤相关性疼痛是指因肿瘤直接侵犯压迫局部组织，肿瘤转移累及骨等组织所致，占癌痛病因的70%~80%。在此项原因中又有50%是骨转移所致，另有50%是肿瘤压迫，或侵犯神经以及肠道或软组织，或侵袭血管所致。抗肿瘤治疗相关性疼痛占癌痛病因的10%~20%，常见于手术、创伤性检查操作、放射治疗，以及细胞毒化疗药物治疗后产生，如放射性神经炎、口腔炎、皮肤炎、放射性骨坏死，手术后引起切口疼痛、神经损伤、幻肢痛。非肿瘤因素性疼痛包括其他合并症、并发症等非肿瘤因素所致的疼痛。约占8%，如患者长期卧床形成褥疮、肌肉痉挛等引起的疼痛。

（二）癌痛的分类

根据癌痛发生的病理生理学机制，癌痛可以分为伤害感受性疼痛和神经病理性疼痛。伤害感受性疼痛是因有害刺激作用于躯体或脏器组织，使该结构受损而导致的疼痛。伤害感受性疼痛与实际发生的组织损伤或潜在的损伤相关，是机体对损伤所表现出的生理性痛觉神经信息传导与应答的过程。伤害感受性疼痛包括躯体痛和内脏痛。躯体痛常表现为钝痛、锐痛或者压迫性疼痛。内脏痛通常表现为定位不够准确的弥漫性疼痛和绞痛。神经病理性疼痛是外周神经或中枢神经受损，痛觉传递神经纤维或疼痛中枢产生异常神经冲动所致。神经病理性疼痛常表现为刺痛、烧灼样痛、放电样痛、枪击样痛、麻木痛、麻刺痛。幻觉痛，中枢性坠、胀痛，常合并自发性疼痛、触诱发痛、痛觉过敏和痛觉超敏。化疗后的慢性疼痛也属于神经病理性疼痛。

第二节 癌痛治疗

一、癌痛的一般治疗

一般癌痛治疗包括病因治疗、药物止痛治疗和非药物治疗。另外还需要针对患者和家属进行必要的宣教，加深他们对疾病及治疗的认知，促进他们的治疗依从性。癌痛的主要病因是癌症本身、并发症等。针对癌症患者给予抗癌治疗，如手术、放射治疗或化学治疗等，可能解除癌痛。具体抗癌治疗可以参考相关诊疗指南。

二、癌痛的药物治疗

1. 原则

根据世界卫生组织癌痛三阶梯止痛治疗指南，癌痛药物止痛治疗的五项基本原则如下：

（1）口服给药。在所有癌痛的疗法中口服药物治疗是最主要的途径，尤其是口服吗啡制剂是指南推荐之一。最近的报道显示超过90%的癌痛患者在短期使用口服吗啡制剂后可以把疼痛控制在轻度以下。对不易口服的患者或消化系统功能障碍的患者可采取其他途径给药，如静脉、皮下、经皮及经直肠给药。

（2）按阶梯用药。指应当根据患者疼痛程度，有针对性地选用不同阶梯强度的镇痛药物：①轻度疼痛，可选用非甾体类抗炎药物（NSAIDs）；②中度疼痛，可选用弱阿片类药物，并可合用非甾体类抗炎药物；③重度疼痛，可选用强阿片类药物，并可合用非甾体类抗炎药物。近些年来正在弱化二阶梯用药，如果能达到良好的镇痛效果，且无严重的不良反应，轻度和中度疼痛也可考虑使用强阿片类药物。

（3）按时用药。指按规定时间间隔规律性给予止痛药。强调以控缓释阿片药物作为基础用药的止痛方法，用以维持镇痛。在药物开始应用阶段和出现爆发痛（与基础疼痛明显不同的短暂、散发的剧烈疼痛）时，可给予短效、速释阿片类药物对症处理，确定剂量。

（4）个体化给药。由于患者个体差异明显，在使用阿片类药物时，并无标准的用药剂量，要根据患者病情和镇痛效果以及患者出现的不良反应来制订个体化用药方案。

（5）注意具体细节。对使用止痛药的患者要加强监护，密切观察其疼痛缓解程度和机体反应情况，注意药物联合应用的相互作用，并及时采取必要措施尽可能减少药物的不良反应，以提高患者的生活质量。

2. 癌痛治疗药物

应当根据癌症患者疼痛的程度、性质、正在接受的治疗、伴随疾病等情况，合理选择止痛药物和辅助药物，个体化调整用药剂量、给药频率，防治不良反应，以期获得最佳止痛效果，减少不良反应发生。可使用的药物包括非甾体类抗炎药物、阿片类药物，以及治疗神经病理性疼痛的某些抗精神类药物等。

（1）非甾体类抗炎药物。是癌痛治疗的基本药物，不同非甾体类抗炎药有相似的作用机制，具有止痛和抗炎作用，常用于缓解轻度疼痛，或与阿片类药物联合用于缓解中、重度疼痛。常用于癌痛治疗的有对乙酰氨基酚（仅有中枢解热镇痛作用，但无外周抗炎作用）和其他非甾体类抗炎药，包括布洛芬、双氯芬酸、对乙酰氨基酚、吲哚美辛、塞来昔布等。

（2）阿片类药物。阿片类药物是中、重度疼痛治疗的首选药物。目前，临床上常用于癌痛治疗的短效阿片类药物为吗啡即释片，长效阿片类药物为吗啡缓释片、羟考酮缓释片、芬太尼透皮贴剂等。对于慢性癌痛治疗，推荐选择阿片受体激动剂类药物。长期用阿片类止痛药时，首选口服给药途径，有明确指征时可选用透皮吸收途径给药，也可临时皮下注射用药，必要时可自控镇痛给药。

（2）辅助性镇痛药。有些精神类药物对神经病理性疼痛有效，例如钙通道调节剂加巴喷丁、普瑞巴林，三环类抗抑郁药盐酸阿米替林片，5-羟色胺去甲肾上腺素再摄取抑制药（SNRIs）文拉法辛和度洛西汀。

3. 管理癌痛治疗药物不良反应

阿片类药是最重要的癌痛治疗药物，该类药物不良反应主要包括：便秘、恶心、呕吐、嗜睡、瘙痒、头晕、尿潴留、谵妄、认知障碍、呼吸抑制等。除便秘外，阿片类药物的不良反应大多是暂时性或可耐受的。在使用阿片类药物时要预防性加用通便药，常用的药物有番泻叶、聚乙二醇等，通便药的剂量可随阿片类药物剂量的增加而增加。

非甾体类抗炎药可能引起胃肠道、肝脏、肾脏、心血管等不良反应。要避免该类药物的长期使用，老年患者在使用该类药物时可口服质子泵抑制剂来预防可能出现的胃黏膜损伤。

使用辅助性镇痛药也可能出现不良反应。钙通道调节剂加巴喷丁常见剂量依赖的嗜睡和头晕不良反应，肾功能不全的应减量；三环类抗抑郁药盐酸阿米替林片应注意心脏毒性、窦性心律过速、体位性低血压、心肌缺血甚至心源性猝死，有缺血性心脏病或心源性猝死风险的患者应避免使用盐酸阿米替林片，该药可能导致或加重认知障碍和步态异常；SNRIs 常见不良反应为恶心、口干、出汗、乏力、焦虑、震颤等。

三、癌痛非药物治疗

用于癌痛治疗的非药物治疗方法主要有：介入治疗、针灸、经皮穴位电刺激等物理治疗、认知—行为训练、社会心理支持治疗等。适当运用非药物疗法，可作为药物止痛治疗的有益补充，与止痛药物治疗联用，可增加止痛治疗的效果。

四、患者及家属宣教

在癌痛治疗过程中，患者及家属的理解和配合至关重要，应当有针对性地开展止痛知识宣传教育。重点宣教以下内容：鼓励患者主动向医护人员描述疼痛的程度；止痛治疗是癌症综合治疗的重要部分，忍痛对患者有害无益；多数癌痛可通过药物治疗有效控制，患者应当在医师指导下进行止痛治疗，规律服药，不宜自行调整止痛药剂量和止痛方案；吗啡及其同类药物是癌痛治疗的常用药物，在癌痛治疗时应用吗啡类药物引起成瘾的现象极为罕见；应当确保药物安全放置；止痛治疗时要密切观察疗效和药物的不良反应，随时与医务人员沟通，调整治疗目标及治疗措施；应当定期复诊或随访。

第三节　癌痛药学监护

药师作为临床治疗团队中的重要一员，在癌痛管理中发挥重要作用。在药品供应、向临床医护人员提供药物相关问题咨询和建议、核查治疗药物、鉴别药物间相互作用、降低药物相关的不良反应事件、优化选择用药、培训其他团队成员增进药物方面的知识和应用技巧、协助患者用药管理降低用药错误等方面发挥重要作用。在我国，虽然癌痛管理的多学科协作团队模式还没有建立，但药师参与的临床癌痛管理制度正在逐步深化。随着越来越多的患者对癌痛管理服务需求的加大以及药师参与癌痛管理的制度化和专业化程度的加深，药师在癌痛管理中必然会发挥越来越重要的作用。

一、药学监护步骤和流程

一般可采用癌痛评估→设立癌痛管理目标，制订个体化癌痛监护计划→癌痛治疗→随访评估，调整监护计划四个步骤的动态循环实践模式向癌症患者提供药学照护。具体的监护流程如下：

（一）癌痛评估

癌痛评估是合理、有效进行止痛治疗的前提，应当遵循"常规、量化、全面、动态"评估的原则，药师要遵循该原则做好癌痛评估工作。①常规评估：主动询问癌症患者有无疼痛，常规评估疼痛病情并在患者入院后 8 小时内完成。②量化评估：应当重点评估最近 24 小时内患者最严重和最轻的疼痛程度，以及通常情况的疼痛程度。癌痛量化评估通常使用数字分级法（NRS）、面部表情评估量表法及主诉疼痛程度分级法（VRS）三种方法。③全面评估：癌痛全面评估是指对癌症患者疼痛病情及相关病情进行全面评估，通常会使用《简明疼痛评估量表（BPI）》，评估疼痛及其对患者日常生活、情绪、睡眠、活动能力、食欲、日常生活、行走能力、与他人交往等生活质量的影响。④动态评估：癌痛动态评估是指持续、动态评估癌痛患者的疼痛症状变化情况，包括评估疼痛程度、性质变化情况，爆发性疼痛发作情况，疼痛减轻及加重因素，以及止痛治疗的不良反应等。

（二）设立癌痛管理目标，制订个体化癌痛监护计划

癌痛管理的一般目标包括：止痛用药最优化、日常生活活动最优化、不良反应最小化以及避免异常用药。以一般目标为基础，通过药师评估以及与患者本人及家属充分沟通交流了解患者疼痛状况以及个人价值观和治疗偏好等信息，共同制定适合患者本人的癌痛管理目标，并为达到该目标制订相应的个体化监护计划。这里需要强调的是，与患者及家属的沟通会贯穿监护的始终，所以根据不同的地域文化可能需要采用不同的沟通模式。在西

方国家，临床决策者往往是患者本人，可把更多的精力放在与患者本人沟通上，而在中国，临床决策往往是患者家属或家庭集体决策，这需要药师的沟通交流对象不能主要放在患者身上，还要注意同患者家属充分沟通交流，尤其要与主要医疗决策者来探讨沟通，尽可能地就患者的癌痛管理目标及下一步监护计划达成一致。

在制订计划时由于大多数患者都有多病理生理和多症状的特点，所以疼痛的综合管理是必要的，监护计划要反映这种综合管理的特点；在制订监护计划时，预防可预期的药物副作用是癌痛管理的核心，特别是阿片类药物导致的便秘；治疗计划应该包含最佳的患者/家属教育和身体及认知综合干预，以增加患者治疗依从性；持续的疼痛常需要常规使用止痛药治疗，对于管理爆发痛常需要追加止痛药剂量，对于急性、严重及爆发痛有应对预案。

（三）癌痛治疗

不同疼痛程度的癌痛管理会有所不同，一些特殊癌痛例如神经病理性疼痛和骨转移癌痛需特别处理。另外，患者的社会心理状况也会影响到癌痛治疗，也要进行必要的干预。

1. 轻度疼痛处理

轻度癌痛时可选用非甾体类抗炎药物。非甾体类抗炎药用药剂量达到一定水平即限制性日用药剂量时，应考虑更换为阿片类止痛药，如果非甾体类抗炎药已经与阿片类药物联用，则只增加阿片类药物剂量。另外要注意该类药物可能导致的胃肠道、肝脏、肾脏以及心血管不良反应，用药时要加强监护。

2. 中重度癌痛处理

中重度癌痛可按图 16-1 流程进行管理，此外也需要注意特殊癌痛管理，例如神经病理性疼痛和骨转移癌痛。

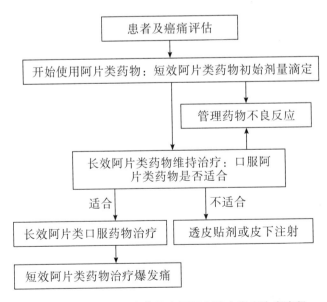

图 16-1 使用阿片类药物来缓解中重度癌痛治疗流程

（1）初始剂量滴定。

阿片类止痛药的疗效及安全性存在较大个体差异，需要逐渐调整剂量以获得最佳用药剂量，这称为剂量滴定。对于初次使用阿片类药物止痛的患者，按照如下原则进行滴定：使用吗啡即释片进行治疗；根据疼痛程度，拟定初始固定剂量 5~15mg，q4h；用药后疼痛不缓解或缓解不满意，应于 1 小时后根据疼痛程度增加滴定剂量（见表 16-1），密切观察疼痛程度及不良反应。第一天治疗结束后，计算第二天药物剂量：次日总固定量 = 前 24 小时总固定量 + 前日总滴定量。第二天治疗时，将计算所得次日总固定量分 6 次口服，次日滴定量为前 24 小时总固定量的 10%~20%。依法逐日调整剂量，直到疼痛评分稳定在 0~3 分。如果出现不可控制的不良反应，疼痛强度 < 4，应该考虑将滴定剂量下调 25%，并重新评价病情。

表 16-1　剂量滴定增加幅度参考标准

疼痛强度评分（NRS）	剂量滴定增加幅度
7~10	50%~100%
4~6	25%~50%
2~3	≤25%

对于未使用过阿片类药物的中、重度癌痛患者，推荐初始用药选择短效制剂，个体化滴定用药剂量，当用药剂量调整到理想止痛及安全的剂量水平时，可考虑换用等效剂量的长效阿片类止痛药。对于已使用阿片类药物耐受的癌痛患者，根据患者疼痛强度，按照表 16-1 要求进行滴定。对疼痛病情相对稳定的患者，可考虑使用阿片类药物控释剂维持用药，在此基础上备用短效阿片类药物，用于治疗爆发性疼痛。

（2）确定维持用药。

使用长效阿片类药物维持治疗. 我国常用的长效阿片类药物包括：吗啡缓释片、羟考酮缓释片、芬太尼透皮贴剂等。在应用长效阿片类药物期间，应当备用短效阿片类止痛药，当患者因病情变化长效止痛药物剂量不足时或发生爆发性疼痛时，立即给予短效阿片类药物来解救治疗及剂量滴定。解救剂量为前 24 小时用药总量的 10%~20%，每日短效阿片解救用药次数大于 3 次时，应当考虑将前 24 小时解救用药换算成长效阿片类药按时给药。如需减量或停用阿片类药物则采用逐渐减量法，即先减量 30%，两天后再减少 25%，直到每天剂量相当于 30mg 口服吗啡的药量，继续服用两天后即可停药。当需要换用另外一种阿片类药物时可参照换算表（见表 16-2）来调整剂量。对于肝肾功能不全的患者要对用药进行必要的调整，见表 16-3、表 16-4。

表16-2　阿片类药物等效剂量换算表

药物	非胃肠给药	口服	等效剂量
吗啡	10mg	30mg	非胃肠道：口服＝1:3
可待因	130mg	200mg	非胃肠道：口服＝1:1.2 吗啡（口服）：可待因（口服）＝1:6.5
羟考酮	10mg	—	吗啡（口服）：羟考酮（口服）＝1.5~2:1
芬太尼透皮贴剂	25μg/h（透皮吸收）	—	芬太尼透皮贴剂 μg/h，q72h 剂量＝1/2×口服吗啡 mg/d 剂量

表16-3　据肾功能调整阿片类药物剂量

GFR（mL/min）	剂量调整为原剂量的百分比			
	吗啡	可待因	羟考酮	芬太尼
＞50	100%	禁用	100%	100%
10~50	50%~75%	禁用	50%	75%~100%
＜10	25%~50%	禁用	禁用	50%

表16-4　肝功能不全阿片类药物的使用调整

阿片类药物	推荐用法	严重肝功能损害剂量推荐
吗啡	谨慎使用并且要监视患者的镇静作用	给药间隔增加1倍
二氢吗啡酮/二氢可待因酮	谨慎使用并且要仔细监视药物过量症状	降到常规剂量的50%作为初始剂量
羟考酮	谨慎使用并且要仔细监视药物过量症状	降到常规剂量的1/2~1/3作为初始剂量
可待因	避免使用	—
美沙酮	避免使用	—
芬太尼	安全，一般不必调整剂量	一般不必调整剂量
哌替啶	不使用	—
曲马多	不推荐	—

（3）药物不良反应的管理。

应把预防和处理阿片类止痛药不良反应作为止痛治疗计划的重要组成部分。便秘是阿片类药物最常见的不良反应。症状通常会持续发生于阿片类药物止痛治疗全过程，多数患者需要使用通便药防治便秘，常用通便药有番泻叶、乳果糖、聚乙二醇、开塞露等，同时要增加水及高纤维食物的摄入，如果可能要加强腹部运动；如果出现难治性便秘，可以考虑降低阿片类药物的给药剂量或药物轮换。

其他的不良反应如恶心、呕吐、嗜睡、头晕等，大多出现在未使用过阿片类药物患者的用药最初几天。初用阿片类药物的数天内，可考虑同时给予甲氧氯普胺等止吐药预防恶心、呕吐，如无恶心症状，则可停用止吐药。出现过度镇静、精神异常等不良反应，需要减少阿片类药物用药剂量。在用药过程中，应当注意肾功能不全、高血钙症、代谢异常、合用精神类药物等因素的影响。

另外阿片类药物可能导致的严重不良反应——血清素症候群，该症状为精神状态改变、情绪激动、混乱、肌阵挛、反射过度、僵直、颤抖、流汗、腹部疼挛、恶性高体温、低血压、昏迷等，甚至死亡。在 FDA 数据库中尤以芬太尼和美沙酮报告为多，曲马多也有相关报道。

当阿片类药物使用过量时可以用纳洛酮解救。

3. 神经病理性疼痛治疗

在所有癌痛中神经病理性疼痛估计占到 18.7% ~ 21.4%。神经病理性疼痛的治疗可遵循以下原则：①早期干预，积极对因治疗；②有效缓解疼痛及伴随症状，促进神经修复；③酌情配合康复、心理、物理等综合治疗；④恢复机体功能，降低复发率，提高生活质量。一般首选药物镇痛治疗，适时进行微创治疗或神经调控治疗，药物选择（见表 16 - 5）应考虑药物的疗效、安全性和患者的临床情况（如并发症、禁忌证、合并用药情况等），药物选择应个体化。对于难治性神经病理性疼痛可考虑联合用药，联合用药应考虑：①药物机制不同；②药物疗效相加或协同；③药物副作用不相加。

表 16 - 5　神经病理性疼痛治疗药物

神经病理性疼痛	治疗药物
一线治疗药物	钙通道调节剂：加巴喷丁、普瑞巴林 抗抑郁药：三环类抗抑郁药（TAs），例如盐酸阿米替林片；5 - 羟色胺去甲肾上腺素再摄取抑制药类（SNRIs），例如文拉法辛和度洛西汀
二线治疗药物	曲马多 阿片类镇痛药：吗啡、羟考酮和芬太尼等
其他药物	牛痘疫苗接种家兔皮肤炎症提取物、草乌甲素、局部辣椒素、静脉用利多卡因、美金刚、美西律以及某些抗癫痫药（拉莫三嗪、丙戊酸钠、托吡酯等）

4. 骨转移癌痛治疗

某些癌症晚期常会出现骨转移。例如肺癌骨转移发生率为 30% ~ 40%，甚至有 50% 的肺癌患者死后尸解发现有骨转移，在晚期乳腺癌患者中，骨转移的发生率为 65% ~ 75%，而首发为骨转移者占 27% ~ 50%。骨痛为骨转移最主要的临床症状。骨转移癌痛治疗原则：①综合治疗；②从无创性和低危险性方法开始，然后再考虑有创性和高危险性方法。

非甾体类抗炎药是骨转移疼痛药物止痛治疗的基础用药，当止痛效果不佳或出现中重度疼痛时，推荐联用阿片类止痛药滴定至最佳止痛剂量使用。镇痛药物可与骨骼增强剂

（如双膦酸盐等）联用，以最大程度缓解骨转移的疼痛，对少数患者长期使用双膦酸盐后有发生颌骨坏死的风险（由高到低为唑来膦酸＞帕米膦酸＞阿仑膦酸＞利塞膦酸＞伊班膦酸），应在用药前进行口腔检查，并进行适当的预防性治疗；使用双膦酸盐期间应注意口腔卫生，尽量避免包括拔牙在内的口腔手术；如出现牙龈肿痛应停用，必要时下颌骨摄片评估风险。另外也可能会用到糖皮质激素，尤其是长效药物（地塞米松）来协助止痛。对于局部骨痛可以考虑非药物治疗手段，例如局部放疗、神经阻滞、椎体成形术、射频消融。

5. 癌痛的心理及社会支持

因为疾病和疼痛患者常会出现焦虑、抑郁症状，而这些症状反过来又会加重疼痛，所以临床需要处理焦虑和抑郁，建议在专科医生指导下进行抑郁状态评估和治疗，并及时进行社会心理干预。

（四）随访评估，调整监护计划

安排患者随访评估。对癌痛新发和恶化患者要开展综合全面的评估，对于持续疼痛的患者进行规律性评估。应当在患者入院后 24 小时内进行首次全面评估，在治疗过程中，应当在给予止痛治疗 3 天内或达到稳定缓解状态时进行再次全面评估，原则上不少于 2 次/月。每次评估要确定止痛治疗选择受益最大、尽可能少发生不良反应、尽可能多地提高患者生活质量的方案。具体评估可参考首次评估操作，要关注病情的新变化，尤其是药物的不良反应及随着药物使用的逐渐增多可能出现的药物间相互作用。根据评估结果来调整和开展接下来的监护计划。

随着患者的癌痛变化，治疗方案会适当地进行调整，当患者癌症进展生存期还有几周的癌痛患者使用的阿片类药物往往会比较激进，当有使用阿片类药物来缓解呼吸困难及疼痛的必要时，不会因为患者仅仅出现血压、呼吸频率以及认知水平的降低而减少阿片类药物的剂量；若出现顽固性疼痛会考虑姑息镇静（咪达唑仑、丙泊酚）。

二、小结

癌痛监护涉及患者的生理、精神、心理及社会等方面多学科多途径的综合管理。药师作为多学科中药物管理专家应该发挥重要作用，可采用癌痛评估—制订监护计划—执行监护计划—随访评估调整计划—实施调整计划的动态循环模式进行癌痛管理，注重特定类型癌痛的管理，加强患者及家属的随访和社会心理支持。

第四节　案例分析

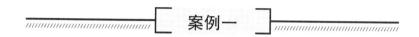

一、病例描述

患者为一名 46 岁女性，发现胰尾占位 2 月余，末次介入术后 1 月余。患者因上腹剧痛急诊入院治疗，精神不佳，饮食睡眠较前差，近两月体重下降 10kg。

既往史：健康情况一般。否认高血压、冠心病、糖尿病等慢性疾病史。预防接种史不详。否认肝炎、结核病史。否认青霉素等药物过敏史。22 年前于外院行剖宫产手术，否认外伤史。22 年前剖宫产时有输血史。

个人史：生于原籍，无吸烟及饮酒史。初潮年龄 14 岁，平时月经规则量中等，无阴道不规则流血流液。已有 2 子，家人体健，家庭和睦。白天母亲和妹妹陪护，晚上丈夫陪护。信仰基督教。

家族史：否认家族中有类似病者，否认血友病、地中海贫血等家族遗传病史。否认两系三代家族遗传病史。

临床诊断：胰体尾部恶性癌症伴多脏器转移。

生命体征：体温：36.6℃；脉搏：79bpm；呼吸：20bpm；血压：156/86mmHg；体重：46kg

入院前癌痛相关用药：

药品	通用名	用法用量
盐酸曲马多缓释片	Tramadol Hydrochloride Sustained-release Tablets	100mg po qd

入院后实验室指标：

实验室检查项目	缩写	结果	单位	异常提示	参考范围
白细胞总数	WBC	4.29	$\times 10^9/L$		3.5~9.5
中性粒细胞百分比	GRAN%	69.9	%		40~75
血红蛋白	Hb	118	g/L		115~150
血小板计数	PLT	160	$\times 10^9/L$		125~350
葡萄糖	GLU	13.87	mmol/L	H	3.9~6.1

（续上表）

实验室检查项目	缩写	结果	单位	异常提示	参考范围
尿素	Urea	2.49	mmol/L	L	2.9~8.2
肌酐	CREA	36	μmol/L	L	53~97
谷丙转氨酶	ALT	57	U/L	H	7~40
谷草转氨酶	AST	31	U/L		13~35
总胆红素	TBIL	12.7	μmol/L		3.4~23.0
结合胆红素	DBIL	5.9	μmol/L		1.7~6.8
非结合胆红素	IBIL	6.8	μmol/L		1.0~14.0
总蛋白	TP	62.9	g/L	L	65.0~85.0
白蛋白	ALB	37.2	g/L	L	40.0~55.0

入院治疗过程： 2015 年 7 月 6 日患者主诉上腹部剧痛急诊入院，曲马多缓释注射液 100mg im 后症状不能缓解，7 月 9 日腹腔神经节阻滞术后左上腹疼痛有缓解，但右上腹部依然有疼痛，7 月 12 日开始使用硫酸吗啡缓释片 40mg po q12h 后出现严重恶心，7 月 13 日医生邀请药师会诊介入患者癌痛管理，后调整用药盐酸羟考酮缓释片 40mg po q12h，同时使用盐酸吗啡片 10mg po prn 治疗爆发痛，同时服用乳果糖口服液预防便秘，患者疼痛改善；7 月 15 日调整盐酸羟考酮缓释片剂量为 80mg po q12h，患者癌痛进一步改善基本得到控制，未见明显不良反应，7 月 18 日出院。

病例小结： 46 岁女患者诊断为胰腺体尾恶性癌症，并多发转移，以癌症末期癌痛治疗为主。近来体重下降，NRS2002 评分 4 分，存在营养不良风险。注射曲马多止痛效果不佳，服用硫酸吗啡缓释片出现严重恶心——癌痛控制不佳。药师接到会诊后，全面评估患者基本情况，建议立即停用硫酸吗啡缓释片，改为盐酸羟考酮缓释片，根据患者疼痛评分及时调整剂量，同时服用乳果糖口服液预防便秘，患者最终疼痛缓解（疼痛程度评分 2 分），未出现呕吐等不良反应。嘱患者注意癌痛随访，加强运动和饮食。

二、作业题

1. 药师接到会诊通知后与患者沟通前应该做哪些准备工作

2. 【收集信息】列出需要收集的必要的主观和客观信息

3. 【治疗目标和可选方案】为患者制订癌痛治疗方案并进行实践调整用药

4. 【执行监护计划】与其他医护人员、患者或照护者协作执行监护计划，建议包括患者教育内容

5. 【结果监测和评价】列出需要监测和评价的参数

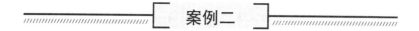

案例二

一、病例描述

基本情况： 患者男，74 岁，已婚，退休人员。

主诉： 肺癌术后 8 年余，左腿痛 3 年余，加重 1 天。

现病史： 患者 8 年余前于体检时发现右肺占位性病变，于我院行手术治疗，术后病理示鳞状细胞癌，5 年前发现腰椎转移瘤，于外院行放疗，后紫杉醇 + 顺铂、吉西他滨 + 顺铂化疗 9 程，末次化疗时间为 2010 年 7 月，2010 年 11 月因左小腿肿物就诊我院外科，行左小腿肿物切除术，术后病理示：软组织转移性腺癌，术后于外院再次行左小腿肿物放疗，患者半年前自觉左下肢疼痛较前加重，于 2013 年 5 月就诊于中大五院，行骨 ECT 检查提示多发骨转移，予以腰椎肿瘤压迫脊髓处姑息性放疗，并口服盐酸羟考酮缓释止痛治疗，病情稳定，但胃纳差，无呕吐，无腹痛腹泻。昨晚突然出现左腿疼痛加重，呈烧灼样，阵发性加剧，无皮疹、水泡，注射双氯芬酸钠盐酸利多卡因注射液稍缓解，夜间不能入睡，为进一步诊治入院，患者无头晕头痛，无呕吐无腹泻，诉胃纳、睡眠差，大小便正常，体重明显减轻。

既往史： 健康状况良好。否认高血压、冠心病、糖尿病等慢性疾病史。有频发室性早搏病史。预防接种史不详。否认肝炎、结核病史。否认青霉素等药物过敏史。有"三磷酸腺苷二钠注射液"药物过敏史，2010 年 11 月因左小腿肿物就诊我院外科，行左小腿肿物切除术。无输血史。

个人史： 广东揭阳人。吸烟 40 余年，日均 1 包，已戒烟，偶有饮酒。适龄结婚，育有 1 儿 1 女，均体健，家庭和睦。

家族史： 否认家族中有类似病者，否认血友病、地中海贫血等家族遗传病史。否认两系三代家族遗传病史。

临床诊断： 肺恶性肿瘤；左小腿软组织转移性腺癌。

生命体征： 体温：37℃，脉搏：79bpm，呼吸：20bpm；血压：115/75mmHg，体重：56kg。

入院前癌痛治疗相关用药：

药品	通用名	用法用量
盐酸羟考酮缓释片	Oxycodone Hydrochloride Prolonged-Release Tablets	100mg po qd
双氯芬酸二乙胺乳胶剂	Diclofenac Diethylamine Emulgel	适量，一日 3~4 次
乳果糖口服溶液	Lactulose Oral Solution	30mL po qd

入院后诊疗过程： 患病来完善相关实验室及影像学检查，药师评估患者疼痛，明确患者有骨转移癌痛合并神经病理性疼痛，并进行有针对性的疼痛用药治疗，治疗后患者疼痛

大大缓解（癌痛评分 2 分），无严重不良反应，夜间睡眠佳，之后患者开始服用埃克替尼分子靶向药物治疗肿瘤，观察 2 天后未见明显不良反应，患者出院。

入院后实验室检查：

项目名称	缩写	结果	单位	异常提示	参考范围
白细胞总数	WBC	7.84	$\times 10^9/L$		3.5~9.5
中性粒细胞百分比	GRAN%	56.3	%		40~75
血红蛋白	Hb	109	g/L	L	115~150
血小板计数	PLT	214	$\times 10^9/L$		125~350
谷丙转氨酶	ALT	42	U/L	H	7~40
谷草转氨酶	AST	149	U/L	H	13~35
γ-谷氨酰转氨酶	GGT	507	U/L	H	7~45
碱性磷酸酶	ALP	741	U/L	H	40~150
总胆红素	TBIL	11.6	μmol/L		3.4~23.0
结合胆红素	DBIL	6.6	μmol/L		1.7~6.8
非结合胆红素	IBIL	5	μmol/L		1.0~14.0
总蛋白	TP	68.3	g/L		65.0~85.0
白蛋白	ALB	31.4	g/L	L	40.0~55.0
葡萄糖	GLU	5.3	mmol/L		3.9~6.1
尿素	Urea	7	mmol/L		2.9~8.2
肌酐	CREA	54	μmol/l		53~97
尿酸	URIC	251	μmol/L		155~357
渗透压	OSM	292	mosm		280~295

入院后影像学检查：

ECT：T12、L1、L2 上缘，L4、右侧肩胛骨异常获得性骨质病变，考虑为骨转移可能性大。

CT：L4-5、T12 椎体及 T12 及 L1 棘突多发固执异常，结合病史考虑骨转移瘤；L3-5 左侧椎旁软组织肿块，考虑转移性病变可能性大；L5、S1 椎间盘变形、轻度突出；腰椎退行性变；左股骨上段小结节状骨质致密灶，外踝异常信号，考虑转移瘤可能。

二、问题

1. 患者癌痛评估

该患者入院前使用盐酸羟考酮缓释片 10mg q12h 及外用双氯芬酸二乙胺乳胶剂止痛效果不佳，入院后进行疼痛评估。

（1）简明疼痛评估量表评估示：患者有胸壁、腰部及左小腿上段疼痛。在过去的 24 小时患者最痛评分可到 9 分，最轻评分为 7 分，平均评分 8 分，现在入院疼痛评分 8 分，使用盐酸羟考酮缓释片 30mg q12h 后疼痛控制不佳，疼痛对日常生活影响严重（9 分），情绪（8 分）、行走能力（9 分）、他人的关系（7 分）、睡眠（9 分）及生活兴趣（8 分）产生严重影响。

（2）ID Pain 患者自评量表评估：患者左小腿上段有烧灼样疼痛，有麻木、触电感，皮肤有针刺感，穿衣有感，评分 5 分，高度考虑为神经病理性疼痛。

（3）影像学评估：患者影像学检查结果提示该患者有多发肿瘤骨转移。

2. **为患者制订癌痛治疗用药方案**

该患者为 74 岁肺癌全身多发骨转移患者，既往使用双氯芬酸二乙胺乳胶剂适量外用每日数次、盐酸羟考酮缓释片 10mg po q12h，乳果糖口服溶液 30ml po qd，患者疼痛控制不佳（癌痛评分 8 分），癌痛评估结果显示该患者为神经病理性疼痛合并骨转移癌痛为主，现对患者用药进行调整。

（1）治疗骨转移癌痛：塞来昔布胶囊 200mg po bid 餐后服用，治疗骨痛；使用骨增强剂注射用唑来膦酸 4mg iv qd，抑制骨破坏。

（2）治疗神经病理性疼痛：加用盐酸阿米替林片 25mg po qn。

（3）强化阿片类药物治疗：继续盐酸羟考酮缓释片 10mg po q12h；使用吗啡 10mg sub q4h，进行疼痛滴定；服用乳果糖口服液 30mL po qd，早餐时顿服，治疗强阿片类药物引起的便秘；经过滴定确定盐酸羟考酮缓释片维持用药用法用量为 30mg po q12h。经过联合用药治疗后患者疼痛明显缓解（疼痛评分 2 分）。

3. **为患者及家属准备一份癌痛用药宣教资料**

因为该患者使用的药物较多，需要对患者及家属进行必要的宣教，加强患者合理用药及使用依从性。

（1）盐酸羟考酮缓释片：本药须整片吞服，不得嚼碎或研磨，医嘱要求盐酸羟考酮缓释片 30mg 每 12 小时一次，要按时按量服药，避免漏服及随意延长及缩短用药间隔；因为该药是肝脏代谢，患者的肝功能受损，要严密监视用药后的反应，防止羟考酮代谢减少造成的药物过量而产生的毒性，当出现呼吸控制、困倦、渐昏迷、肌肉松弛、发冷、皮肤湿冷、瞳孔缩小、心率减慢、低血压等中毒症状时要立即报告进行处理。

（2）盐酸阿米替林片。因为该药可能引起嗜睡等中枢神经不良反应，所以选择在晚睡前服用一粒。要监视左小腿上段疼痛变化情况，如果疼痛缓解不明显要及时报告给医生或药师，会酌情增加给药频次或剂量。

（3）注射用唑来膦酸：用法用量为 4mg 静脉注射 >15 分钟，1 次/3~4 周，除非不能耐受该药的不良反应或出现禁忌证，至少应持续用药 9 个月以上，并根据患者获益情况考虑是否长期用药。因为该药可能会造成颌骨的骨质疏松，可每天口服 500mg 钙和 400IU 维生素 D。要注意口腔卫生，一旦出现牙齿松动或牙痛等症状，要及时报告医生或药师，近期内避免应用侵入性的牙科治疗操作。唑来膦酸可导致的肾脏毒性的发生率为 4.9%~44.5%，但毒性一般只在 1~2 级之内，该患者肌酐在正常范围，肾功能尚可，但同时存在年龄较大（74 岁）以及联用非甾体类抗炎药这两个风险因素，因为患者需长期用药，用药期间应定期（3~6 个月）监测肾功能。唑来膦酸还可能引起流感样反应，这些症状绝大多数为轻到中度，并在出现不良事件后一般 3 天内缓解。

4. 为该患者解释肺癌骨转移癌痛治疗

患者所患的肺癌是我国最常见的恶性肿瘤，且其发病隐匿，确诊时约50%为晚期（Ⅳ期），骨转移是主要的血行转移部位之一，骨转移可引起骨痛、病理性骨折、脊髓压迫、高钙血症及相关治疗带来的痛苦等，严重影响患者的生活质量，积极预防和治疗骨转移及骨相关事件尤为重要。一般需要有计划、合理地制订个体化综合治疗方案，减少或延缓骨转移并发症及骨相关事件的发生，将有助于提高患者的生活质量。肺癌（原发病）的系统治疗包括化疗及分子靶向治疗、放疗、手术、止痛、双膦酸盐和心理支持治疗，目标是提高生活质量、延长生命、缓解症状及心理痛苦、预防或处理病理性骨折、解除神经压迫等骨相关事件。

患者先后进行过手术、化疗、靶向治疗、姑息性放疗，现在加用了双膦酸盐（注射用唑来膦酸）来抑制骨破坏，同时加用了治疗骨痛的一线药物非甾体类抗炎药（塞来昔布胶囊）来治疗骨痛，另外加用盐酸地塞米松注射液协同增强止痛疗效。

5. 患者出院带药指导

患者出院时疼痛控制良好（疼痛评分为1分），未见明显不良反应，建议患者出院后先维持现有疼痛治疗然后根据病情的变化再进行相应的用药调整。出院带药及指导：

（1）盐酸羟考酮缓释片10mg×40片，用法用量为30mg po q12h。在家如果疼痛加重，要及时联系主治医生，在医生或药师指导下增加药物剂量，不可以随意更改药物剂量。疼痛控制良好并持续一段时间，可考虑逐步减少盐酸羟考酮缓释片的用药剂量。当药物用完或出现病情恶化时要到门诊随诊，及时补充药品，盐酸羟考酮缓释片在门诊可以开取15天用量。

（2）盐酸阿米替林片25mg×10片，用法用量25mg po qn。在家如果左小腿上段出现烧灼样疼痛加重，要及时联系主治医生，在医生或药师指导下增加药物剂量，不可以随意更改药物剂量。以一周为间隔每周增加10~25mg，每日最大给药剂量150mg。如果疼痛控制良好并维持一段时间后，可以考虑逐渐减量，但减药速度要慢、量要小，防止发生戒断症状，目的是最终达到最佳止痛以及最少不良反应下的最小用药剂量。

（3）醋酸甲地孕酮片160mg×30片，用法用量160mg po qd。该药可以促进食欲增加体重。

（4）塞来昔布胶囊200mg×10粒、用法用量200mg po bid。如果出现疼痛控制佳可以考虑减量至200mg po qd，要注意服药期间是否出现胃部不适，如果出现任何不适要与医生或药师联系咨询。

（5）乳果糖口服液200mL，用法用量30mL po qd。现患者没有明显便秘情况，可以逐渐减少用量，直至停用，如果停用后又出现便秘可以继续服用乳果糖口服液。

6. 病例小结

74岁男性患者，诊断为肺癌全身多发骨转移，既往外用双氯芬酸二乙胺乳胶剂和口服盐酸羟考酮缓释片10mg po q12h，疼痛控制不佳，癌痛评估结果显示该患者为神经病理性疼痛合并骨转移癌痛为主，临床药师对患者用药进行调整。增加塞来昔布胶囊来治疗骨痛；使用唑来膦酸来抑制骨破坏；加用盐酸阿米替林治疗神经病理性疼痛；经过滴定调整盐酸羟考酮缓释片用量及联合用药治疗后患者疼痛明显缓解。

参考文献

［1］神经病理性疼痛诊疗专家组. 神经病理性疼痛诊疗专家共识［J］. 中国疼痛医学杂志，2013（12）：705－710.

［2］董智，赵军，柳晨，等. 肺癌骨转移诊疗专家共识（2019 版）［J］. 中国肺癌杂志，2019，22（4）：187－207.

［3］中华人民共和国国家卫生健康委员会：癌症疼痛诊疗规范（2018 年版）［EB/OL］.（2018－08－27）［2024－01－24］. https：//www. gov. cn/xinwen/2018－10/02/content_5327533. htm.

［4］NCCN Clinical Practice Guidelines in oncology：adult cancer pain（Version 2. 2023）［EB/OL］. https：//www. nccn. org/.

［5］ESMO. Management of cancer pain in adult patients：ESMO Clinical Practice Guidelines［J］. Annals of Oncology. 2018，29（Supplement 4）：iv149－iv174.